Colección Medicinas Blandas

Miraguano Ediciones

AF822323

TRATAMIENTO DE LAS ENFERMEDADES MENTALES POR ACUPUNTURA Y MOXIBUSTION

Ye Chenggu
en colaboración con Jiang Yi y Han Biying

Traducción: Departamento de Español de las Ediciones en Lenguas Extranjeras, Pekín, China

Correctora: Dra. Electra Peluffo Lupía

Revisión final: Zheng Xingshan

Miraguano Ediciones
en coedición con
Ediciones en Lenguas Extranjeras. Beijing

2.ª edición: Abril 2006

Ilustración de Portada: Fragmento de "Catarata en el monte Lu"
de Tao-Chi (1641-c. 1717).

Diseño de portada: Pepa Arteaga.

Queda rigurosamente prohibida sin la autorización escrita de los titulares del "Copyright", bajo las sanciones establecidas en las leyes, la reproducción total o parcial de esta obra por cualquier medio o procedimiento, comprendidos la reproducción y el tratamiento informático, y la distribución de ejemplares de ella mediante alquiler o préstamos públicos.

© Ediciones en Lenguas Extranjeras, Beijing, China
© 2006 Miraguano S. A. Ediciones
Hermosilla, 104. 28009 Madrid. España
Tel.: 914014645 - Fax: 914021843
E-mail: miraguano@miraguano-sa.es
Internet: http://www.miraguano-sa.es

ISBN: 84-7813-072-1
Depósito legal: M. 17.149-2006
Imprime: Imprenta Fareso, S. A.
Paseo de la Dirección, 5
28039 Madrid

Prólogo a la edición española

El enfoque global que la Medicina Tradicional China (al igual que nuestra vieja tradición Hipocrática) hace del paciente como un todo, presupone que los síntomas mentales o psíquicos de las enfermedades son trastornos de movimientos de energías (*qi*) y de cantidades y calidades de *yin-yang* en las relaciones de los órganos entre sí y con el medio circundante. Debido a ello, es difícil la exacta homologación de síndromes o enfermedades psiquiátricas.

Aquellos médicos —acupuntores o no— que estén familiarizados con la práctica clínica, encontrarán en este libro la descripción de trastornos de la mente o de las emociones que bien pueden ser tratados en el conjunto del síndrome o enfermedad que se diagnostique sin necesidad de «parcelar» al paciente según el órgano que presente afectado.

La traducción de textos entre idiomas tan distintos como el chino y el español implica, necesariamente, dificultades que se hacen más manifiestas cuando lo que se intenta es transmitir con exactitud conocimientos técnicos con un punto de vista dispar.

Esperamos —deseamos— que este libro del Dr. Ye Chenggu cumpla en castellano con su propósito original chino: explicar detalladamente la fisiopatología y tratamiento de los síntomas mentales según la teoría y práctica de la Acupuntura. En 1982 compartí varios días de intenso trabajo con el Dr. Ye en el Hospital Guan An Men de Pekín; efectivamente, le sugerí e induje a que redactara en texto aquello que con tanto entusiasmo y claro método explicaba junto a los enfermos. He aquí el resultado y me siento halagada de haber podido colaborar —aunque modestamente— en la tarea.

Dra. Electra Peluffo
Denia (Alicante). España

Sobre el autor

Dr. Ye Chenggu nació en Chengdu, Capital de la provincia de Sichuan, el 26 de mayo de 1936. Es catedrático adjunto en el Departamento de Acupuntura y Moxibustión del Hospital de Guang An Men de Beijing (Pekin), anexo a la Academia de Medicina Tradicional China.

Ye Chenggu aprendió acupuntura y moxibustión desde niño con su padre Ye Xinqing, quien era experto en el tratamiento de enfermedades mentales. En su práctica personal, Ye Chenggu comprendió claramente las experiencias de su padre en los casos clínicos y las aplicó a casos concretos, con buenos resultados.

En 1955, llegó a Beijing junto con su padre para hacer preparativos encaminados a la creación de la que luego sería Academia de Medicina Tradicional China del Ministerio de Sanidad del país y practicó con él mismo en un centro.

Entre 1958 y 1964, participó en un curso de perfeccionamiento en la Facultad de Medicina Tradicional del Instituto de Medicina Tradicional China de Beijing.

Desde 1964, trabaja en el Departamento de Acupuntura y Moxibustión del Hospital Guang An Men anexo a la Academia de Medicina Tradicional China como médico, médico jefe y catedrático adjunto.

Durante el trabajo, en combinación con las experiencias propias, ha escrito Métodos clínicos habituales de la moxibustión, además de veintitantos trabajos sobre el tratamiento de «enfermedades histéricas» por medio de la acupuntura y moxibustión, que fueron publicados en revistas chinas y extranjeras.

Cargos que desempeña en el país:

Subdirector del Consejo de la Sociedad de Investigación de Métodos Acupunturales y Moxibustionales de la Asociación Nacional de Acupuntura y Moxibustión de China.

Miembro del Consejo de la Sociedad de Acupuntura y Moxibustión de Beijing.

Subdirector de la Sociedad de Medicina Tradicional del Distrito de Xuanwu de Beijing.

En el exterior:

Miembro honorario de la Asociación de Acupuntura y Moxibustión de Sydney, Australia.

Miembro honorario de la Sociedad de Acupuntura y Moxibustión de Melbourne, Australia.

Miembro del Consejo del Instituto de Acupuntura y Moxibustión y decano de la Facultad de Acupuntura y Moxibustión del mismo de Brisbane, Australia.

Catedrático y miembro del Consejo Permanente del Colegio de *Qigong*, Acupuntura y Moxibustión y Auriculopuntura, de Nueva York.

Prefacio del autor

El tratamiento de las enfermedades mentales según la Medicina Tradicional China cuenta ya con una historia realmente larga. En la obra *Neijing* (*Medicina Interna*), escrita hace dos mil años, ya había disertaciones al respecto. Los médicos de los tiempos posteriores agregaron muchos conocimientos y desarrollaron su contenido. No obstante, hasta el momento no se ha publicado una obra especialmente dedicada al ordenamiento y disertación sistemáticos y los conocimientos al respecto están dispersos en libros de medicina de diversas índoles.

El médico Ye Xingging, mi padre, era experto en el tratamiento de las enfermedades por medio de la acupuntura y la moxibustión. Yo seguí a mi padre en la práctica de la medicina desde la niñez y fui comprendiendo con el paso del tiempo sus experiencias clínicas, que apliqué a casos concretos hasta obtener resultados bastante buenos. Hace varios años, escribí manuales para cursos de enseñanza para extranjeros y chinos basándome en las experiencias que había adquirido con mi padre y combinándolas con las mías propias; esos manuales fueron bien acogidos por los interesados.

En el verano de 1982 y otoño de 1986, los médicos españoles Dra. Electra Peluffo Lupia, Dr. Julio García Vida y Dra. Idoya Munárriz estuvieron en el Hospital Guang An Men para perfeccionar sus conocimientos de acupuntura y moxibustión. Los tres comentaron casos de enfermedades mentales en el exterior y expresaron su deseo de que presentara los mencionados manuales a colegas de otros países. Así pues en mi tiempo libre, con la colaboración de los médicos Jiang Yi y Han Biying, he redactado el presente libro, sobre la base de los materiales originales, consultando las experiencias de las diversas escuelas del pasado y del presente. Gracias a la magnífica colaboración de Ediciones en Lenguas Extranjeras, Beijing, y de los Sres. Jiang Fengguang y Yang Mingde este libro ha sido traducido al español y publicado. Quisiera aprovechar la presente ocasión para manifestar mi profundo agradecimiento. Debido a mis muchas ocupaciones en el trabajo clínico cotidiano, a mi limitación por el trabajo académico y al corto tiempo disponible, el libro puede conllevar algunos defectos, inevitablemente, por lo que serán bienvenidas las críticas de los colegas de habla española.

Ye Chenggu, médico en Acupuntura y Moxibustión del Hospital de Guang An Men de la Academia de Medicina Tradicional China; Catedrático adjunto.

Beijing, mayo de 1987.

Capítulo I

Teoría general del tratamiento de enfermedades mentales mediante la acupuntura y la moxibustión

Por enfermedades mentales se entienden aquellos tipos de anomalías en los que debido a diversos motivos, en particular la excesiva excitación espiritual y psíquica, las funciones de los órganos y las vísceras del cuerpo humano pierden su normalidad, se dañan y se debilitan el *qi** (energía), la sangre, los líquidos corporales, el *jing* (la esencia principal y en algunos casos, el semen) y la médula, o hay caos en la circulación del *qi*, la sangre y los líquidos. Todo esto causa disfunción del corazón y el cerebro, que se manifiesta en cambios extraños en los diversos tipos de conciencia, sentimientos, ánimo, habla, y conducta.

Las enfermedades mentales en la Medicina Tradicional China no equivalen totalmente a las de la medicina moderna. Tienen relaciones entre sí y se diferencian las unas de las otras. Las enfermedades mentales a que se refiere la Medicina Tradicional China abarcan casi todos los síntomas de los trastornos mentales de la medicina moderna. Sus diferencias consisten en que, primero, la clasificación es distinta, pues una psicosis puede verse expresada en varias enfermedades mentales, por ejemplo la neurosis, en medicina tradicional se hace diferenciación y tratamiento de síntomas principalmente manifestados como por ejemplo: palpitación y taquicardia, amnesia, insomnio, depresión y síncope, etc., segundo, el campo es diferente pues las enfermedades mentales en Medicina Tradicional China incluyen casi todas las psicosis, y al mismo tiempo, otros males, por ejemplo, la arritmia causada por enfermedades cardíacas si se manifiesta con palpitación y taquicardia en la práctica clínica, como su síntoma principal, la enfermedad pertenece al campo mental. Estas diferencias nacen principalmente en la diversidad del método y ángulo de enfoque de los problemas.

La acupuntura y la moxibustión nacieron en China. El tratamiento de enfermedades mentales por este medio tiene una larga historia. Son incontables los casos así tratados desde los tiempos remotos hasta nuestros días. Según Registros Históricos, capítulo «Biografías de Bian Que y Cang Gong», una vez, Bian Que (aproximadamente siglo V-siglo IV antes de nuestra era) pasó por la capital del Estado Guo, y coincidió con que el príncipe de ese Estado había perdido la conciencia debido al trastorno del *qi* y de la sangre. Todos creían que se había muerto. Bian Que insertó la aguja en el punto *baihui* (Du.20) y poco rato después volvió el príncipe en sí. Este caso ha sido transmitido y difundido de generación en gene-

* Se pronuncia *chi*; quiere decir energía en el sentido amplio del vocablo. (N. del C.)

ración. En nuestros tiempos, ante el incesante paso del desarrollo de la sociedad y la historia, el ritmo de la vida humana se acelera en la misma medida.Cada vez mayor número de personas se encuentra en todo momento del día en un estado tenso y melancólico. Con eso aumenta el número de personas que padecen de neurastenia y esquizofrenia y enfermedades semejantes. Numerosas personas sufren por no poder dormir o no dormir bien. En cuanto a los que padecen de esquizofrenia, no sólo pierden oportunidades de trabajo, y promoción, sino que también acarrean muchas molestias a la familia y a la sociedad. Y los medicamentos ahora en uso, por ejemplo sedantes, tienen distintos grados de efectos secundarios. En comparación con estos medicamentos, la acupuntura y la moxibustión poseen particular eficacia, y carecen de efectos secundarios, lo que expresa sus ventajas. No obstante esto, si no se usa de manera adecuada, los resultados no son satisfactorios. Para aumentar los efectos terapéuticos de la acupuntura y la moxibustión, el autor considera imprescindible recordar los cuatro aspectos siguientes:

1. Conceder importancia a las cosas en su conjunto, hacer acertadamente la diferenciación de síndromes

El cuerpo humano es un conjunto orgánico íntegro. Existen relaciones de coordinación y condicionamiento recíprocos entre unos órganos y vísceras y otros, y entre los meridianos y colaterales y aquéllos. Por eso, al tratar alguna alteración mental causada por la anormalidad de cierta víscera u órgano o meridiano, no sólo hay que considerar el caso de la víscera, órgano y meridiano dados, sino también la influencia que pueden tener otras vísceras y meridianos con que puedan estar vinculados. Por ejemplo, para tratar la palpitación y la taquicardia originadas por debilidad del *yang* renal y del bazo, la condensación de la humedad que asciende para amenazar al corazón, se escogen los puntos *pishu* (V.20), *shenshu* (V.23) y *guanyuan* (Ren.4) con el fin de tonificar el riñón con calor, además hace falta seleccionar los puntos *sanjiaoshu* (V.22) o *shimen* (Ren.5) para promover la circulación de *sanjiao* (triple recalentador) y canalizar los conductos acuáticos. Eso se explica porque *sanjiaoshu* y *shimen* son respectivamente el punto *shu* (dorsal) y el punto *mu* (frontal) de *sanjiao*; *sanjiao* es el conducto por el que pasan el agua y otros líquidos y tiene funciones de administrar los diversos tipos de *qi*, y la transformación del agua de todo el cuerpo humano.

Diferenciar los síntomas y signos antes del tratamiento es el principio básico de la terapéutica de enfermedades por medio de la acupuntura y la moxibustión, y también la flor y nata de éstas últimas. Los efectos terapéuticos ideales provienen de los razonamientos acertados, pues con ellos se pueden seleccionar puntos adecuados y métodos correctos para aplicar la aguja y la moxibustión. Por ejemplo, respecto al insomnio, puede haber síndrome de fuego causado por el estancamiento en el hígado y de insuficiencia en bazo y corazón. Para el primer caso, es conveniente aplicar drenadores al hígado para eliminar el estancamiento, calmar el corazón y tranquilizar el *shen* (la mente), para lo cual se aplica el método dispersante; y para el segundo caso, es conveniente tonificar el corazón y el bazo, nutrir el corazón y tranquilizar la mente, en este caso se aplica el método tonificante con la aguja. Los puntos que se seleccionan, naturalmente, son distintos. Si se trata el segundo caso con los puntos para el primero, es imposible lograr los efectos deseados, incluso puede agravarse la enfermedad.

2. Reajuste psicológico

Es sabido que el reajuste psicológico juega un rol muy importante en la práctica terapéutica, y en las enfermedades mentales es más imprescindible todavía. Casi todos los males mentales pueden encontrar su nacimiento en el exceso de actividades emocionales, por ejemplo excesiva preocupación, excesivo regocijo, excesiva ira, tristeza, miedo y terror, etc. Además la prolongada duración de una enfermedad también puede originar en el paciente efectos desfavorables en lo psíquico. Por lo tanto, un concienzudo trabajo psicológico en el paciente, escuchando atentamente la narración de su historia, brindar el consuelo imprescindible y estimular o a veces hasta darle alguna sugerencia, pueden elevar en mucho el efecto terapéutico de la acupuntura y la moxibustión.

3. Uso simultáneo de la acupuntura y la moxibustión

En los momentos actuales, en la mayoría de los casos, los médicos suelen usar las agujas y menospreciar la moxibustión. En realidad, la moxibustión ofrece mejor resultado en los casos complicados, de larga duración y difícil curación. Por ejemplo, en el insomnio crónico, melancolía, depresión, desórdenes mentales depresivos y maníacos y epilepsia, resistentes en el tiempo, es imprescindible la moxibustión.

El capítulo *Guanneng* de *Lingshu* señala: «Los casos que no se curan con las agujas, conviene tratarlos con la moxibustión». Introducción a la Medicina también indica: «En toda enfermedad, cuando los medicamentos no alcanzan a curar, ni las agujas, es necesario aplicar la moxibustión». Si no se logran buenos resultados tras aplicarse 20-30 sesiones de acupuntura, se puede coordinar con la moxibustión, la cual puede elevar la eficacia terapéutica. Como regla general se hace con conos numerosos, a veces 300-500 conos, incluso más de mil (cifra total). Esto se explica porque las bajas cantidades no proporcionan efectos ideales. Si algunos pacientes no se sienten bien después de la moxibustión, por ejemplo presentan aumento de la temperatura y calor, mareo, fatiga, o indisposición general, no hace falta dudar en lo más mínimo y el fenómeno puede eliminarse mediante la aplicación de las agujas en los puntos *quchi* (IG.11), *dazhui* (Du.14), *zusanli* (E.36),*sanyinjiao* (B.6) y *fengchi* (VB.20), al mismo tiempo se logrará mejor resultado.

Los métodos de la moxibustión son numerosos, pero para enfermedades mentales se usa en la mayoría de los casos la moxibustión sin cicatrices con conos de moxa, puros de moxa, moxibustión con aguja térmica, moxibustión con sal interpuesta, etc.

4. Lo importante reside en la persistencia

Casi todos los pacientes, al acudir al médico, aspiran a recuperarse rápidamente del sufrimiento. Siempre desean que una o pocas aplicaciones de la acupuntura o moxibustión surtan efectos notables. En lo tocante a enfermedades mentales, como sus orígenes tienen, en la mayoría de los casos, que ver con factores emocionales, con factores prenatales incluso, con la vida cotidiana, muchas de ellas no se producen en uno o dos días. Por eso, no es posible procurar el éxito en corto tiempo. Es importante la persistencia. El tratamiento de las enfermedades con la acupuntura y la moxibustión reside en reajustar las actividades funcionales del organismo, estimular la capacidad de resistencia del propio paciente. Esto requiere determinado tiempo y ciertas condiciones, necesita una estrecha colaboración entre el médico y el paciente. Por su parte, el médico debe preocuparse por el paciente, explicar con paciencia durante las recaídas para aumentar en el enfermo la fe en el éxito y procurar la eficacia terapéutica. Por su lado el enfermo debe confiar en el médico, mantenerse esperanzado, actuar de acuerdo con los consejos médicos y no suspender el tratamiento porque haya una ineficacia temporal o la reincidencia del mal.

Lo arriba mencionado explica problemas de varios aspectos relativamente importantes en el curso del tratamiento de enfermedades mentales con la acupuntura y la moxibustión. Ningún método terapéutico es todopoderoso, lo mismo pasa con la acupuntura y la moxibustión. En caso necesario hay que combinar con medicamentos como medios coordinadores. Si el tratamiento hecho durante un tiempo relativamente largo no da resultados satisfactorios, hay que cambiarlo por otros métodos.

Capítulo II
Actividades mentales normales

La Medicina Tradicional China considera que el cuerpo humano es un conjunto orgánico íntegro de forma y *shen*. Por forma, de la que aquí se habla, se entiende la apariencia incluidas las vísceras, los órganos, piel, músculos, vasos, tendones, huesos, orejas, nariz, boca, lengua, ojos, *yin* anterior (los órganos genitales exteriores) y posterior (el ano), así como el *qi*, *yin* y *yang*, la sangre, la esencia, los líquidos corporales. El *shen* de que hablamos es un término genérico de todas las actividades vitales del cuerpo humano, incluido el ánimo, pensamiento, actividades intelectuales, o sea, actividades mentales. Este cuerpo íntegro que reúne el *shen* y la forma puede dar una buena salud y goce de felicidad en la vida si se coordina y unifica con el complicado ambiente externo. Sin embargo, cualquier daño y lesión o excesivo estímulo emocional puede perjudicar la salud tanto corporal como espiritual, causando enfermedades. Por eso, *Suwen* dice: «Si el deseo es ilimitado, surgen melancolía y trastornos de *qi* y, la defensa se desintegra y el espíritu se va. De allí la no-recuperación.»

1. *Yin* y *yang* y las actividades mentales

El relativo equilibrio entre el *yin* y el *yang* es el fundamento de la salud tanto física como espiritual. *Suwen*, capítulo «Tesis de definición de la vida y la forma» dice: «La persona, tiene al nacer una forma, pero no se separa del *yin* y *yang*.» y en el capítulo «Tesis sobre la comunicación del *qi* con el cielo» señala: «Si están equilibrados el *yang* y el *yin*, el hombre tiene dominado el espíritu; en caso de la separación del *yin* y el *yang*, se agota el *qi*.»Si el *yin* y el *yang* del cuerpo humano pierden el equilibrio relativo, se produce una excesiva abundancia o decadencia, llega la enfermedad. *Nanjing* dice que quien tiene excesivo *yang*, se manifiesta maniaco y quien cuenta con excesivo *yin*, deprimido.»

Cuando el *yin* y el *yang* se mantienen coordinados y equilibrados, no se padece enfermedad. Pero en personas normales existe cierta diferencia de *qi*, *yin* y *yang*, y eso puede ejercer influencias sobre las actividades mentales del hombre y más aún sobre el genio (carácter), cualidad y comportamiento. *Lingshu*, capítulo «Comunicación con el cielo» dice: «Quien tiene mucho *yang*, mucha alegría tiene; quien tiene mucho *yin*, se enoja mucho», «quien se muesta fuerte en el *yang*, cambia fácilmente de genio», «aquellas personas que se muestran equilibradas en *yin* y *yang*, se mantienen sosegadas en la vida y en el trato con los demás, no tendrán temores o alegrías excesivas. Obedecen a la ley que rige en las cosas. No compiten, cambian de acuerdo con el ambiente. Respetan a los demás y los tratan con modestia. Eso es lo que se dice autodominio,» «las personas que se muestran apacibles en *yang* y *yin*, aparecen siempre obedientes y tratables, normalmente alegres... y la gente las califica de gentiles».

2. Funciones de los órganos y las vísceras y las actividades mentales

El cuerpo humano es un conjunto orgánico íntegro con los órganos (*zang*) y las vísceras (*fu*) como centro. Cada víscera, órgano y tejido, tienen sus respectivas funciones. Estas actividades y funciones distintas son partes integrantes de las actividades del conjunto. Se coordinan, se aprovechan, lo cual determina sus influencias recíprocas en la patología.

Las actividades mentales, tal como las otras actividades vitales, son también producto de las actividades funcionales de las vísceras y los órganos. El corazón controla la sangre y los vasos. La sangre es la principal base material de las actividades mentales del cuerpo humano; por eso el corazón también controla las actividades mentales. *Lingshu* capítulo «Visitante patógeno» dice: «El corazón el gran dueño de los cinco órganos y las seis vísceras es en donde reside el *shen*.»

El pulmón controla el *qi* y la respiración; se encarga de la ventilación y purificación del aire, y en canalizar las vías del agua. El *qi* es el comandante de la sangre, porque la circulación de la sangre depende del impulso del *qi*, por lo tanto las funciones de la sangre no pueden separarse de la ayuda del *qi*. Al mismo tiempo, como el pulmón tiene la función de regular la circulación del agua por sus conductos, si falla en su función de ventilación y de descenso, las vías del agua se obstruyen. Si el pulmón pierde su función de propulsión y descenso del agua, la flema y la humedad se estancan dentro, ascienden y trastornan la mente, lo cual también puede originar enfermedades mentales. El estómago se encarga de recibir el alimento, y el bazo de su transporte y transformación. Los dos administran en conjunto la digestión de los alimentos y las bebidas, la asimilación, transporte y distribución de la esencia, siendo por eso la fuente del *qi* y la sangre. Si el bazo pierde su función normal, el *qi* y la sangre pierden su fuente de orígen y la mente queda mal nutrida, o el agua y la humedad se acumulan produciendo flema que asciende y ataca el corazón y la mente. Todo esto puede originar enfermedades mentales. El hígado administra, tiene la función de drenaje, atempera las actividades mentales, y tiene la naturaleza de ser extendido libremente; se comunica además con *sanjiao**, para canalizar los conductos del agua. En caso de que el hígado pierda su capacidad de canalizar, los mecanismos del *qi* no funcionan con fluidez y se puede originar el ascenso rápido del *qi* del hígado, lo que se nota en la precipitación y la irritabilidad, insomnio y trastornos de sueños, o el *qi* del hígado se deprime y aparece melancolía, angustia y duda, incluso el paciente tiene ganas de llorar. Si el organismo no funciona, la sangre no fluye debidamente, o el agua no avanza, lo que puede conducir a equimosis, estancamiento de la flema y la humedad, que influyen en las actividades mentales. La vesícula biliar es la que gobierna la decisión, tiene que ver con el coraje o cobardía del hombre. Si el *qi* de la vesícula biliar es insuficiente, mantendrá una actitud temerosa. Los

* *Sanjiao*, también conocido como Triple Recalentador. (N. del C.)

riñones atesoran la esencia vital que puede producir médulas*. El cerebro es el mar de las médulas y cavidad del *shen* original, lo que guarda estrecha relación con las actividades mentales del hombre. Si la esencia renal no es suficiente, el espíritu original no conserva lo que le mantiene, entonces, el adulto envejece pronto, se reduce la inteligencia y sufre amnesia; si es niño sufrirá retraso psicomotor. El pericardio es la parte exterior del corazón y se encarga de transmitir las órdenes de éste, constituye la cavidad de entrada y salida de la mente y constituye una unidad con el corazón para administrar las actividades emocionales. En cuanto a otros órganos y vísceras, también desempeñan sus respectivos papeles importantes en las funciones y actividades del cuerpo humano.

En una palabra, las actividades mentales del hombre se desarrollan bajo la participación conjunta de los órganos y vísceras. Las normales funciones y actividades de los órganos y vísceras constituyen la base sobre la que se organizan las actividades mentales. La disfunción de cualquiera de ellos ejerce influencia negativa en las actividades mentales. El corazón es el que administra estos últimos y el cerebro es la cavidad del *shen* original. Por eso, la anormalidad de las actividades y funciones de otras vísceras y órganos influye en las actividades mentales, influencia que necesariamente se produce a través del corazón (incluido el pericardio) y el cerebro.

3. Los cinco órganos espirituales y las actividades mentales

Suwen, capítulo «Exposición clara de los cinco *qi*» decía: «El corazón atesora el *shen*; los pulmones, el coraje; el hígado, el alma; el bazo, la idea y los riñones, la voluntad». Esos términos son síntesis explícitas de los médicos de la antigüedad en China respecto a las actividades mentales. Las actividades mentales del hombre se materializan en la esencia adquirida y el surgimiento del *shen* por su lado, es congénito, proviene de los padres. Solamente sobre la base del nacimiento del *shen* se pueden producir las actividades mentales. Como el corazón atesora el espíritu, el corazón es considerado administrador de las actividades mentales. El médico Zhang Jingyue (1563-1640) de la dinastía Ming (1368-1644) indicaba: «El alma, el coraje, la idea, la voluntad, así como la preocupación voluntaria y cosas semejantes se llama *shen*. En resumidas cuentas, el *shen* anida en el corazón por lo que todos los cambios emocionales y de voluntad son administrados por el corazón, o sea, éste es donde está el *shen* de todo el cuerpo» y los otros órganos administran sus respectivas actividades mentales bajo el mando del corazón.

La alegría, la ira, la ansiedad, la meditación, la tristeza, el miedo y el terror, o sea, los siete factores emocionales se alteran y cambian, lo cual constituye el reflejo diferente del cuerpo humano sobre el mundo objetivo, son actividades mentales normales. Estos cambios emocionales son también producto de la actividad de las funciones de los cinco órganos. *Suwen*, capítulo «Tesis sobre fenómenos de reflexión *yin* y *yang*» dice: «El hombre tiene cinco órganos para formar cinco tipos de *qi*; de allí nacen la alegría, la ira, la tristeza, la ansiedad y el temor»; «el corazón refleja la alegría; el hígado, ira; el bazo, meditación; los pulmones, ansiedad y los riñones, temor». Esto explica que los elementos del mundo externo pueden causar cambios emocionales únicamente cuando ejercen su influencia en los órganos internos correspondientes.

* Médulas será todo lo que esté dentro de los huesos, médula ósea, sistema nervioso central. (N. del C.)

Capítulo III

Etiología y patología de las enfermedades mentales

El surgimiento, desarrollo y cambio de las diversas enfermedades mentales son determinados por la fuerza o debilidad del *qi* normal del organismo del paciente y la naturaleza del factor patógeno. Si los factores antipatógenos vencen a los patógenos, el organismo no será dañado por éstos y no aparece la enfermedad. En caso de que los factores patógenos venzan a los antipatógenos se puede causar el desequilibrio entre *yin* y *yang*, trastornos funcionales de los órganos y vísceras, el desorden en la circulación de la energía y la sangre, y de ahí nacen cambios mentales. Tal como dice *Suwen*, en capítulos «Método de punción» y «Acerca de las enfermedades febriles»: «Mientras los factores antipatógenos se guarden en el interior, los patógenos no pueden invadir», «si se dejan acumular los factores patógenos, es porque los antipatógenos están débiles».

1. Etiología

A. LOS SEIS FACTORES PATOGENOS EXOGENOS

El viento, frío, calor de verano, humedad, sequedad y fuego son, normalmente, llamados seis *qi*, alteraciones climáticas diferentes de la naturaleza. En reglas generales no producen enfermedad en el hombre. Sin embargo, si la capacidad de resistencia del hombre baja, o si hay alteraciones climáticas repentinas y extrañas que no resiste el cuerpo humano, estos seis *qi* se convierten en factores patógenos, que invaden el cuerpo humano y originan enfermedades, entre ellas, las mentales. Al mismo tiempo, debido al mayor o menor grado de diferencia entre *yin* y *yang* del cuerpo humano, y por la diferencia de las costumbres alimenticias, después de invadir, dichos seis factores patógenos pueden producir cambios recíprocos en el cuerpo humano. Por ejemplo cuando entra el frío patológico, puede convertirse en calor en el cuerpo, la humedad puede transformarse en sequedad si permanece mucho tiempo. Pese a que los seis factores patógenos exógenos pueden originar enfermedades mentales, en regla general, el viento, el calor del verano y el fuego son los principales.

B. LOS SIETE FACTORES EMOCIONALES ENDOGENOS

La alegría, la ira, la ansiedad, la meditación, la tristeza, el miedo y el terror son siete factores emocionales. Sus alteraciones son el reflejo del cuerpo humano respecto al mundo externo, es la manifestación de las actividades funcionales de los órganos y las vísceras del cuerpo humano, no originan enfermedades mentales. Pero una estimulación repentina, fuerte y permanente en lo emocional puede causar trastornos en las funciones de los órganos y vísceras y disturbios en la circulación del *qi* y la sangre, conduciendo a enfermedades mentales. *Suwen*, capítulo «Exposición de gran importancia sobre el *yin* y *yang*» dice: «La ira daña el hígado», «La alegría perjudica el corazón», «la meditación perjudica el bazo», «la tristeza daña los pulmones», «el temor daña los riñones».

La alteración anormal de las emociones perjudica los órganos internos, afecta principalmente los mecanismos del *qi* de los mismos, haciendo que pierdan la normalidad en el ascenso y descenso y se disturbe la circulación del *qi* y la sangre. Sus manifestaciones concretas, tal como dice *Suwen*, capítulo «Teoría sobre los dolores»: «La ira eleva el *qi*; la alegría lo enlentece, la tristeza hace desaparecer el *qi* y el temor lo desciende», «el terror desordena el *qi*», «la meditación contribuye a la acumulación del *qi*». Esto es: una excesiva ira puede originar un ascenso vertiginoso del *qi* que ataca y desordena el ánimo y la lucidez produciendo extravagancias e insultos furiosos, insomnio y muchas pesadillas, deseo de pegar, de romper objetos, incluso la sangre puede acompañarlo en el ascenso ocupando el cerebro y provocar, por lo tanto un desmayo. La excesiva alegría puede causar la dispersión y evaporación del *qi* del corazón, el espíritu no se guarda en su lugar, originando la posibilidad de no encontrar la atención, e incluso se puede perder el *shen* y enloquecer. La excesiva tristeza daña el *qi* pulmonar, rebaja la voluntad. Un excesivo temor puede alterar la solidez del *qi* renal que escapa hacia abajo, y su síntoma es la imposibilidad de control sobre la materia fecal y la orina. O el temor no se resuelve y daña la esencia, produciendo mareo y vértigo, amnesia, eyaculación seminal involuntaria; el repentino terror hace que el corazón y el espíritu pierdan su administrador, el espíritu no tiene a qué adherirse, el pensamiento no encuentra estabilidad, y eso se manifiesta en la intranquilidad y el desconcierto. La excesiva meditación daña el *shen* y el bazo; y su consecuencia es la disfunción en el transporte y transformación, el estancamiento en el mecanismo de *qi* causa anorexia, distensión abdominal o malgaste de la sangre *yin*, y el corazón y el espíritu pierden su apoyo por lo que se presentan palpitación, amnesia, insomnio y pesadillas. *Lingshu*, capítulo «*Shen* propio» dice: «El corazón si se mantiene tenso en permanente alerta, la angustia y meditación daña el *shen*, con el *shen* dañado, se teme perder», «el bazo: Si no se libra de la angustia, daña el pensamiento, con el pensamiento trastornado, viene el caos». «El hígado: la excesiva tristeza que conmueve el *jiao* medio, daña el alma, con el alma dañada se pierde la memoria», «Los pulmones: la ilimitada alegría daña y con eso se divaga», «Los riñones: la cólera incesante daña la voluntad, con la voluntad dañada se olvida lo pasado». Se puede deducir de ello que el excesivo cambio emocional puede perjudicar los cinco órganos. Con el surgimiento de las alteraciones emocionales, se pierde la normalidad de la conducta, decae la memoria y la inteligencia y se producen otros cambios mentales negativos semejantes.

Como el corazón es el principal órgano administrador y cavidad de la mente y regula las actividades mentales del hombre, la alteración anormal emocional, necesariamente, afecta primero al corazón, después a los otros órganos, produciendo cambios mentales anormales. A través de numerosos casos clínicos, la experiencia muestra que el daño derivado de los siete factores emocionales son factores principales conducentes a enfermedades mentales.

C. FACTORES NO ENDOGENOS NI EXOGENOS

Nos referimos a la insuficiencia o exceso alimenticios, exceso en descanso y trabajo, heridas por cuchillos, lesiones por caídas o golpes, daños físicos por sobrepeso, quemaduras por el fuego, la no limitación en la vida sexual, heridas causadas por insectos o animales así como factores hereditarios y otros factores no pertenecientes a los seis factores exógenos ni a los siete endógenos. Estos factores también pueden producir las disfunciones de los órganos y vísceras, el desgaste o estancamiento del *qi* y la sangre, el desequilibrio entre *yin* y *yang*, lo que también puede originar enfermedades mentales. Por ejemplo, la anormalidad en la alimentación daña el *qi* del bazo, que pierde su función de transporte y transformación, de modo que se estancan la flema y la humedad, el *yang* limpio no asciende y todo eso puede llevar al sopor. La no limitación en la vida sexual malgasta la esencia renal, por lo que el *shen* pierde la nutrición, lo cual puede conllevar el insomnio, la amnesia, el sobresalto y la palpitación.

2. Patología

A. DESEQUILIBRIO ENTRE *YIN* Y *YANG*

Suwen, capítulo «Gran tesis sobre los fenómenos *yin* y *yang*» dice: «Si se mantienen equilibrados *yin* y *yang*, hay dominio del ánimo; si se pierde este equilibrio, se agota el ánimo.» Un relativo equilibrio entre *yin* y *yang* del cuerpo humano constituye la garantía fundamental para la realización normal de las actividades mentales. De lo contrario, si se pierde dicho equilibrio relativo, surge el predominio de *yin* o de *yang*, pueden verse afectadas negativamente las actividades mentales y aparecer cambios o enfermedades mentales. *Nanjing*, capítulo «Las veinte dificultades» dice: «El que se ve excesivo en *yang* será maniaco, y el que se ve excesivo en *yin*, deprimido».

Suwen señala: «Cuando los factores patógenos invaden en el *yang* surge el desorden mental maniaco», «cuando el *yang* entra en el *yin*, se queda quieto; cuando el *yin* sale del *yang*, se enfurece».

Zhu Gong (siglo XI-XII) planteó: «Si el paciente con fiebre debido a la lesión del frío exógeno sufre de exceso en el *qi* de *yang*, el *qi* de *yin* se agota repentinamente, será inevitable que tenga irritabilidad y trastorno maniaco, con cara enrojecida.» Liu Wansu (1110-1200) dijo: «La persona con fiebre causada por el frío exógeno, si se muestra maniaca, corre de un lado a otro e insulta a todos sin distinguir los conocidos de los desconocidos, es porque sufre exceso en *yang* y la insuficiencia de *yin*.»

B. TRASTORNOS DE CIRCULACION DEL *QI* Y LA SANGRE

El *qi* es la fuerza motriz de toda actividad vital del cuerpo humano, que puede fomentar la transformación de los alimentos en sangre y al mismo tiempo impulsar la circulación de ella. La sangre tiene el papel de nutrir los órganos y tejidos de todo el cuerpo y constituye la base material para las actividades mentales del hombre, al mismo tiempo proporciona al *qi* incesantemente la esencia del agua y los cereales para sus funciones y actividades. Un dicho reza: «*Qi* comanda la sangre, y la sangre es la madre del *qi*». Los dos aspectos dependen uno del otro y se generan entre sí. Las enfermedades del *qi* pueden afectar a la sangre y las enfermedades de ésta, por su parte,pueden afectar al *qi*. Por ejemplo por el estancamiento del *qi* sucede estasis. La insuficiencia de sangre conduce a la escasez del *qi*. Debido a la insuficiencia del *qi* y de la sangre, o al desorden en su circulación, inevitablemente se producen enfermedades mentales.

La lesión interna de los siete factores emocionales conduce con frecuencia a la disfunción de los mecanismos del *qi* y aparecen enfermedades mentales. *Suwen*, capítulo «Teoría sobre los dolores» dice: «La ira eleva el *qi*, la alegría lo enlentece; la tristeza hace desaparecer el *qi* y el temor lo desciende», el sobresalto causa desorden en el *qi* «la meditación produce estancamiento del *qi*». Wang Tao (670-755), médico de la dinastía Tang (618-907) indicó: «Con excesiva alegría, uno no puede andar muy rápido, ni puede mantenerse mucho tiempo de pie; la angustia impide que uno haga esfuerzos y que se duerma tranquilamente ; la preocupación produce olvidos y hace que no se entienda el habla de los demás, y se dejen los objetos por aquí y por allá, y no se encuentren después».

El exceso, insuficiencia o desorden en la circulación del *qi* y la sangre pueden afectar negativamente las actividades mentales. *Suwen*, capítulo «Regular los meridianos» dice: «Si hay exceso de sangre, la persona se enfurece; y si hay insuficiencia, viene el temor», «si la sangre se incorpora al *yin* y el *qi* al *yang*, suceden sobresalto e irritabilidad; en caso de que la sangre se incorpore al *yang* y el *qi* al *yin*, el calor se concentra en la parte mediana del cuerpo; si la sangre se junta en la parte superior del cuerpo y el *qi* en la inferior, aparecen disforia y el enojo fácil; si la sangre se junta en la parte inferior del cuerpo y el *qi* en la superior, vienen el desorden y la amnesia.» Zhang Zhongjing (150-219), famoso médico de la dinastía Han (206 a.-220 n.e) señaló en su obra *Jin Kui Yao Lue*: «El que llora desesperadamente y con el alma intranquila, es porque no cuenta con suficiente sangre. La insuficiencia de la sangre corresponde a problemas del corazón. Quién sufre de insuficiencia del *qi* del corazón, tiene temor, al cerrar los ojos para dormir empieza a soñar, el *shen* y el espíritu se dirpersan, el alma y el coraje no encuentran sus vías debidas». Chao Yuanfang dijo en su obra «Teoría del orígen de las diversas enfermedades»: «El enloquecimiento se debe a la insuficiencia de la sangre y el *qi* y a la invasión del factor patógeno en los meridianos *yin*. Cuando hay insuficiencia de sangre y *qi*, siente vacío el corazón y el ánimo y el espíritu se dispersan, el alma y el coraje se extravían. Debido al ataque patológico del viento en el *yin* sucede la epilepsia. Quien padece de trastornos mentales maniacos es porque el viento patógeno invade en el *yang*. Cuando el viento se introduce en la sangre, hace que el *yin* y el *yang* del hombre no se encuentren equilibrados, el exceso de uno y la insuficiencia del otro causan trastornos mentales.» Referente a enfermedades mentales causadas por la estasis de sangre, el médico Wang Qingren (1768-1831) de la dinastía Qing (1644-1911) decía en su obra *Yilin Gai Cuo*: «El trastorno mental maniaco con síntomas de incesante llanto y risa, insultos y cantos incesantes sin importarle que estén parientes lejanos o cercanos con los que habitualmente se trate, comportamientos de mala educación se debe a la estasis de la sangre y el estancamiento del *qi*, cuando el *qi* cerebral y el *qi* de los órganos y las vísceras no se interconectan, ocurre como en el sueño.»

C. TRASTORNOS INTERNOS DEL FUEGO DE LA FLEMA

El fuego es uno de los seis factores patógenos exógenos. La invasión de los seis factores patógenos exógenos puede transformarse en fuego, y la lesión interna de los siete factores emocionales, produce disfunciones de los órganos y vísceras, por ejemplo, el exceso de los cambios emocionales también puede convertirse en fuego. El fuego patógeno es causado por el exceso y también por la insuficiencia, por lo tanto las enfermedades mentales originadas por el fuego también cuentan con esas diferenciaciones. El síndrome del fuego por exceso encuentra su origen en los factores patógenos exógenos que se convierten en fuego, con características de rápido surgimiento y evolución veloz; se observan con frecuencia fiebre alta, irritabilidad, disforia, perturbación mental y delirio, y también casos en que a causa del exceso de los cambios emocionales, por ejemplo debido al exceso de fuego en el corazón o en el hígado y vesícula biliar, se ven con frecuencia disforia, irritabilidad, insomnio, desórdenes en sueño y acciones maniacas. El fuego ficticio es originado muchas veces por lesión interna en la que la indisposición comienza lentamente y la duración es relativamente larga. Lo que se ve a menudo por la insuficiencia de *yin* renal, la desarmonía entre el corazón y los riñones o la insuficiencia del *yin* en el hígado y los riñones, que producen síntomas como el calor en las palmas de las manos y las plantas del pie, agitación, insomnio, pesadillas,palpitación y estupor, etc.

Ya en la época de *Nei Jing* se afirmaba que el fuego era la causa principal de la manía. *Suwen*, capítulo «*Zhizheng Yaoda Lun*» contaba: «Todos los síndromes con manía se deben al fuego.» Liu Wansu, médico de la dinastía Jin, quien vivió entre 1110 y 1200, señaló: «Debido al exceso del *yang* y deficiencia del *yin*, o sea, el agua débil y el fuego excesivo, el metal no puede dominar a la madera, suceden síntomas como manía, insultos tanto a los conocidos como a los desconocidos, incesante risa o ira, todo lo cual es causado por el fuego.»

La flema es el producto patológico de la pérdida de la regularidad en las funciones de los órganos y vísceras, y puede al mismo tiempo hacerse factor originador de enfermedades. Es causada frecuentemente por la disfunción del bazo en el transporte y transformación, que asociada con el fuego produce enfermedades. En caso de que la flema obstruya el corazón, o el fuego de la flema trastorne el corazón, se producen los trastornos maniacos, epilepsia, palpitación y estupor. Existen muchas tesis hechas por médicos de las distintas épocas acerca de ello. Zhu Danxi (1281-1358) de la dinastía Yuan indicaba en su obra *Método cardíaco de Danxi*: «Si la enfermedad está en el diafragma, suceden trastornos maniacos depresivos, amnesia, o abundante flema.» Zhang Congzheng consideraba que la flema es causada por una lesión interna de los siete factores emocionales, que hace que «se agote poco a poco la sangre del corazón y se estanque el líquido del bazo».

D. DISFUNCION DE LOS ORGANOS Y LAS VISCERAS

El cuerpo humano tiene como centro a los órganos y las vísceras. Las actividades mentales del hombre se cumplen con la condición conjunta de las vísceras y los órganos. El corazón es el amo de los cinco órganos y las seis vísceras, por eso la pérdida de la regularidad en las funciones de los órganos y las vísceras necesariamente conduce a enfermedades mentales. A continuación, teniendo como tema principal los cambios mentales, explicaremos los mecanismos por los que se originan y las manifestaciones clínicas de las disfunciones de los órganos y las vísceras.

D.1. Deficiencia en el qi *del corazón y en el* yang *del corazón*

Los síntomas comunes de ambos síndromes son las palpitaciones, estupor, sobresalto y temor, amnesia, falta de aliento que se agrava con el esfuerzo, pereza en el habla y tristeza, el pulso fino, débil e intermitente. Si al mismo tiempo se observa cara pálida, fatiga, sudoración espontánea, falta de aliento, lengua pálida o saburra blanca, se trata de deficiencia en el *qi* del corazón. Si al mismo tiempo hay aversión al frío, frío en las extremidades, cara opaca, lengua pálida, opaca, violácea gorda y blanda, se trata de la deficiencia en el *yang* del corazón. Si se observa abundante sudoración, extremidades frías, labios morados, respiración débil, pulso débil a punto de agotarse, trastornos psíquicos o desmayo, son síntomas de una crisis, indican separación del *yang* del corazón. Por la insuficiencia en el *qi* y el *yang* del corazón, falta fuerza en el impulso de la sangre, de modo que las venas no se llenan y el pulso es débil y fino; como el *qi* no es continuo se presenta pulso intermitente. Debido a la deficiencia del *qi* y del *yang*, que no defienden la superficie del cuerpo, ni calientan las extremidades, suceden sudoración espontánea, extremidades frías, y aversión al frío. Con la insuficiencia en el *qi* del corazón, el corazón pierde sustento y el alma pierde su refugio, se extravía, por eso se observan temor y sobresalto, palpitación, amnesia, tristeza y lentitud en el habla. Al moverse se gasta el *qi*, por eso el esfuerzo agrava los síntomas. El *qi* y la sangre del corazón no pueden subir hasta la cara, por lo que la cara está pálida. Como la cabeza es el sitio de reunión de todos los meridianos *yang*, el corazón tiene su abertura en la lengua, debido a la insuficiencia del *yang* cardíaco, la circulación de la sangre no es fluida, por eso la cara se ve opaca, la lengua violeta, gorda y blanda. Por la insuficiencia de sangre y la deficiencia del *qi* los músculos no tienen con qué nutrirse y humedecerse, por eso los brazos y las piernas se encuentran fatigados. Como el *yang* del corazón está a punto de separarse, el *qi* original se escapa, se ven las extremidades frías, sudoración abundante, respiración débil, espíritu perturbado, e incluso pérdida de conocimiento, el pulso muy débil que se agota.

D.2. Insuficiencia de sangre del corazón y deficiencia del yin *del corazón*

Los dos síndromes tienen síntomas comunes: palpitación, estupor, amnesia, insomnio, pesadillas. Si al mismo tiempo también hay mareo, cara pálida, color pálido en lengua y labios, el pulso fino y débil, eso significa insuficiencia de la sangre del corazón. Si se presentan calor en las palmas de las manos, en las plantas de los pies y en el pecho, sudor nocturno, sequedad en la boca y la garganta, lengua roja y poco húmeda, pulso filiforme y rápido, evidencian deficiencia del *yin* del corazón.

Si la sangre *yin* es insuficiente, el corazón no tiene sustento, por eso el paciente presenta palpitación y estupor. La sangre no logra mantener el corazón, el alma no se queda en su lugar, por lo que hay insomnio y pesadillas. Por ser insuficiente, la sangre no sube a la cabeza, por lo tanto hay amnesia, mareo y falta de brillo en la cara, la lengua y los labios pálidos. Al ser insuficiente, la sangre no puede llenar los vasos, por eso el pulso se nota débil y fino. La deficiencia del *yin* origina la fuerza del fuego, por eso se produce calor en las palmas de las manos, en las plantas de los pies y en el pecho, sudor nocturno, sequedad en la boca y la garganta, lengua roja con poca saliva, y el pulso filiforme y rápido.

D.3. Exceso de fuego en el corazón

Los síntomas son: angustia, insomnio, incluso manía con excitación emocional y delirio, incesante risa o llanto, alucinaciones visuales o auditivas, pesadillas. Además se observan cara roja, sed, úlceras en la boca y la lengua, lengua roja, sobre todo la punta, goteo de orina y dificultad al orinar, hematuria, pulso rápido y fuerte.

El fuego del corazón produce calor interno y molesta el alma, por lo que sucede angustia, insomnio, pesadilla, incluso excitaciones mentales. El corazón se abre en la lengua y su lucidez se manifiesta en la cara, cuando el fuego del corazón asciende y quema, se presentan úlceras en boca y lengua, la cara enrojecida. El fuego consume los líquidos corporales, por eso se presenta sed. El corazón y el intestino delgado están relacionados exterior-interiormente, el calor del fuego baja hasta el intestino delgado*, produciendo orina roja, dolor al orinar, y si el calor ataca los vasos sanguíneos y los quema, sucede hematuria. El exceso de calor patógeno, excita el *qi* defensivo para combatirlo, lo cual acelera la circulación de la sangre, por eso el pulso es fuerte y rápido.

D.4. La flema perturba la cavidad cardíaca y el fuego de la flema molesta al corazón

Cuando la flema perturba la cavidad cardíaca, el comportamiento es obtuso, deprimido y anormal, y el enfermo murmura solo, lo que se llama clínicamente síndrome *dian* (trastornos mentales con depresión). Si el paciente cae de repente desmayado, pierde la conciencia, la flema suena en la garganta, en clínica se llama síndrome *jian* (epilepsia). Estos dos síndromes presentan sofoco, mucha secreción, saburra blanca y pegajosa, pulso lento y resbaladizo. Si el fuego de la flema ataca el corazón, se nota más angustia, insomnio, pesadillas, incluso delirios, inconstancia en el ánimo: llora, ríe, sube a la torre o al techo, se desnuda, sale a la calle, pega e insulta sin que le importe de quién se trata; además pueden pre-

---

* En fisiología de M.T.C., el intestino delgado metaboliza y distribuye los líquidos; unos se expulsarán y otros se absorberán. (N. del C.)

sentarse también cara roja y respiración ruidosa, estreñimiento, orina roja, lengua roja con saburra amarilla y pegajosa, pulso rápido, de cuerda, resbaladizo y fuerte. Esto es calificado en la práctica clínica como síndrome *kuang* (manía con excitación mental).

La flema turbia es de índole *yin*, y el *yin* administra la quietud. Si la cavidad cardíaca es taponada por la flema turbia, el ánimo se perturba, por eso se ven síndromes *dian* o *jian*. El fuego es de carácter *yang*, y el *yang* administra el movimiento, cuando el fuego de la flema sube y agrede el cerebro, la mente es perturbada y se observa el síndrome *kuang*.*

D.5. Deficiencia de la sangre en el corazón y el hígado

Se manifiesta con palpitación, estupor, temor, intranquilidad, sobresalto, pesadillas, irritabilidad; además falta de brillo en la cara, mareos, zumbido en el oído como si cantaran las chicharras, ojos secos, visión borrosa, nictalopía, entumecimiento en los brazos y las piernas, o con convulsiones, tic muscular, uñas opacas, poca sangre en la menstruación e incluso, amenorrea, la lengua se observa pálida, con poca saburra y el pulso muy fino.

El corazón administra la sangre, el hígado atesora la sangre. Por deficiencia de sangre en el corazón y el hígado, el corazón pierde su sustento, de ahí vienen la palpitación y el estupor. El alma no se encuentra en su lugar, por eso hay sobresaltos e intranquilidad, pesadillas, irritabilidad. Al estar deficiente la sangre no logra ascender hasta la cara y la cabeza, por lo que la cara aparece pálida, se presentan mareo, acúfenos, lengua pálida. El hígado tiene como abertura los ojos, al ser insuficiente la sangre no consigue nutrir los ojos, por eso los ojos están secos y molestos, ven borrosas las cosas, sufren nictalopía. Las uñas son como resto de la sangre cuando los tendones están mal nutridos, las uñas se ven opacas. Por deficiencia de sangre, se mueve el viento interno, por eso las piernas y los brazos se duermen, los tendones y músculos se contraen. Al estar deficiente, la sangre no consigue abastecer al pulso y por eso el pulso se nota filiforme.

D.6. Deficiencia en el corazón y el bazo

Se manifiesta con palpitación, estupor, amnesia, insomnio, pesadillas, además, anorexia, distensión abdominal, diarrea, fatiga, cansancio, debilidad física, cara amarillenta, flujo menstrual abundante, metrorragia, reducción del flujo o amenorrea; la lengua aparece blanda y pálida, la saburra blanca y el pulso fino y débil.

El corazón administra la sangre, el bazo produce y domina la sangre. Por la deficiencia y debilidad de la sangre en el corazón, o por la deficiencia del bazo que no produce sangre, el corazón no tiene sustento, por eso hay palpitación, estupor, amnesia, insomnio, pesadilla. El bazo pierde su función normal de transporte, por eso el paciente pierde apetito, tiene distensión abdominal y heces blandas. El bazo rige los músculos, y si el *qi* y la sangre son insuficientes, los músculos no encuentran posibilidad de nutrirse y humedecerse, por eso se siente fatiga

---

* En la medicina china, los trastornos mentales se dividen en tres tipos según sus síntomas: síndrome *dian* (con depresión), síndrome *jian* (con síntomas de epilepsia) y síndrome *kuang* (con manía y excitación mental). (N. del T.)

en los miembros. Por deficiencia del bazo, hay escasez de sangre, que no sube para dar brillo a la cara. El bazo, débil, no puede dominar la sangre, por eso el flujo menstrual es abundante y, a su vez, la debilidad de la sangre no logra el lleno debido, por eso reduce el flujo menstrual incluso llega a ocasionar palidez en la lengua que está blanda, y el pulso fino y débil.

D.7. La descomposición entre el corazón y los riñones

Se manifiesta con debilidad, angustia, insomnio, palpitación, mala memoria, y pesadillas. Se ven además, mareos, acúfenos, espermatorrea involuntaria nocturna, calor en las palmas de las manos y las plantas de los pies, fiebre por la tarde, sudor nocturno, flojedad en la cintura y las rodillas o fatiga y frío en esas mismas zonas, adelgazamiento, rubor malar, sed con deseos de beber, la lengua blanda y roja con poca saburra o sin saburra, pulso fino y rápido.

El fuego *yang* del corazón baja hasta los riñones calentando el agua renal; y por su parte el agua renal sube a ayudar al corazón, controlando el fuego, son estas las relaciones normales entre el corazón y los riñones, y el agua y el fuego se controlan entre sí. Si el agua renal no sube, el fuego del corazón no se controla, y perjudica internamente al corazón y la mente, por eso hay angustia, agitación, insomnio, palpitación, y pesadillas. La energía *yin* deficiente no logra llenar las médulas cerebrales, el cerebro pierde el sustento, por eso se padece de amnesia, mareos, ocúfenos. Los riñones determinan las condiciones de los huesos, la región lumbar es la cavidad de los riñones, por la insuficiencia de la esencia renal la cintura y rodillas quedan flojos y débiles. Por la debilidad del *yin*, el *yang* predomina, el fuego ficticio se mueve a su antojo, por eso hay fiebre vespertina, sudor nocturno, rubor malar y espermatorrea involuntaria nocturna. El fuego del corazón se anima y sube, no se dirige hacia abajo, el agua renal se acumula, por eso hay frío y fatiga en la cintura y las rodillas. El adelgazamiento, la lengua blanda y roja, la escasa o ausente saburra y el pulso fino y rápido son síntomas del exceso del fuego debido a la deficiencia de *yin*.

D.8. Estancamiento del qi *del hígado*

Se manifiesta con depresión emocional, irritabilidad, nudo en la garganta que no desaparece aunque se hagan movimientos de deglución y tampoco con esfuerzos para vomitar. Hay congestión sofocante en la cavidad torácica. Se siente opresión en el pecho y con deseos de suspirar. Además hay llenura, dolor, distensión en el pecho y en el hipocondrio. Distensión o dolor en los senos, y en el viente, menstruaciones dolorosas que también son irregulares, la lengua pálida, la saburra blanca y delgada, el pulso tenso.

El hígado no puede extenderse libremente y pierde su función de drenaje, por eso se muestra en el ánimo deprimido. Cuando la depresión permanece largo tiempo, se pierde la suavidad del carácter, por eso el enfermo se irrita fácilmente. El *qi* se estanca y no fluye, por eso hay sofoco en el pecho que se alivia con suspiros. El *qi* del hígado se estanca, los meridianos no fluyen favorablemente, por eso hay dolores y distensión en el tórax, hipocondrio, los pechos, y el vientre, sitios por donde pasa el meridiano del hígado. La anormalidad del *qi* afecta a la sangre; si el *qi* se estanca se produce la estasis de sangre. La enfermedad en el meridiano del hígado afecta los meridianos *ren* y *chong*, por eso hay irregularidad y dolor en la menstruación. El *qi* de hígado sube y se junta con la flema en la garganta, por eso se siente como si hubiera un nudo.

D.9. Exceso de fuego del hígado

Se manifiesta con agitación, irritabilidad, insomnio, o pesadillas ininterrumpidas, alucinaciones visuales y auditivas. Además, hay dolores de cabeza y mareos. En los oídos suenan como olas, se enrojece la cara y los ojos, la boca se siente amarga y seca la garganta, se sufre de estreñimiento y la orina es roja. Dolores agudos en el pecho y los hipocondrios, la lengua roja, sobre todo en los bordes, con la saburra amarilla y pegajosa, el pulso rápido y tenso.

Por el exceso del fuego del hígado, falla el drenaje, por lo que se produce irritabilidad, al subir el fuego molesta al corazón y al alma, por lo tanto se sufre insomnio, pesadillas ininterrumpidas, alucinaciones; al atacar la cabeza y los ojos aparecen cefaleas y mareo, en los oídos suenan como olas, se enrojece la cara y los ojos: El fuego, se estanca en el meridiano del hígado, por eso hay dolores y ardor en el pecho y el hipocondrio. El fuego del hígado junto con el *qi* de la vesícula biliar fluye inundando hacia arriba, por eso hay amargura en la boca y sequedad en la garganta. El fuego daña el líquido y la humedad, con lo que surgen estreñimiento y orina roja. La lengua con el borde rojo, la saburra amarilla y áspera, el pulso rápido y tenso son fenómenos que expresan el exceso del fuego del hígado.

D.10. Exceso del yang *del hígado*

Se manifiesta con precipitación e irritabilidad, insomnio, pesadillas, mala memoria, palpitación. Además mareo, acúfenos, flojedad y laxitud en la cintura y las rodillas, cara y ojos rojos, dolores y congestión de cabeza, lengua roja oscura, el pulso filiforme, tenso y rápido.

Por insuficiencia del *yin* del hígado y los riñones, el hígado no tiene sustento, no encuentra como drenarse, por lo que hay enfado y precipitación fáciles. Cuando el *yin* está débil, el *yang* no pierde el control, *yin* y *yang* no se controlan entre sí, el espíritu no tiene que adherirse, por eso hay palpitación, mala memoria, insomnio, pesadillas; el hígado determina las condiciones de los tendones, los riñones, los huesos; si los tendones y los huesos no tienen donde sustentarse, se presentan dolores, laxitud y flojedad en la cintura y las rodillas. La lengua roja oscura, el pulso filiforme, rápido y tenso expresan el exceso del fuego causado por la deficiencia del *yin*, y la hiperactividad del *yang* del hígado.

D.11. El yang *del hígado se convierte en viento*

Se manifiesta en la dificultad de expresión oral, precipitación e irritabilidad, insomnio, pesadillas, amnesia, mareos y tendencia al desmayo, dolor de cabeza como punzadas, entumecimiento y temblor en las piernas y los brazos, movimiento involuntario de las manos y los pies, los pasos no se dan con normalidad, la lengua roja oscura, el pulso tenso, filiforme y rápido. Incluso el enfermo se desmaya y cae de súbito, y la lengua se pone rígida sin poder emitir palabra alguna, los ojos y la boca se desvían y aparece hemiplejía.

Por estar excesivamente agotado el *yin* del hígado y los riñones, el *yang* no tiene control, predomina y produce viento. El viento *yang* se mueve internamente y perjudica la lucidez, por eso hay precipitación e irritabilidad, insomnio, pesadillas, amnesia, dificultad en la expresión oral. El viento *yang* atiza el fuego que fluctúa y se eleva, por eso hay dolor de cabeza, mareo, vértigo y desmayo. El *yin* del hígado no es suficiente, los tendones y los músculos no tienen con qué nutrirse, además, debido al movimiento del viento interno, los brazos y las piernas se entumecen y tiemblan, las manos y los pies se mueven involuntariamente. Con el agotamiento del *yin* en la parte inferior del cuerpo, el viento asciende, suceden, exceso arriba y vacío abajo, por eso la marcha es insegura. El excesivo *yang* del viento quema los líquidos produciendo flema, el viento y la flema suben y trastornan el cerebro y por eso el paciente se desmaya de repente, pierde la conciencia y la lengua se pone rígida y no puede hablar. El viento y la flema obstruyen, los meridianos, el *qi* y la sangre se hacen caóticos en la circulación con lo que la boca y los ojos se desvían y aparece hemiplejía.

D.12. Insuficiencia en el yin *renal*

Se muestra en la pérdida de memoria, insomnio, calor en las palmas de las manos y las plantas de los pies, mareo y vértigo, acúfenos, disminuye la agudeza visual, flojedad en la zona lumbar y las rodillas, adelgazamiento, sed y sequedad en la garganta y la lengua (más grave de noche), fiebre vespertina, sudor nocturno, rubor malar, espermatorrea y sueños eróticos (en la mujer), reducción del flujo menstrual o amenorrea, o metrorragia; lengua blanda roja, con saburra escasa y seca, pulso filiforme y rápido.

Por insuficiencia del *yin* renal, aparece exceso de fuego. Cuando el fuego daña el corazón, sucede insomnio; como hay vacío en el cerebro el enfermo padece de amnesia, mareos, acúfenos, los huesos no tienen el alimento debido, con lo que aparece flojedad en la cintura y las rodillas. La energía *yin* no es suficiente, no puede subir y verterse en los ojos, y por lo tanto disminuye la agudeza; reducido el líquido *yin* que no puede subir a humedecer la boca y la lengua, el músculo pierde el alimento, por eso la garganta y la boca se secan y hay adelgazamiento. La debilidad en *yin* conduce a la imposibilidad de controlar el *yang*, el fuego ficticio se mueve, por lo tanto hay calor en las palmas de las manos y las plantas de los pies, fiebre vespertina, rubor malar y sudor nocturno. El fuego daña la bolsa seminal, por eso hay espermatorrea y en la mujer sueños eróticos. Esta deficiencia de sangre conduce a la reducción del flujo menstrual o a la amenorrea. Si el fuego ficticio se eleva y es excesivo, el calor hace que la sangre circule desordenadamente, y, a su vez, puede conducir a la metrorragia. La lengua roja oscura, saburra escasa y seca, pulso fino y rápido son fenómenos que expresan la debilidad del *yin* y exceso del fuego.

D.13. Insuficiencia de la esencia renal

Se manifiesta en la amnesia, perturbación, atontamiento, lentitud en los movimientos, falta de fuerza en la marcha, envejecimiento prematuro en el adulto y retraso psicomotor en los niños.

La insuficiencia de la esencia renal trae como consecuencia el vacío de la médula cerebral, los huesos mal nutridos, por lo tanto en el adulto se observan, amnesia, perturbación, atontamiento, envejecimiento prematuro; y en niño retraso psicomotor, debilidad.

En cuanto a las enfermedades mentales originadas por la disfunción de los pulmones se puede encontrar su explicación en *Lingshu*, capítulo «*Shen* propio». Allí se dice: «Los pulmones: la alegría excesiva puede herir la psique. La psique herida trae como consecuencia síndrome *kuang* (manía con excitación mental).» Desde el punto de vista fisiológico y patológico, los pulmones tienen muy estrechas relaciones con las actividades mentales del hombre. *Suwen*, capítulo «Código secreto de *Linglan*» decía: «Los pulmones son órganos* como ministro y se pueden curar las enfermedades tratando a los pulmones.» Los pulmones administran el *qi*, la respiración y se encargan de la difusión, frenan el descenso de la energía, regularizan las vías del agua. El corazón administra los vasos sanguíneos. La circulación de la sangre depende del impulso del *qi* por lo que, el *qi* es el comandante de la sangre, por todo eso, el corazón, y los pulmones se relacionan entre sí y se influencian recíprocamente. Si los pulmones pierden la función de descenso, los líquidos se estancan internamente y se transforman en flema densa, o cuando el *qi* de los pulmones no es suficiente, la circulación de la sangre no tiene fuerza. La sangre del corazón se obstaculiza internamente, también puede afectar a las actividades mentales. Así que en el tratamiento de las enfermedades mentales, se seleccionan también puntos del meridiano de los pulmones.

---

* «Los pulmones son órganos como ministro» es una denominación en la Medicina Tradicional China, ya que se considera el corazón como el emperador, el órgano más importante de todo el cuerpo. El pulmón es el que le ayuda. (N. del T.)

Capítulo IV

Descripción general del tratamiento de enfermedades mentales por medio de la acupuntura y la moxibustión

El tratamiento de las enfermedades mentales por medio de la acupuntura y la moxibustión se basa en la teoría de los órganos y vísceras, meridianos y colaterales. Se siguen los cuatro métodos de diagnóstico y el programa de ocho puntos, se analiza los síntomas de las enfermedades, se sintetizan las manifestaciones en los síndromes a que pertenecen. Luego, de acuerdo con los síntomas de las enfermedades, se definen los métodos terapéuticos correspondientes y la selección de puntos. Al final, el médico aplica la acupuntura y, o, la moxibustión para lograr el objetivo terapéutico: la curación; cada vez que se realiza la terapia se hace ordenadamente sobre la base de la teoría, método terapéutico, receta y su aplicación.

1. Principios del tratamiento

A. TONIFICACION EN CASO DE DEFICIENCIA Y DISPERSION EN CASO DE EXCESO

Tonificar en caso de deficiencia significa fortalecer los factores antipatógenos*. Sedar lo excesivo quiere decir eliminar los factores patógenos. En el curso de la evolución de las enfermedades, la insuficiencia de los factores antipatógenos se manifiesta en síndromes de deficiencia y al tratarlos es conveniente adoptar el método tonificante. El exceso de factores patógenos se manifiesta en síndorme de exceso y al tratarlo se aconseja usar métodos dispersantes.

Lingshu en el capítulo «Los meridianos» decía: «Hay que sedar si hay exceso, y si hay deficiencia hay que tonificar». Este es el principio fundamental para el tratamiento de las enfermedades mediante la acupuntura y la moxibustión. Si se actúa, de otra manera, se agravará la enfermedad.

---

* En la Medicina Tradicional China existen seis factores patógenos exógenos (el viento, el frío, el calor de verano, la humedad, la sequedad, el calor epidémico) y siete factores patógenos endógenos (los excesivos cambios emocionales); mientras tanto, a la defensa o la resistencia por parte del cuerpo humano, lo definen como factores antipatógenos. (N. del T.)

B. ELIMINAR EL CALOR Y DISPERSAR EL FRIO

Para eliminar el calor se aplica el método de limpieza y para dispersar el frío, eliminar el frío entibiando el meridiano.

Lingshu, capítulo «Los meridianos» dice: «En caso de calor se estimula velozmente, y en caso de frío, se retienen las agujas». En otro capítulo señala: «En lo referente al calor aplicar la aguja tan rápido como al probar un caldo caliente con la mano; en caso de frío aplicar la aguja tan despacio como un hombre que no desea irse.» Aquí «velozmente» y «probar el caldo con la mano» se refiere a que cuando se trata de enfermedades de calor, hay que aplicar la aguja superficialmente y sacarla rápidamente. «Retener» y «como un hombre que no desea irse» quiere decir que al tratar enfermedades de frío es conveniente insertar la aguja profundamente y retenerla largamente. Por ejemplo, para un caso de inconsciencia y desmayo originados porque el calor obstruye el cerebro, hay que aplicar la aguja superficialmente y sacarla rápidamente; se puede hacer sangría con la aguja de tres filos en los puntos *dazhui* (Du.14), *quchi* (IG.11), los doce puntos-pozo, con lo que se elimina el calor y las toxinas, se despierta el ánimo y aclara la lucidez. Cuando el *yang* está débil, se produce internamente el frío patógeno, hay que aplicar la aguja a fondo y retenerla durante largo rato y según los casos, aplicar moxa para calentar el *yang* y dispersar el frío. Por ejemplo en el caso del síndrome *bentun** causado por la insuficiencia del *yang* renal, y el ascenso de agua fría, se puede escoger *guanyuan* (Ren.4), insertar profundamente la aguja y retenerla durante largo rato, y también aplicar la moxa mediante una rodaja de acónito con el fin de calentar *yang* y eliminar el agua.

C. LO FUNDAMENTAL Y LO SUPERFICIAL, CASO URGENTE Y CASO CRONICO

Lo referente a lo fundamental y lo superficial tiene un significado bastante amplio. Para explicarlo se puede decir que lo interior es lo fundamental y lo exterior lo superficial; los factores antipatógenos son lo fundamental y los patógenos lo superficial; la causa de la enfermedad es lo fundamental y los síntomas lo superficial; la enfermedad primaria es lo fundamental y la secundaria es lo superficial. En algunas enfermedades con ataque o crisis, como la epilepsia y la histeria, el momento del ataque es lo superficial y el momento de su mejoría es lo fundamental.

En enfermedades complicadas con síntomas alternativos, hay con frecuencia diferencia entre lo fundamental y lo superficial y por lo tanto en el tratamiento hay que distinguir lo principal de lo secundario, lo urgente de lo moderado. *Suwen* capítulo «Teorías sobre el tratamiento de lo fundamental y lo superficial» dice: «Si se conoce lo fundamental y lo superficial, todas las medidas son efectivas;

---

* Síndrome *bentun*: nombre antiguo de un síndrome, uno de los cinco síndromes causados por el estancamiento. *Ben* significa en chino correr, y *tun*, chanchito. Los síntomas son: acceso de subida de gas hacia el pecho hasta la garganta, cólico en el abdomen, opresión en el pecho, mareo y vértigo, palpitaciones, agitación, el paciente se recupera perfectamente después de cada ataque; y también pueden presentarse escalofríos o náusea y vómito. La causa reside en la subida del frío del riñón o el fuego del hígado. Se denomina así porque la sensación que tiene el paciente es como si tuviera un chanchito corriendo en su interior. Según los síntomas, se corresponde en medicina moderna a la neurosis del estómago y los intestinos. (N. del T.)

desconociéndolas el tratamiento será equivocado». Este texto destaca la importancia de diferenciar lo fundamental de lo superficial en el curso del tratamiento. El principio que se aplica consiste en: Si es un caso urgente, tratar primero lo superficial, si es un caso crónico, lo principal debe ser tratar lo fundamental. En caso de urgencia en ambos aspectos o de no premiosidad en los dos, tratar al mismo tiempo lo fundamental y lo superficial.

En caso de no ser premioso normalmente se trata lo fundamental. Como regla general, curar lo fundamental es el principio básico. Si la lesión se encuentra en el interior, hay que tratar lo interior. Si la lesión se encuentra en el exterior, tratar lo externo. Si se tienen los factores antipatógenos débiles, ayudar a fortalecerlos, si se tienen los factores patógenos fuertes, hay que eliminarlos. Eliminando los motivos por los cuales se produce la enfermedad, la enfermedad desaparece automáticamente.

En un caso urgente, tratar lo superficial. En casos especiales si lo superficial es más grave que lo fundamental, o sea, hay síntomas agudos, entonces se trata primero lo sintomático y luego lo fundamental. Por ejemplo, en un ataque de epilepsia hay que calmar primero los síntomas, haciendo hincapié en eliminar la flema y canalizar el *qi*, extinguir el viento e inducir la reanimación; una vez calmado el paciente, es conveniente fortalecer el bazo y diluir la flema, tonificar y nutrir el hígado y los riñones, alimentar el corazón y calmar el espíritu, teniendo como principal el tratamiento de lo fundamental.

Tratamiento simultáneo de lo fundamental y lo superficial: cuando tanto lo fundamental como lo sintomático tienen la misma urgencia, se puede adoptar el método de tratamiento simultáneo de ambos. Por ejemplo, en un caso de insomnio causado por la excesiva preocupación, el bazo pierde su función normal de transporte, la energía original pierde su fuente, la sangre nutritiva es insuficiente y no puede ascender a nutrir el corazón, y es conveniente tratar al mismo tiempo lo fundamental y lo superficial, seleccionando el punto *sanyinjiao* (B.6) para tonificar y beneficiar la sangre y el *qi*, como tratamiento fundamental y al mismo tiempo seleccionar el punto *shenmen* (C.7) con lo que se calma el corazón y se tranquiliza el ánimo, tratando lo sintomático.

D. TRATAMIENTO PARCIAL Y TRATAMIENTO GENERAL

1) Tratamiento parcial: Se llama así al tratamiento de síntomas en las partes afectadas. Por ejemplo, en la histeria, en caso del trismo se escogen los puntos *dicang* (E.4) y *jiache* (E.6); en caso de sordera, *tinggong* (ID.19), *tinghui* (VB.2), *yifeng* (SJ.17).

2) Tratamiento general: Se refiere en general a la terapia que se ocupa de la causa de una determinada enfermedad. Por ejemplo, la palpitación tipo deficiencia de *yin* y exceso de fuego, se pueden escoger *taixi* (R.3), *sanyinjiao* (B.6), en tonificación para nutrir el agua renal, al mismo tiempo se escoge el punto *neiguan* (Pc.6) en sedación para eliminar el fuego del corazón. Así eliminando el calor y nutriendo el *yin*, se puede curar la palpitación.

3) Tratamiento simultáneo en lo parcial y lo general: Prestar atención al tratamiento de las causas y al mismo tiempo de los síntomas. Combinar orgánica-

mente los dos aspectos, lo que es favorable para elevar la eficacia clínica. Por ejemplo, para tratar la sordera en un caso de histeria causada por la obstrucción del *qi* del hígado, se pueden escoger *taichong* (H.3), *shanzhong* (Ren.17), *qihai* (Ren.6) para fortalecer el hígado y canalizar el *qi* conduciéndolo al lugar correspondiente; luego se escogen *tinggong* (ID.19), *tinghui* (VB.2) y *yifeng* (SJ.17) que contribuyen a inducir la reanimación y mejorar la audición.

Desde el punto de vista del papel principal en el tratamiento que tienen los puntos, algunos de ellos sirven principalmente para curar enfermedades parciales, por ejemplo *chengqi* (E.1) y *sibai* (E.2) curan la patología del ojo; *tinggong* (ID.19), *tinghui* (VB.2) sirven para curar enfermedades del oído. Pero la mayoría de los puntos no sólo pueden curar enfermedades parciales sino también enfermedades de todo el cuerpo. Por ejemplo, *guangyuan* (Ren.4) y *qihai* (Ren.6) pueden curar dolores abdominales; *baihui* (Du.20), *fengchi* (VB.20) y *fengfu* (Du.16) pueden curar dolores de cabeza y de cuello, pero son más efectivos para tratar enfermedades que tienen que ver con todo el cuerpo. Desde el punto de vista de las características de las enfermedades mentales, la mayoría tiene conexión con afecciones de todo el cuerpo en relación con varios órganos internos. Por eso en el curso del tratamiento hay que partir de la concepción de las cosas en su conjunto, aplicar determinado método terapéutico a base de la diferenciación de los síntomas, poner atención en combinar orgánicamente el tratamiento parcial con el general, evitando la parcialidad en el curso del tratamiento como sería tratar en la cabeza cuando hay dolor de cabeza y los pies cuando el dolor es ahí.

2. Principios que rigen la selección de puntos

El tratamiento de enfermedades mentales por medio de la acupuntura y la moxibustión se realiza a través de la aplicación de agujas y el calentamiento con artemisas en determinados puntos. Por eso la selección de los puntos tiene relación directa con el efecto terapéutico. La selección de los puntos en la receta de acupuntura y moxibustión debe ser dirigida por la teoría de los meridianos y colaterales, estar basada en los síntomas que manifiestan las enfermedades, seleccionando los puntos, para lo que hay que seguir principalmente los meridianos, combinándolo al mismo tiempo con las características de ciertos puntos. En términos concretos la selección se hace por los puntos de las zonas cercanas, lejanas y de acuerdo con el síntoma correspondiente.

A. SELECCION DE PUNTOS EN ZONAS CERCANAS

Equivale a seleccionar puntos en la zona enferma o en un sitio cercano a ella. Se plantea según la ley general de que cada punto puede curar un síntoma subyacente o cercano, se aplica a las enfermedades con síntomas en la superficie del cuerpo y en partes limitadas. Por ejemplo, se escogen *zanzhu* (V.2), *yangbai* (VB.14) y *sizhukong* (SJ.23) para el caso de epilepsia en que el paciente dirija los ojos hacia arriba, se selecciona *tinggong* (ID.19), *tinghui* (VB.2) y *yifeng* (SJ.17) para curar la sordera en la histeria.

B. SELECCION DE PUNTOS EN ZONAS ALEJADAS

Se basa en las teorías básicas sobre *yin* y *yang*, los órganos y las vísceras, y la de los meridianos y colaterales, y las funciones principales de los puntos en la medicina tradicional. Se seleccionan puntos en áreas relativamente lejanas de la zona de la patología. Por ejemplo para tratar la sordera en la histeria, se escogen *zhongzhu* (SJ.3), *waiguan* (SJ.5), *hegu* (IG.4); para las palpitaciones, *shenmen* (C.7), *zusanli* (E.36), *sanyinjiao* (B.6). En el momento de la aplicación se pueden escoger los puntos del meridiano del mismo órgano o víscera en que se encuentra la lesión y también los de meridianos relacionados exterior-interiormente o de los meridianos concernientes.

C. SELECCION DE PUNTOS SEGUN LOS SINTOMAS

Está planteada de acuerdo con las teorías de la Medicina Tradicional China y las características funcionales de los puntos. Es diferente del método de selección de puntos en sitios cercanos y lejanos, ya que estos últimos métodos tienen como fundamento las áreas patológicas, pero no pueden abarcar totalmente los síntomas como desmayo, insomnio, pesadillas, depresión y manía con excitación mental, etc., y se necesita una selección de puntos según los síntomas.

Nanjing, capítulo «Cuarenta y cinco dificultades» dice: «Los órganos tienen como punto de influencia en *zhongwan* (Ren.12); las vísceras en *zhangmen* (H.13); los tendones en *yangling* (VB.34); las médulas en *juegu* (VB.39); la sangre en *geshu* (V.17); los huesos en *dashu* (V.11); los vasos en *taiyuan* (P.9); los *qi* en *shanzhong* (Ren.17).» Estos puntos tienen estrechas relaciones con los males y enfermedades de sus correspondientes partes, se pueden escoger en la práctica clínica conforme a los síntomas. Por ejemplo, si el insomnio pertenece al tipo de deficiencia de *yin* y exceso de fuego, se puede escoger *juegu* (VB.39); si pertenece a la debilidad del corazón y del bazo, se puede escoger *geshu* (V.17). Referente al desmayo, se pueden escoger *renzhong* (Du.26), *neiguan* (Pc.6), *hegu* (IG.4), los doce puntos pozo, *shixuan* (extra), *baihui* (Du.20) para recuperar el conocimiento e inducir la reanimación. Para insomio, pesadillas, palpitación, estupor y depresión se escogen *gaohuangshu* (V.43), *shenmen* (C.7), *shenting* (Du.24), *xinshu* (V.15), *shendao* (Du.11) para alimentar el corazón y calmar el alma. Todos constituyen una selección de puntos de acuerdo con los síntomas.

Los tres métodos de selección de puntos arriba mencionados se aplican individualmente o también en asociación. Como en la mayoría de los casos las enfermedades mentales son complicadas y la patología abarca amplios campos, al escoger puntos se usan en general combinaciones de los tres.

3. Métodos de combinación de puntos

Asociar puntos quiere decir usar en forma combinada al mismo tiempo los puntos cuyos efectos curativos son similares para que desempeñen papeles coordinadores. La combinación de puntos constituye la aplicación de los principios de selección de puntos guiada por las teorías básicas de la Medicina Tradicional China. Desde el punto de vista del principio en la receta de los puntos combinados hay tres formas: en sitios cercanos, en sitios lejanos y según los síntomas, sin embargo el método de asociar los puntos es muy variado. Se pueden resumir en los siguientes cinco tipos:

A. COMBINACION DE PUNTOS DEL MISMO MERIDIANO.

Cuando en algún órgano y víscera o meridiano sucede un cambio patológico, se escogen puntos del meridiano de este mismo órgano o víscera. Por ejemplo, para la palpitación se pueden escoger *lingdao* (C.4), *shaohai* (C.3), *tongli* (C.5), *shenmen* (C.7).

B. COMBINACION DE PUNTOS DE LOS MERIDIANOS RELACIONADOS EXTERIOR-INTERIORMENTE

Este método se fundamenta en las relaciones exterior-interior entre los órganos y las vísceras, sus meridianos y entre *yin* y *yang*. En la práctica clínica, se pueden escoger solamente puntos del meridiano superficial o puntos del meridiano interior, pero también escoger al mismo tiempo puntos de los meridianos relacionados exterior-interiormente. Por ejemplo, si un caso de insomnio es causado por el fuego producido por el estancamiento en el hígado, se pueden escoger los puntos *taichong* (H.3) y *qimen* (H.14) del meridiano del hígado, y también *benshen* (VB.13) y *yanglingquan* (VB.34) del meridiano de la vesícula biliar. El método de asociar los puntos *yuan* (fuente) con los *luo* (enlace) también pertenece a esta misma combinación.

C. COMBINACION DE PUNTOS ANTERIORES Y POSTERIORES

Por «combinación de puntos anteriores y posteriores» se entiende también combinación de puntos frontales y dorsales «o *yin-yang*». Lo «anterior» se refiere al pecho y abdomen, que pertenecen al *yin*; lo «posterior» se refiere a la espalda, que pertenece al *yang*. El presente método pretende formar una receta con los puntos distribuídos en la parte frontal y dorsal del cuerpo humano. Se puede adoptar el presente método para el tratamiento de las enfermedades de los órganos y vísceras. Por ejemplo, en el insomnio, amnesia, pesadillas, palpitaciones y estupor originados por la deficiencia en el corazón y el bazo, se pueden escoger los puntos *zhongwan* (Ren.12), *jianli* (Ren.11), *juque* (Ren.14), (anteriores) y *shentang* (V.44), *gaohuangshu* (V.43) (posteriores). *Lingshu* (en el capítulo «Agujas oficiales») se refirió a la «selección de puntos en parejas» y el método de asociación de puntos *shu*-espalda y puntos *mu*-delante pertenecen a la esfera del método que estamos tratando.

D. COMBINACION DE PUNTOS SUPERIORES E INFERIORES

Se trata de un método genérico de escoger puntos en la parte superior y la parte inferior del cuerpo. En general, por encima de la cintura, incluídos los brazos, la cabeza, la cara y el cuello se considera la parte superior; la inferior se refiere a lo que se encuentra debajo de la cintura, incluídas las piernas. *Xihongfu* dice: «*jiuwei* (Ren.15) puede curar los cinco tipos de epilepsia. Si se aplica la aguja en *yongquan* (R.1), el moribundo se salva». *Canto de los métodos de acupuntura para tratar enfermedades diversas** (*Zabing Xuefa Ge*) dice: «Para el síncope *baihui* (Du.20) es el más efectivo, y aplicando la aguja *yinbai* (B.1) el efecto queda mejor» Recetas semejantes son imnumerables y son usos de esta combinación.

E. COMBINACION DE PUNTOS DEL LADO IZQUIERDO Y DEL LADO DERECHO

El presente método consiste en seleccionar a lo largo del recorrido de los meridianos lesionados los puntos que se encuentran en el lado opuesto para tratar la enfermedad. Se pueden tomar los puntos de la izquierda y la derecha al mismo tiempo, y también escoger puntos de la derecha para tratar lesiones de la izquierda o viceversa. Por ejemplo, para la histeria en la que el síntoma se manifiesta en la parálisis del lado derecho, se pueden escoger *hegu* (IG.4), *quchi* (IG.11), *jianyu* (IG.15), *waiguan* (SJ.5), *chengshan* (V.57), *yanglingquan* (VB.34), *huantiao* (VB.30). Se pueden escoger los de ambos lados al mismo tiempo, y también sólo los de la izquierda. En caso de que los cambios patológicos afecten a ambos lados, es conveniente tomar los puntos de la izquierda y la derecha al mismo tiempo.

4. Uso de los puntos especiales

Por «puntos especiales» se entiende aquellos puntos de los catorce meridianos, que cuentan con efectos terapéuticos particulares. Como este tipo de puntos se ubican en diferentes zonas y juegan papeles diferentes, su nombre cuenta con significado distinto.

A. LOS CINCO PUNTOS *SHU* (POZO, MANANTIAL, ARROYO, RIO Y MAR)

Los cinco puntos *shu* es un término abreviado de los cinco tipos de puntos *jing* (pozo), *ying* (manantial), *shu* (arroyo), *jing* (río), *he* (mar) ubicados debajo de las articulaciones de los codos y las rodillas. En la antigüedad se metaforizaba la circulación del *qi* en los meridianos y colaterales comparándola con las corrientes de la naturaleza, de pequeño a grande, de lo superficial a lo profundo para terminar por confluir en el mar o lago, y de mostrar así que el *qi* de los meridianos cuenta con diferentes efectos según la distinta calidad de superficial o profundo de las zonas por donde pasan durante su circulación. *Lingshu* capítulo «Las nueve agujas y doce fuentes» decía: «La procedencia es el *jing* (pozo), el flujo es *ying* (manantial), la entrada es *shu* (arroyo), la circulación es *jing* (río) y

* Versos rimados mnemotécnicos (N. del C.)

Tabla 1

Cinco puntos shu de los meridianos yin

Meridiano	*Jing* (madera)	*Ying* (fuego)	*Shu* (tiera)	*Jing* (metal)	*He* (agua)
Taiyin de la mano Pulmón	*shaoshang* (11)	*yuji* (10)	*taiyuan* (9)	*jingqu* (8)	*chize* (5)
Jueyin de la mano Pericardio	*zhongchong* (9)	*laogong* (8)	*daling* (7)	*jianshi* (5)	*quze* (3)
Shaoyin de la mano Corazón	*shaochong* (9)	*shaofu* (8)	*shenmen* (7)	*lingdao* (4)	*shaohai* (3)
Taiyin del pie Bazo	*yinbai* (1)	*dadu* (2)	*taibai* (3)	*shangqiu* (5)	*yinlingquan* (9)
Jueyin del pie Hígado	*dadun* (1)	*xingjian* (2)	*taichong* (3)	*zhongfeng* (4)	*ququan* (8)
Shaoyin del pie Riñón	*yongquan* (1)	*rangu* (2)	*taixi* (3)	*fuliu* (7)	*yingu* (10)

Tabla 2

Cinco puntos shu de los meridianos yang

Meridiano	*Jing* (metal)	*Ying* (agua)	*Shu* (madera)	*Jing* (fuego)	*He* (tierra)
Yangming de la mano Intestino grueso	*shangyang* (1)	*erjian* (2)	*sanjian* (3)	*yangxi* (5)	*quchi* (11)
Shaoyang de la mano Sanjiao	*guanchong* (1)	*yemen* (2)	*zhongzhu* (3)	*zhigou* (6)	*tianjing* (10)
Taiyang de la mano Instestino delgado	*shaoze* (1)	*qiangu* (2)	*houxi* (3)	*yanggu* (5)	*xiaohai* (8)
Yangming del pie Estómago	*lidui* (45)	*neiting* (44)	*xiangu* (43)	*jiexi* (41	*zusanli* (36)
Shaoyang del pie Vesícula biliar	*zuqiaoyin* (44)	*xiaxi* (43)	*zulinqi* (41)	*yangfu* (38)	*yanglingquan* (34)
Taiyang del pie Vejiga	*zhiyin* (67)	*zutonggu* (66)	*shugu* (65)	*kunlun* (60)	*weizhong* (40)

la incorporación es *he* (mar).» Véanse las tablas 1 y 2 sobre los puntos *shu* de los doce meridianos y su correspondencia con los cinco elementos.

Los cinco puntos *shu* sirven para tratar cambios patológicos de los meridianos y de los órganos y vísceras. Los médicos antiguos lo aplicaban de tres maneras.

Primero. *Lingshu* (capítulo «La circulación de *qi* del día dividida según cuatro tiempos») decía: «Si la enfermedad se encuentra en los órganos, se escoge el punto *jing* (pozo); si el cambio patológico se manifiesta en color, *ying* (manantial); si la enfermedad ahora es grave ahora liviana, se escoge el punto *shu* (arroyo); si la enfermedad se manifiesta en cambio de voz, el punto *jing* (río); si los vasos están llenos y la enfermedad está en el estómago causada por la intemperancia en la alimentación, se puede escoger el punto *he* (mar). Por ejemplo, para el desmayo derivado del desorden del mecanismo del *qi* de los cinco órganos, se pueden escoger los doce puntos-pozo para inducir la reanimación.

Segundo. *Nanjing*, (capítulo «Sesenta y ocho dificultades») decía:« *Jing* (pozo) trata la sensación de plenitud debajo del corazón; *ying* (manantial), el calor corporal; *shu* (arroyo) pesadez del cuerpo y dolores en las articulaciones; *jing* (río), asma, tos, escalofríos; *he* (mar), el anormal ascenso de *qi*». Por ejemplo, para tratar la agresión al corazón por el calor de verano que causa el desmayo por insolación, al mismo tiempo de aplicar la aguja en *renzhong* (Du.26), *shixuan* (extra), los doce pozos, se pueden aplicar *shaofu* (C.8) y *laogong* (Pc.8), para aumentar el efecto terapéutico. Otro caso, al tratar la irritabilidad e insomnio originados por el exceso de fuego en el hígado o en el corazón, se pueden aplicar, respectivamente *shaofu* (C.8) y *xingjian* (H.2)

Tercero. *Nanjing*, (capítulo «Sesenta y nueve dificultades») decía: «En un caso de deficiencia, hay que tonificar la madre, y en un caso de exceso, sedar el hijo». Es un uso basado en las funciones principales de los cinco puntos *shu* y la correspondencia de los cinco elementos (madera, fuego, tierra, metal y agua) de los órganos y vísceras. Por ejemplo, el corazón, en los cinco elementos, pertenece al fuego. Por lo cual en caso de síntomas de exceso en el meridiano del corazón, se puede tomar *shenmen* (C.7), punto *shu* (arroyo) que corresponde a la «tierra», pues el «fuego» genera la «tierra», aquí la «tierra» es hija del «fuego». Se escoge el punto *shenmen* (C.7), que se interpreta: «En un caso de exceso, sedar el hijo». Si se trata de un caso de deficiencia del meridiano de corazón, se puede escoger *shaochong* (C.9), punto *jing* (pozo) que pertenece a «madera», pues la «madera» produce «fuego», y la «madera» es madre del «fuego». Eso es lo que quiere decir: «En caso de deficiencia, tonificar la madre».

Se pueden deducir los demás casos.

B. LOS PUNTOS *SHU* (DORSAL) Y *MU* (FRONTAL)

Los puntos *shu* son aquellos que conducen el *qi* de los órganos y vísceras a la espalda; los *mu* los que reúnen en el pecho y abdomen el *qi*. Los puntos *shu* pertenecen al *yang*, se distribuyen todos en el meridiano de la vejiga, y son puntos importantes con los que se tratan las enfermedades *yin* en *yang*. Los puntos *mu* pertenecen al *yin*, se distribuyen todos en el pecho y el abdomen y son puntos importantes con los que se tratan las enfermedades *yang* en *yin*. Cada víscera y órgano tienen sus respectivos puntos *shu* y *mu*. Veánse los detalles en la siguiente tabla.

Tabla 3

Los puntos shu y mu de los órganos y las vísceras

Organo	*Punto shu*	*Punto mu*	*Víscera*	*Punto shu*	*Punto mu*
Pulmones	*Feishu* (V.13)	*Zhongfu* (P.1)	Intestino grueso	*Dachangshu* (V.25)	*Tianshu* (E.25)
Pericardio	*Jueyinshu* (V.14)	*Shanzhong* (Ren.17)	Sanjiao	*Sanjiaoshu* (V.22)	*Shimen* (Ren.5)
Corazón	*Xinshu* (V.15)	*Juque* (Ren.14)	Intestino delgado	*Xiaochangshu* (V.27)	*Guanyuan* (Ren.4)
Hígado	*Ganshu* (V.18)	*Qimen* (H.14)	Vesícula biliar	*Danshu* (V.19)	*Riyue* (VB.24)
Bazo	*Pishu* (V.20)	*Zhangmen* (H.13)	Estómago	*Weishu* (V.21)	*Zhongwuan* (Ren.12)
Riñones	*Shenshu* (V.23)	*Jingmen* (VB.25)	Vejiga	*Pangguangshu* (V.28)	*Zhongji* (Ren.3)

Los puntos *shu* y *mu* tienen estrechas relaciones con los órganos y las vísceras a que pertenecen respectivamente. Cuando un órgano o víscera sufre un cambio patológico, aparece dolor a la presión o algún grado de sensibilidad en deteminado punto *shu* o *mu* correspondiente. Por lo tanto, cuando hay un cambio patológico en alguna víscera y órgano se pueden escoger para el tratamiento sus respectivos puntos *shu* o *mu.* En la clínica los puntos *shu* y *mu* pueden usarse en forma asociada entre sí o solos. La asociación de ambos constituye el método de escoger puntos *shu* y *mu.* Si se utiliza uno de ellos aisladamente, en caso de enfermedades de los cinco órganos, suele escogerse su punto *shu*; y en caso de enfermedades de las seis vísceras, su punto *mu.* Eso es lo que se llama en *Nanjing* «conducir el *yang* en casos de enfermedades *yin* y conducir el *yin* en caso de enfermedades *yang*».

C. LOS PUNTOS *YUAN* (FUENTE) Y *LUO* (ENLACE)

Los puntos fuente *(yuan)* se encuentran en las zonas por donde pasa y se detiene el *qi* original de los órganos y vísceras. Una enfermedad en un órgano o víscera se refleja a menudo en sus doce puntos *yuan* (fuente). *Lingshu* (capítulo «Nueve agujas y doce fuentes») decía: «Cuando los cinco órganos están enfermos, deben manifestarse en los doce puntos fuente. Y por su parte, cada punto fuente refleja el estado de su correspondiente órgano, del punto *yuan* (fuente) y buscando su correspondencia se sabe cuál es el órgano lesionado.» Los puntos fuente pueden tratar enfermedades de los órganos y las vísceras. La misma obra decía: «Los doce puntos fuente sirven para tratar enfermedades de los cinco órganos y las seis vísceras». Los meridianos *yin* no tienen sus puntos fuente *(yuan)* y los reemplaza con sus puntos *shu* (arroyo) en la práctica clínica.

Los puntos *luo* (enlace) son aquellos puntos por donde salen los colaterales de los meridianos, y también son puntos de enlace de los dos meridianos acoplados exterior-interiormente. Los puntos enlace sirven para el tratamiento de los males de los dos meridianos acoplados.

Los puntos fuente y enlace pueden usarse aislados o también en coordinación. Cuando se usan asociados, se llaman «principal y secundario» «asociación de puntos fuente y enlace (*yuan-luo*)». Se determina la selección de puntos según el órden del suceso de las enfermedades en los órganos o meridianos, o sea, en general, se considera como el principal al órgano o víscera que se lesiona primero, y para su tratamiento se escoge su punto fuente; y como secundario el órgano ó víscera que sufre después, «secundario», que se trata con el punto enlace de los meridianos correspondientes. Por ejemplo, si el meridiano de corazón se enferma primero, se escoge como principal el punto *shenmen* (C.7); si el meridiano intestino delgado sufre a continuación, se selecciona como auxiliar *zhizheng* (ID.7), (punto-enlace) de su meridiano. En caso contrario, si el meridiano intestino delgado se enferma primero, se escoge *Wangu* (ID.4) como el principal, pues es el punto fuente de su meridiano; si el meridiano de corazón enferma después, se escoge *tongli* (C.5), punto-enlace de su meridiano como auxiliar. Los puntos fuente y enlace se pueden ver en detalle en la tabla 4.

Tabla 4

Los puntos de origen y de colateral

Meridiano	Punto *yuan* (fuente)	Punto *luo* (enlace)	Meridiano	Punto *yuan* (fuente)	Punto *luo* (enlace)
Taiyin de la mano. Pulmón	*Taiyuan* (P.9)	*Lieque* (P.7)	*Yangming* de la mano. Intestino grueso	*Hegu* (IG.4)	*Pianli* (IG.6)
Jueyin de la mano. Pericardio	*Daling* (Pc.7)	*Neiguan* (Pc.6)	*Shaoyang* de la mano. Sanjiao	*Yangchi* (SJ.4)	*Waiguan* (SJ.5)
Shaoyin de la mano. Corazón	*Shenmen* (C.7)	*Tongli* (C.5)	*Taiyang* de la mano. Intestino delgado	*Wangu* (ID.4)	*Zhizheng* (ID.7)
Taiyin del pie. Bazo	*Taibai* (B.3)	*Gongsun* (B.4)	*Yangming* del pie. Estómago	*Chongyang* (E.42)	*Fenglong* (E.40)
Jueyin del pie. Hígado	*Taichong* (H.3)	*Ligou* (H.5)	*Shaoyang* del pie. Vesícula biliar	*Qiuxu* (VB.40)	*Guangming* (VB.37)
Shaoyin del pie. Riñón	*Taixi* (R.3)	*Dazhong* (R.4)	*Taiyang* del pie. Vejiga	*Jinggu* (V.64)	*Feiyang* (V.58)

D. LOS OCHO PUNTOS DE CRUCE

Son los ocho puntos en que se reúnen y cruzan los ocho meridianos extraordinarios con los doce meridianos regulares. Se distribuyen por encima y por debajo de las articulaciones de la muñeca y el tobillo. Estos puntos sirven para curar enfermedades de los meridianos extraordinarios. En la práctica clínica, se pueden tratar con ellos solos las patologías de los meridianos extraordinarios respectivos. Por ejemplo, para los transtornos mentales deprimidos y maníacos, epilepsia, lesiones del meridiano, se puede escoger el punto *houxi* (ID.3) que comunica con el meridiano *du*; el caso de *bentun*, lesión del meridiano *chong* se puede tratar con *gongsun* (B.4) que se comunica con el meridiano *chong*. También, se pueden seleccionar al mismo tiempo varios puntos de cruce en el tratamiento de cierto órgano, o cierta parte del cuerpo humano, por ejemplo *gongsun* (B.4) se comunica con el meridiano *chong*, *neiguan* (Pc.6) se comunica con el meridiano *yinwei*, asociados sirven para el tratamiento del estómago, enfermedades del corazón y del pecho. *Houxi* (ID.3) se comunica con el meridiano *du*, *shenmai* (V.62) se comunica con el *yangqiao*, asociados los dos puntos pueden tratar la patología del ángulo interior de los ojos, del cuello, las orejas, los hombros; así como enfermedades como la epilepsia y el síndrome *kuang* (manía). *Linqi* (VB.41) se comunica con el meridiano *dai*, *waiguan* (SJ.5) se comunica con el *yangwei*, y asociados los dos, pueden curar padecimientos del ángulo exterior de los ojos, parte posterior de la oreja, de las mejillas, el cuello y los hombros; por ejemplo, para tratar la sordera, y la pérdida de vista de orígen histérico, se pueden escoger estos dos puntos. *Lieque* (P.7) se comunica con el meridiano *ren*, *zhaohai* (R.6) con el *yinqiao*, asociados los dos pueden tratar enfermedades pulmonares, de la laringe, de las pleuras, y también la epilepsia y el síndrome *kuang* (manía). *Lanjiangfu* decía:«*Houxi* (ID.3) cura especialmente enfermedades del meridiano *du*, y para la depresión, este punto es sedante». «*Shenmai* (V.62) elimina los escalofríos, el dolor de cabeza causado por el viento y las palpitaciones.» Esto constituye una síntesis de las experiencias de los médicos antiguos en el tratamiento de las enfermedades mentales con los ocho puntos de cruce.

E. LOS OCHO PUNTOS DE INFLUENCIA

Los ocho puntos de influencia son aquellos donde se reúnen la esencia del *qi*, la sangre, los tendones, los huesos, las médulas, los vasos, los órganos y las vísceras: *zhangmen* (H.13) asociado con los órganos, *zhongwan* (Ren.12) asociado con las vísceras, *shanzhong* (Ren.17) con el *qi* (energía vital), *geshu* (V.17) con la sangre, *yanglingquan* (VB.34) con los tendones, *taiyuan* (P.9) con los vasos, *dashu* (V.11) con los huesos y *xuanzhon* (VB.39) con las médulas. Los ocho puntos de confluencia pueden curar enfermedades de los tejidos, órganos y vísceras respectivos. Por ejemplo para tratar las convulsiones de los brazos y las piernas en la epilepsia y la histeria, se puede escoger *yanglingquan* (VB.34) (punto de los tendones); para la depresión, palpitaciones, mala memoria y el insomnio debidos a la debilidad del bazo y el estómago, se pueden tomar los puntos *zhangmen* (H.13) (punto de los órganos) y *zhongwan* (Ren.12) (punto de las vísceras).

F. LOS PUNTOS *XI* (HENDIDURA)

Los puntos *xi* (hendidura) son los que determinan el sitio donde se conglomera el *qi* de los meridianos. Cada uno de los doce meridianos tiene un punto *xi*, y además uno en cada uno de los canales *yinwei*, *yangwei*, *yinqiao* y *yangqiao*, hacen un total de dieciséis. En la mayoría de los casos, un punto *xi* se aplica para tratar enfermedades agudas de los meridianos, por ejemplo para el desmayo de orígen histérico causado por el desorden del *qi* del hígado, se puede escoger *zhongdu* (H.6) (punto *xi* del meridiano del hígado) para drenar el hígado y canalizar el *qi*. Veánse los detalles sobre los puntos *xi* de los diversos meridianos, en la tabla 5.

Tabla 5

Los 16 puntos *xi*

Meridiano	Punto *xi*	Meridiano	Punto *xi*
Taiyin de la mano	*Kongzui* (P.6)	*Shaoyin* del pie	*Shuiquan* (R.5)
Jueyin de la mano	*Ximen* (Pc.4)	*Yangming* del pie	*Liangqiu* (E.34)
Shaoyin de la mano	*Yinxi* (C.6)	*Shaoyang* del pie	*Waiqiu* (VB.36)
Yangming de la mano	*Wenliu* (IG.7)	*Taiyang* del pie	*Jinmen* (V.63)
Shaoyang de la mano	*Huizong* (SJ.7)	*Yinwi*	*Zhubin* (R.9)
Taiyang de la mano	*Yanglao* (ID.6)	*Yangwei*	*Yangjiao* (VB.35)
Taiyin del pie	*Diji* (B.8)	*Yinqiao*	*Jiaoxin* (R.8)
Jueyin del pie	*Zhongdu* (H.6)	*Yangqiao*	*Fuyang* (V.59)

G. LOS PUNTOS *XIAHE* (CORRESPONDIENTES EN LA PARTE INFERIOR DEL CUERPO)

Esos puntos son los seis puntos en las piernas de los meridianos *yang*, que corresponden a los meridianos de las seis vísceras. *Lingshu*, (capítulo «Factores patógenos, los órganos y las vísceras y las enfermedades») decía: «Los puntos correspondientes en la parte inferior sirven para tratar enfermedades de las vísceras». En la práctica clínica, de acuerdo con las distintas vísceras a que atacan las enfermedades, se pueden escoger los puntos correspondientes. Por ejemplo, para tratar las palpitaciones, el estupor y el insomnio originados por la debilidad y deficiencia del bazo y estómago, debido a una intemperancia de comida o bebida, se puede escoger *zusanli* (E.36), punto *xiahe* del estómago; para la deficiencia del corazón y la vesícula biliar que originan la palpitación, el estupor y el insomnio, se puede escoger *yanglingquan* (VB.34), punto *xiahe* de la vesícula. Véanse los detalles de los puntos *xiahe* que corresponden a las seis vísceras en la siguiente tabla 6.

Tabla 6

Puntos *xiahe* de los meridianos de las seis vísceras

3 Meridianos *yang* de la mano	Punto correspondiente	3 Meridianos *yang* del pie	Punto correspondiente
Taiyang	*Xiajuxu* (E.39)	*Taiyang*	*Weizhong* (V.40)
Shaoyang	*Weiyang* (V.39)	*Shaoyang*	*Yanglingquan* (VB.34)
Yangming	*Shangjuxu* (E.37)	*Yangming*	*Zusanli* (E.36)

5. Cuestiones importantes en la aplicación de acupuntura

El tratamiento de enfermedades mentales por medio de la acupuntura y la moxibustión se realiza a través de la aplicación por el médico de agujas o de moxa. La eficacia terapéutica de la acupuntura y moxibustión tiene mucho que ver con lo siguiente: una acertada diferenciación de síntomas, correcta manipulación para la tonificación o la dispersión, una buena receta de selección de puntos, la profundidad de inserción de las agujas y el tiempo de retención de las mismas, y existen también muy estrechas relaciones con los preparativos anteriores a la aplicación, estado de ánimo, la técnica de manipulación del médico. No se deben menospreciar los siguientes puntos en el proceso de la acupuntura y la moxibustión.

A. PREOCUPACION POR LAS AGUJAS

Las agujas que se usan actualmente son finas. Antes de su uso, sobre todo, antes de la desinfección, es necesario examinarlas detalladamente. Si se descubre algún defecto o daño o que no se adaptan a la necesidad, hay que eliminarlas, ya que una aguja defectuosa no sólo obstaculiza la operación y manejo, produce dolores, sino que con frecuencia puede producir; mareo, accidentes tales como el desmayo del paciente, que la aguja se doble o rompa, etc.

Una aguja buena debe ser de punta aguda y recta, brillante, redonda en la punta de forma de aguja de pino, filo adecuado, el cuerpo liso y recto, resistente y flexible, sin señal de corrosión o daño en la punta y sin debilidades en el mango.

B. MANTENERSE ATENTO Y CONCENTRARSE MENTALMENTE

Suwen (capítulo «Teoría de la vida y la apariencia») decía: «El método efectivo debe ser eficaz primero en el estado de ánimo». *Linshu* (capítulo «Animo propio») también refería: «Cualquier método de acupuntura debe fundamentarse en el estado de ánimo» Ello quiere decir que el estado de ánimo es de gran importancia. En el curso de la aplicación de las agujas, el aspecto concreto de conservar el ánimo abarca dos vertientes:

Primero. El estado de ánimo del médico. Se exige al médico atención total en el curso de la inserción de las agujas, su concentración para notar lo que llega por debajo de la aguja. Cuando introduce la aguja el médico debe llegar a «no ver nada fuera, tener las manos como si manejaran un tigre; sin recelo en el corazón, como si tratara a una persona muy importante». Además tiene que prestar atención a la reacción del paciente, lo que se refleja principalmente en la mirada y el aspecto facial del paciente. Si el paciente muestra tranquilidad, indica que la introducción de las agujas es adecuada; si aparece en sus ojos desconcierto o expresión de dolor, quiere decir que el manejo puede ser demasiado fuerte, o que siente dolor por debajo de la aguja, o es demasiado fuerte la sensación que causa la aguja. Si se observa de repente que se pone opaca la mirada del paciente y se alternan palidez con sonrojo en las mejillas y el entrecejo, es síntoma patognomonico de desmayo, es conveniente sacar enseguida la aguja, o pincharle en el punto *renzhong* (Du.26), o presionar con el índice y el pulgar el punto *hegu* (IG.4), lo que sirve para evitar el desmayo.

Segundo. El estado de ánimo del paciente. En el curso del tratamiento, el paciente debe también concentrarse espiritualmente, sin preocuparse de nada, colaborar con el médico. Enciclopedia de la Acupuntura dice: «No tener recelo en el corazón, como si tratara a un huesped. El corazón del médico y el corazón del paciente deben acompañarse en el ritmo con la aplicación de las agujas». Esto aclara que el concentrarse no sólo se exige al médico sino al paciente también.

C. BUSCAR LA LLEGADA DE *QI* (SENSACION ACUPUNTURAL)

Después de introducir la aguja, el médico usa determinado método de manipulación : introducir y retirar la aguja, girarla, rascar el cuerpo de la aguja, tocarla y hacerla vibrar para obtener una sensación del *qi* del meridiano en el punto que recibe la acupuntura, eso se llama «llegada de *qi*». Cuando «llega el *qi*», el paciente tiene sensaciones en el punto, calambre, entumecimiento, pesadez, difusión, a veces de transmisión de la sensación a un sitio distante en distinto grado: el médico tiene la sensación de pesadez por debajo de la aguja. Si no llega el *qi*, el médico recibe la sensación de vacío y de resbalar por debajo de la aguja, y el paciente no tiene sensación especial. *Biaoyoufu* decía: «Al llegar el *qi*, el médico puede sentir como si un pez tirara del anzuelo, y si no llega el *qi*, es como si se encontrara en un silencio profundo». Esto constituye una descripción simbólica sobre la obtención o no del *qi*.

Lingshu (capítulo «Nueve agujas y las doce fuentes») decía: «Lo más importante en la acupuntura es la llegada del *qi*, que equivale a eficacia». *Jinzhenfu* («Cantos de acupuntura») decía: «Si el *qi* llega rápido, el efecto llega rápido también, si tarda en llegar el *qi*, llega tarde la eficacia.» Esto demuestra que el *qi* es el símbolo de si el tratamiento surte o no efectos. En regla general, si el *qi* llega rápido, el efecto es comparativamente bueno; si el *qi* se logra despacio, el efecto terapéutico es menor; si no se obtiene el *qi*, es posible que la aguja no surta efecto alguno. Por eso hay que procurar la obtención del *qi* en el tratamiento con la acupuntura. Si en el curso de la aplicación de las agujas, el *qi* del meridiano no llega, no queda otro remedio que cambiar el sitio de inserción, su ángulo y profundidad, introducir otra vez la aguja, pues de esa manera a menudo se obtiene el *qi*. También puede hacerse esto: arriba o abajo del punto donde se introduce la aguja golpetear suavemente con el dedo siguiendo el recorrido del meridiano, o poner moxa para avivar la circulación del *qi*. Si aún no se logra el *qi* con estos métodos, indica la deficiencia y debilidad del *qi* del meridiano correspondiente y hay que aplicar otros métodos terapéuticos.

D. PROCURAR QUE «EL *QI* LLEGUE HASTA EL SITIO DONDE ESTA LA ENFERMEDAD»

Eso quiere decir que mientras llega el *qi*, el paciente tiene la sensación de que el efecto de la aguja avanza y se transmite hacia el sitio de la enfermedad siguiendo determinado itinerario del meridiano. La práctica demuestra que como regla general, en caso de obtener el *qi*, la acupuntura es efectiva en grados diferentes. Y para obtener el mejor resultado, hay que aprovechar otros métodos secundarios, sobre la base del *qi* conseguido, en busca de que éste llegue a la zona de la enfermedad. En la práctica clínica se usan principalmente los métodos siguientes:

a. Hacer girar la aguja. Según el órgano y víscera enfermos y las relaciones del meridiano de los puntos donde esté la aguja, se usa el método de hacer girar la aguja para que la sensación de la misma llegue directamente hasta el órgano y la víscera deseados. El método concreto es como describe la Enciclopedia de la Acupuntura: «Haciendo girar la aguja hacia arriba, el *qi* sube; mientras se hace girar la aguja hacia abajo, el *qi* va abajo; si la aguja gira hacia la izquierda, el *qi* va hacia la izquierda; si la aguja gira hacia la derecha, el *qi* va hacia la derecha», o sea, si se desea que el *qi* se dirija hacia arriba, hacer girar, con el dedo pulgar, la aguja hacia afuera; si se quiere que el *qi* se transmita hacia abajo, el dedo pulgar debe hacer girar la aguja hacia dentro.

b. Presionar e interceptar: El médico presiona, con el dedo (en la mayoría de los casos con la yema del dedo pulgar izquierdo), la parte anterior o posterior del punto en que se pone la aguja, para que el *qi* llegue a la zona enferma. Si se quiere que el *qi* suba, se puede presionar la parte inferior al punto con el dedo pulgar de la mano izquierda. Si se quiere que el *qi* vaya hacia abajo se hace lo mismo, pero en la parte superior al punto de acupuntura. Tal como dice Introducción de la Medicina: «Si se quiere que el *qi* vaya hacia adelante, presionar la parte de atrás; si se desea que el *qi* marche hacia atrás, presionar la parte delantera.»

c. Método de conducir con masajes. El médico usa el pulgar, el índice, el medio y el anular juntos (con la yema de los dedos), masajear o arriba o abajo del punto correspondiente donde se pone la aguja, repetidamente para que el *qi* llegue a la zona deseada.

d. Introducir y retirar. LLegado el *qi* sostener la aguja con la mano derecha, haciendo que la punta de la aguja, se retire y avance repetidamente hasta 0.1 *cun* de profundidad para que la sensación se transmita hasta la zona enferma.

e. Método de dirigir la punta la de aguja. Después de llegar el *qi*, hacer manipulaciones de sacar e introducir la aguja o hacerla girar con la punta dirigida hacia las zonas enfermas. *Wang Ji* decía en Preguntas y Respuestas sobre la Acupuntura y la Moxibustión: «Sostener con las manos la aguja, empujarla poco a poco, haciendo que la punta se dirija hacia el sitio lesionado para que el *qi* circule hacia el sitio enfermo.»

f. Método de recibir el *qi*. Si el *qi* no se transmite a la zona enferma, insertar una aguja más por arriba del punto a donde llega la sensación y manipularla para transmitir el *qi*. Si la transmisión cesa antes de que el *qi* llegue al punto debido, se puede repetir el método, y así sucesivamente hasta que el *qi* llegue a la zona enferma.

g. Los cuatro métodos de transmisión del *qi* por los meridianos. Se usan cuando la transmisión de la sensación llega hasta las articulaciones y no continúa el avance. Son los siguientes:

1). El dragón verde agita la cola. *Jinzhenfu* refería: «El dragón verde agita la cola, como manejar el timón de un barco. No avanzar ni retroceder, sólo meneando la aguja a ambos lados lentamente». O sea, clavar la aguja con determinado ángulo hacia el sitio enfermo, al llegar el *qi*, mover despacio el mango de la aguja, como si se manejara un bote con el timón.

2). El tigre blanco agita la cabeza. La misma obra describe: «El tigre blanco agita la cabeza, como si agitara una campanilla; retroceder de manera recta y entrar en forma circular, prestar atención al mismo tiempo a la derecha y a la izquierda, agitar y vibrar.»

3). La tortuga tantea el nido. *Jinzhenfu* dice: «La tortuga tantea el nido es como si se introdujera dentro del suelo, retrocede una vez y entra tres veces, se introduce mirando en la cuatro direcciones». Después de llegado el *qi*, retirar la aguja hacia la superficie, cambiando la dirección de la punta, introducir hacia arriba, abajo, a la izquierda y a la derecha, en fin hacia múltiples direcciones, profundizando paulatinamente para que el *qi* circule.

4). El fénix rojo abre las alas para volar. *Jinzhenfu* dice: «El fénix abre las alas para volar, método que se hace con introducir la aguja hasta el fondo y extraerla casi totalmente (cielo), cuando la aguja se tambalea por sí misma, introducirla de nuevo hasta la capa-persona (parte entre la tierra y el cielo), y luego girarla rápidamente arriba, abajo, a la izquierda y a la derecha como si volara el ave.» O sea, introducir la aguja hasta la capa profunda, después de obtener el *qi*, elevarla hasta la superficie en espera de que la aguja se tambalee para introducirla de nuevo a la capa media, continuar así usando el método de extraer, clavar, girar y manejar, combinándose el girar y el saltar, como si un fénix desplegara sus alas girándose. Se hace así para que el *qi* circule.

Los siete métodos arriba mencionados se pueden usar en asociación o a solas. Cualquier método, al aplicarse tiene como finalidad hacer que el *qi* llegue hasta la zona enferma. Sin embargo, en la práctica clínica, no en todos los pacientes se puede lograr que el *qi* llegue a la zona enferma. Si después de usar varios métodos, el *qi* no puede llegar a la zona enferma, no hay que forzarlo para evitar dolores innecesarios.

6. Precauciones en la acupuntura y la moxibustión

La acupuntura y la moxibustión tienen como ventajas ser una terapia de amplias indicaciones, notable resultado terapéutico, económica y segura. Sin embargo, si se aplica en casos equivocados, o el método de manipulación no es el correcto, se puede dañar al paciente, e incluso poner en peligro su vida, por lo tanto merecen atención los diez puntos que se señalan a continuación:

1). *Lingshu* (capítulo «Comienzo y fin») dice: «Los tabúes en la acupuntura consisten en: No pinchar inmediatamente después del acto sexual, y quien ha sido tratado con acupuntura no debe hacer el amor inmediatamente; no introducir la aguja al borracho, y si se ha recibido acupuntura, no se debe beber; no pinchar al que está furioso; y si ha recibido recientemente la acupuntura no debe enojarse; no pinchar al que está muy cansado, y si acaba de recibir la acupuntura no debe realizar enseguida trabajos manuales muy pesados; no pinchar al que está muy lleno de comida, y si ha recibido recientemente la acupuntura, no debe comer hasta hartarse; no pinchar al paciente en ayunas, y si ha recibido la acupuntura no debe permanecer hambriento; no pinchar al que tiene mucha sed, y si ha recibido la acupuntura no sufrir mucha sed. Después de sufrir un gran susto o temor, primero hay que calmar al paciente, y luego aplicarle la aguja; a quien viene de viaje en coche hay que dejarle reposar y aplicarle la acupuntura al pasar el tiempo equivalente a una comida; a quien viene caminando, debe sentarse para descansar durante un buen rato antes de recibir la acupuntura.» Estos criterios no sólo demuestran que no se puede aplicar la acupuntura bajo determinadas condiciones, sino también hablan de como cuidarse después de recibir la acupuntura. Aunque sólo se refiere a la acupuntura, convienen además para la aplicación de la moxibustión. Naturalmente, no se deben entender mecánicamente los tabúes mencionados. En un caso urgente, se debe ganar cada minuto y segundo para dar tratamiento a tiempo.

2). A una mujer con menos de tres meses de embarazo que deba ser tratada con la acupuntura y moxibustión en la parte inferior del abdomen; con más de tres meses, en el abdomen, la cintura y algunos puntos que pueden dar origen a la contracción de la matriz, por ejemplo *hegu* ((IG.4), *sanyinjiao* (B.6), *kunlun* (V.60), *zhiyin* (V.67), no conviene aplicar la acupuntura y la moxibustión. Pero en caso de posición fetal anormal, se puede dar moxibustión en el punto *zhiyin* (V.67). Durante la menstruación, a excepción de querer regularizar su flujo, no se debe aplicar la acupuntura y moxibustión.

3). No conviene aplicar la acupuntura en puntos del cráneo del niño pequeño cuya fontanela no esté cerrada. Además, como los bebés no pueden colaborar, como regla general no conviene detener la aguja.

4). No conviene aplicar la acupuntura a aquellos que sufren de hemorragia espontánea o de no coagulación de la sangre después de una herida.

5). No conviene aplicar la acupuntura en la piel infectada, en las úlceras, en cicatrices o tumores, pero sí se puede usar la moxibustión.

6). Está contraindicado pinchar directa y profundamente en el tórax, los hipocondrios, la cintura y la espalda, sitios donde se ubican los órganos y las vísceras.

7). Prestar atención al ángulo y profundidad de la aguja en los puntos de las órbitas y en *yamen* (Du.15) y *fengfu* (Du.16), y otros que están en la columna, está contraindicado extraer o profundizar rápidamente, hacer girar o detener la aguja mucho tiempo.

8). Prestar atención cuando se aplica la moxibustión, evitando que caigan cenizas de artemisa, evitar quemaduras de la piel y ropa del paciente, evitar un incendio.

9). En la cara, y sitios donde están los grandes vasos sanguíneos no se aconseja aplicar moxa.

10). El orden según el cual se escogen los puntos para la acupuntura y moxibustión debe seguir el principio general de primero el *yang* luego el *yin*, primero arriba luego abajo, primero la izquierda y luego la derecha, primero la espalda, luego el pecho y el abdomen. En caso de necesidad de tomar primero los puntos inferiores, hay que hacerlo según el orden de abajo arriba. Lo mismo pasa con la extracción de las agujas.

Capítulo V

Puntos usuales en el tratamiento de las enfermedades mentales

El tratamiento de enfermedades mentales por medio de la acupuntura y moxibustión se realiza a través de la aplicación de agujas o artemisa en determinados puntos. Por eso, es muy necesario conocer y manejar la localización de éstos, sus efectos e indicaciones. Al mismo tiempo, respecto a ciertos puntos, sobre todo, *yamen* (Du.15), *fengfu* (Du.16), *tiantu* (Ren.22) y puntos en la órbita ocular, hay que recordar bien el método de manejo. El presente capítulo está dedicado especialmente a presentar aquellos puntos usuales en el tratamiento de las enfermedades mentales, y a exponer de manera seleccionada tesis y recetas de algunos médicos de la antigüedad, como referencia para la pràctica clínica.

1. Puntos del meridiano del pulmón *taiyin* de la mano (Fig. 1)

1) *Tianfu* (P.3)

Localización: Sobre la parte interna del brazo, a 3 *cun** por debajo de la extremidad del pliegue axilar, en el lado radial del músculo biceps braquial. El punto está al nivel del pezón en el hombre cuando tiene el brazo naturalmente caído.

Funciones: Regular el *qi* del pulmón, eliminar el calor patogénico proveniente de la sangre.

Indicaciones: Trastornos de los sueños, mala memoria, sopor, depresión, globus histérico, trastornos mentales depresivos y maníacos, tos, asma, sensación de opresión en el tórax, hinchazón y dolor en la garganta, hematemesis, epistaxis, hemoptisis y dolor en la parte inferior del brazo.

Método: Se inserta la aguja perpendicularmente 0,5-1,0 *cun*. Moxibustión prudente.

Referencias: *Zhenjiu Juying* (Colección de Gemas de la Acupuntura y Moxibustión) dice que es adaptable a «tratar la amnesia, manía y delirio.»

Zhenjiu Zishengjing (Experiencias de la Terapia con Acupuntura y Moxibustión) dice que «asociándose los puntos *baihui* (Du.20), *quchi* (IG.11) y *lieque* (P.7)» con *tianfu* (P.3) se puede «curar la amnesia».

---

* *Cun*: distancia entre los extremos de los pliegues articulares de la falange central del dedo medio flexionado del paciente. (N. del T.)

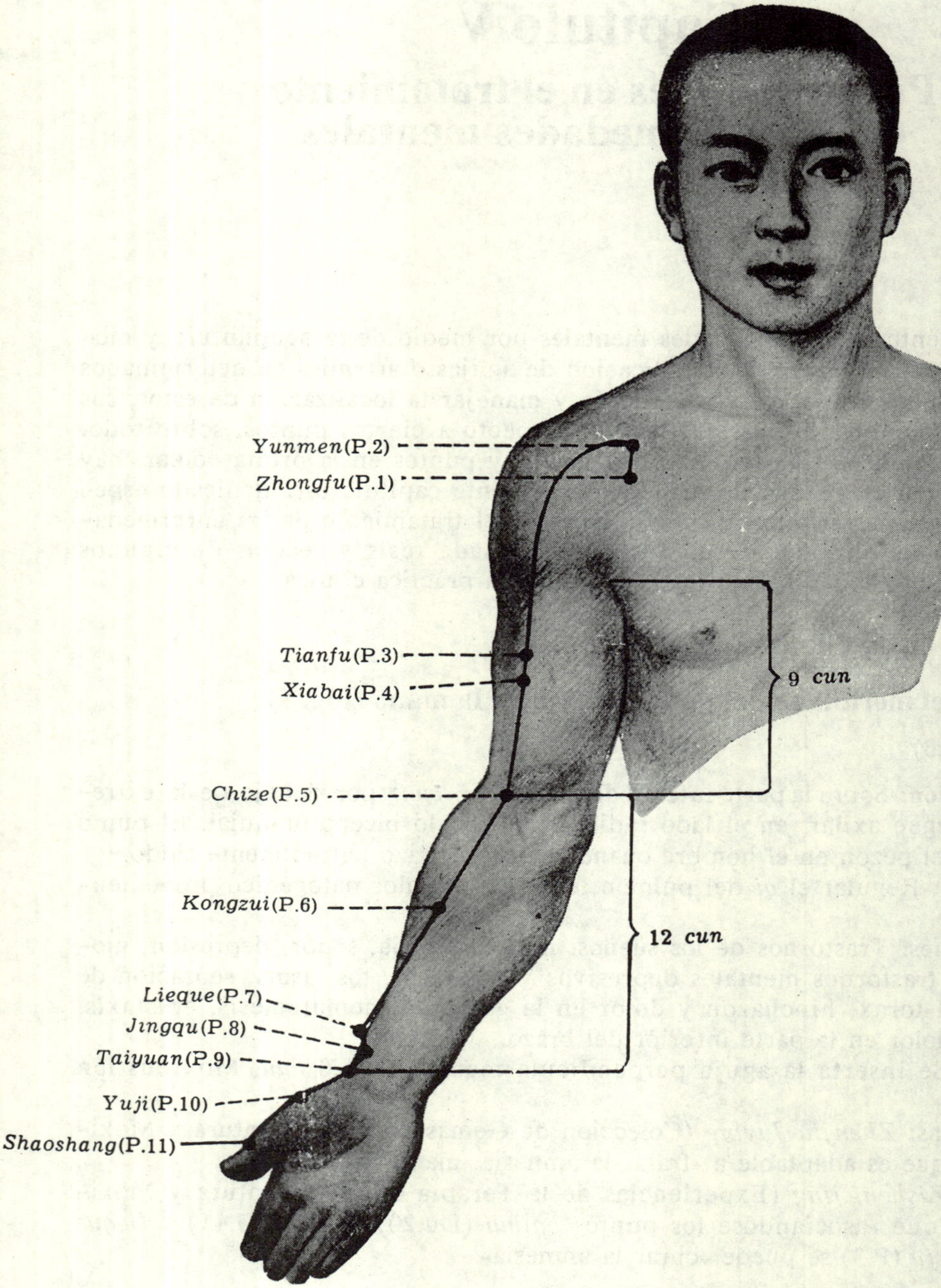

Fig. 1. El Canal del Pulmón *Taiyin* de la Mano

2) *Chize* (P.5)

Localización: Con la palma hacia arriba, flexionar ligeramente el codo, en el pliegue del codo, hacia el lado radial del tendón del músculo biceps braquial. (Fig. 2)

Funciones: Elimina el calor del pulmón, promueve la dispersión de la función del pulmón y alivia el asma.

Indicaciones: Irritabilidad, agitación,preocupación y tristeza, convulsión infantil, tos, asma, opresión y distensión de la cavidad torácica, hinchazón y dolor en la garganta, hemoptisis, epistaxis, dolor del codo y del brazo.

Método: Insertar perpendicularmente 0,8-1,2 *cun*. Se puede aplicar la moxibustión.

Nota: Es punto *he* (mar) donde entra el canal *taiyin* de la mano.

Referencias: *Zhenjiu Juying*: este punto sirve para «tratar la melancolía y tristeza, ganas de llorar, agitación, opresión en el pecho, espasmo infantil crónico».

Zhenjiu Zishengjing: asociando este punto con *shaoze* (ID.1) se puede curar la agitación; y asociándolo con *rangu* (R.2), se puede tratar la depresión.

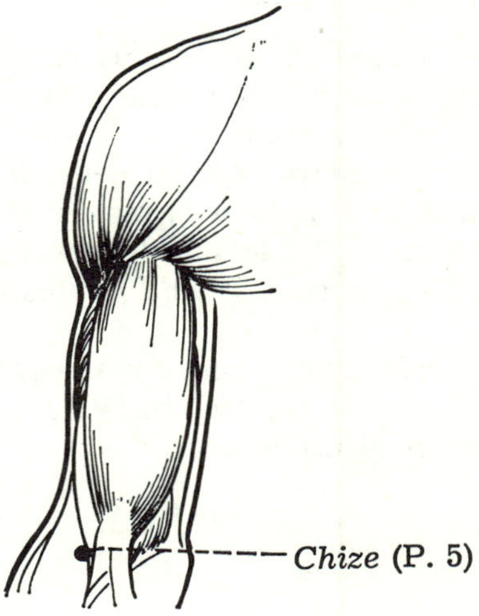

Fig. 2. *Chize* (P.5)

3) *Lieque* (Punto luo-enlace,P.7)

Localización: Por encima de la apófisis estiloide del radio, 1,5 *cun* por encima del primer pliegue de la muñeca. Al cruzar los dedos índice y pulgar de las dos manos y colocar el índice de una mano en la apófisis estiloide del radio de la otra mano, el punto *lieque* está en la depresión justamente por debajo de la punta del dedo índice (Fig. 1).

Funciones: Dispersar el viento, promover la dispersión de la función del pulmón, aclarar y regular el meridiano *Ren* (vaso concepción).

Indicaciones: Desmayo, trismo sin abrirse la boca, risas incesantes, amnesia, convulsion infantil, trastornos mentales depresivos y maníacos, síncope, dolor de muelas, dolor de cabeza, rigidez y dolor en el cuello y la espalda, tos, asma, disnea, dolor e hinchazón de la garganta, parálisis facial, dolores en la muñeca.

Método: Se inserta la aguja oblicuamente hacia arriba u horizontalmente 0,5-1,0 *cun*. Se puede aplicar la moxibustión.

Nota: Es punto *luo*-enlace del meridiano *taiyin* de la mano (pulmón) por donde va hacia el *yangming* de la mano (intestino grueso). Es uno de los ocho puntos de confluencia que comunica con el meridiano (*Ren*).

Referencias: *Zhenjiu Juying*: sirve para tratar manía de reir sin cesar, retracción de la boca, amnesia, epilepsia, alucinaciones, palidez, síncope.

Zhenjiu Zishengjing: trata la epilepsia causada por el calor, con alucinaciones, asociado con *shendao* (Du.11), *youmen* (R.21), *gaohuangshu* (V.43) puede curar la amnesia; asociado con *baihui* (Du.20), *tianfu* (P.3), *quchi* (IG.11) es muy adecuado para tratar la amnesia.

4) *Taiyuan* (P.9)

Localización: En la parte posterior de la mano, en el pliegue transversal de la muñeca, en la depresión donde late la arteria radial.

Funciones: Dispersar el viento patológico y disolver la flema, regular el *qi* del pulmón.

Indicaciones: Disforia, insomnio, trastornos mentales depresivos y maníacos, dolores del pecho, tos, disnea, asma, dolor e inflamación en la garganta, hemoptisis, dolores en el antebrazo y en la muñeca.

Método: Se inserta la aguja perpendicularmente 0,3-0,5 *cun* evitando la arteria radial. Hay que ser prudente al aplicar la moxibustión.

Nota: Es el punto *shu* (arroyo) del meridiano *taiyin* de la mano (pulmón), punto fuente del pulmón. Es uno de los ocho puntos de influencia que controlan los vasos.

Referencias: *Zhenjiu Juying*: sirve para tratar la disforia, insomnio y delirio.

Zhenjiu Zishengjing: asociarlo con *feishu* (V.13), *shangwan* (Ren.13), *tiaokou* (E.38), *yinbai* (B.1) para tratar el insomnio.

5) *Yuji* (P.10)

Localización: Está a la mitad del primer metacarpiano, donde se une la piel de la palma con la piel del dorso de la mano.

Funciones: Eliminar el calor del pulmón, tratar el malestar en la garganta.

Indicaciones: Insolación, ronquera repentina, trastornos mentales depresivos y maníacos, fiebre, tos, dolores e inflamación de la garganta, disforia.

Método: Se inserta perpendicularmente la aguja 0,5-1,0 *cun*. Se puede aplicar moxibustión.

Nota: Es el punto *ying* (manantial) del meridiano *taiyin* de la mano.

Referencias: *Zhenjiu Juying*: tratar la disforia, falta de aliento, dolor en el corazón, tristeza y temor.

Zhenjiu Zishengjing: asociándose con *shaoshang* (P.11), *gongsun* (B.4), *jiexi* (E.41), *zhiyin* (V.67), *wangu* (ID.4), puede curar dolores de cabeza y disforia; asociándose con *zhizheng* (ID.7), *hegu* (IG.4), *shaohai* (C.3), *quchi* (IG.11), *wangu* (ID.4), puede curar el delirio.

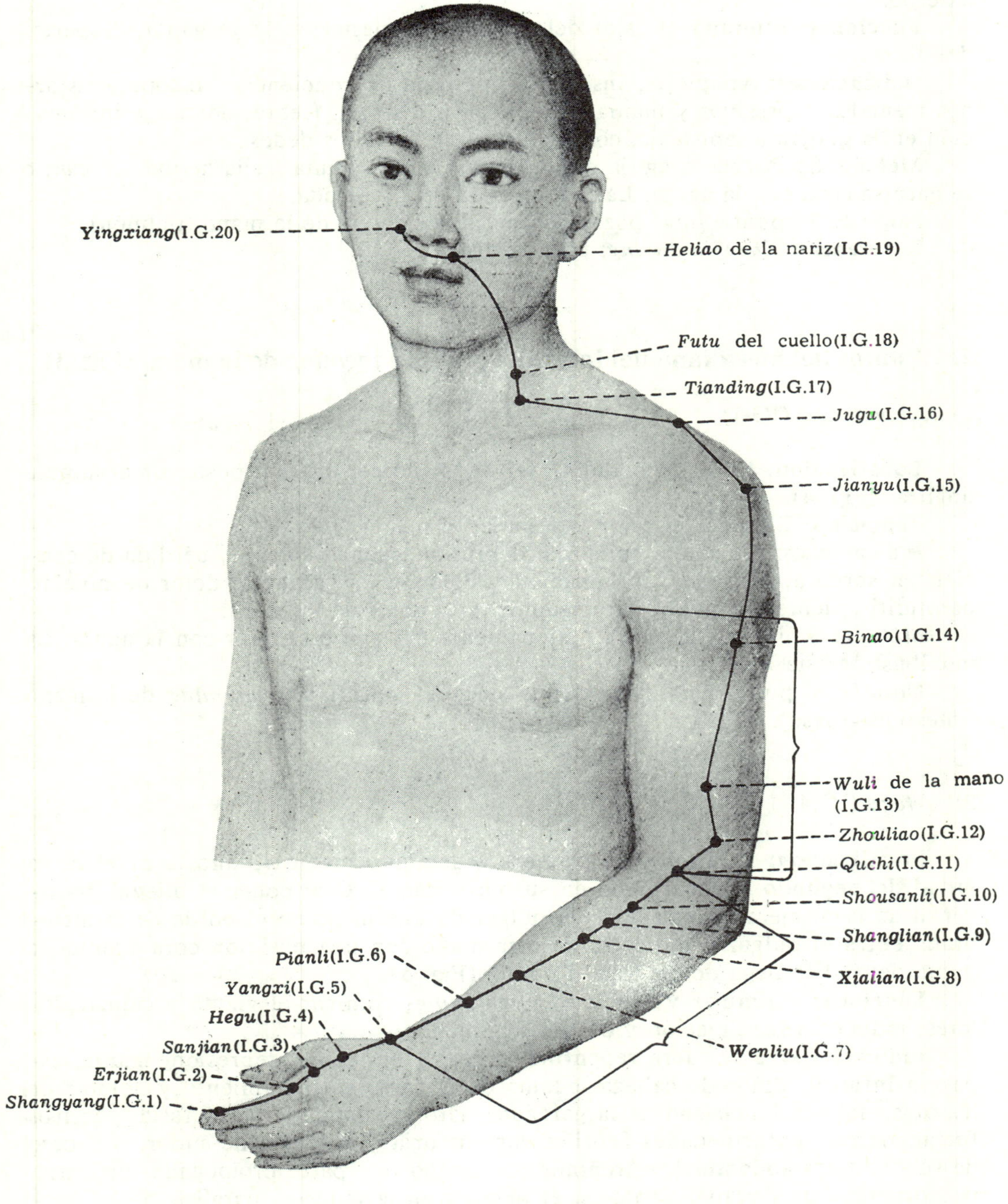

Fig. 3. El Canal del Intestino Grueso *Yangming* de la Mano

6) *Shaoshang* (P.11)

Localización: Sobre el borde radial del pulgar, a 0,1 *cun* del ángulo ungueal externo.

Funciones: Eliminar el calor del pulmón y malestar en la garganta, despertar del desmayo.

Indicaciones: Apoplejía, insolación, pérdida de conciencia, síncope, trastornos mentales depresivos y maníacos, epilepsia, disforia, fiebre, dolores e inflamación en la garganta, epistaxis, contractura y dolor de los dedos.

Método: Se inserta la aguja oblicuamente con la punta hacia arriba 0,1 *cun*, o se hace sangría con la aguja. La moxibustión está indicada.

Nota: Es el punto *jing* (pozo) del meridiano *taiyin* de la mano (pulmón).

Referencia: *Zhenjiu Juying*: trata la disforia.

2. Puntos del meridiano del intestino grueso *yangming* de la mano (Fig. 3)

1) *Shangyang* (IG.1)

Localización: En el lado radial del dedo índice, 0,1 *cun* posterior al ángulo ungueal (Fig. 4).

Funciones: Eliminar el calor y despejar la mente.

Indicaciones: Insolación, epilepsia, depresión, manía, síncope, pérdida de conciencia, sordera, acúfenos, inflamación y dolor en la garganta, dolor de muelas, parotiditis, fiebre sin sudor, entumecimiento y dolor de los dedos.

Método: Se inserta la aguja oblicuamente 0,1 *cun* o sangrar con la aguja. La moxibustión está indicada.

Nota: Es el punto *jing*-pozo donde surge el meridiano *yangming* de la mano (intestino grueso).

2) *Hegu* (IG.4)

Localización: Está entre el primero y segundo metacarpiano, a nivel de la mitad del segundo metacarpiano en su borde radial. O al poner el pliegue transversal de la primera articulación del pulgar de una mano en el borde de la membrana entre el pulgar e índice de la otra mano con una posición coincidente, la punta del índice llega donde está el punto. (Fig. 5).

Funciones: Eliminar y evacuar el *yangming*, eliminar el viento y calmar dolores, inducir la reanimación y despejar la mente.

Indicaciones: Ronquera repentina, síncope, epilepsia, depresión, manía, espasmo infantil, dolor de cabeza, edema en la cara, enrojecimiento y dolores de los ojos, dolor e hinchazón de la garganta, sordera, apoplejía con afasia, parálisis facial, trismo, enfermedades febriles con disforia y ausencia de sudor, o exceso de sudor, dolor abdominal, estreñimiento, amenorrea, parto prolongado, urticaria, rubeola, dolores y convulsiones en el brazo y en la muñeca, parálisis de los brazos.

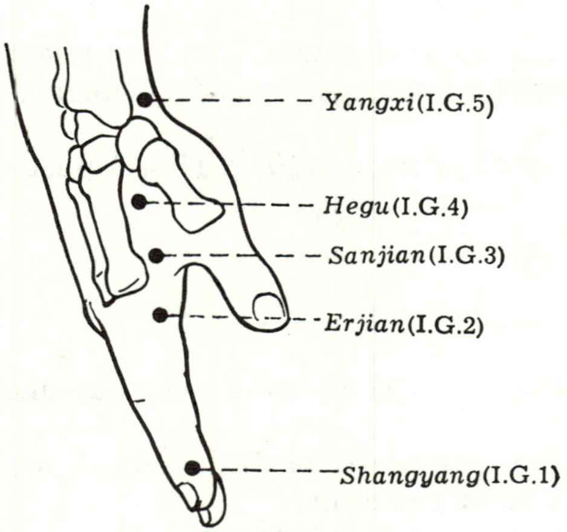

Fig. 4.

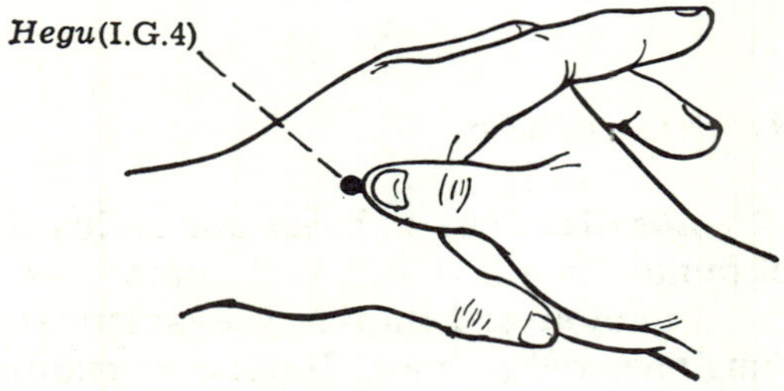

Fig. 5.

Método: a) Se inserta la aguja perpendicularmente 0,5-1,0 *cun.*

b) Para tratar la contractura y la dificultad de enderezamiento de los dedos de la mano y parálisis de los brazos, se inserta hacia *houxi* (ID.3) 2,0-3,0 *cun.*

c) Para tratar enfermedades de la cabeza, la cara, los ojos, la nariz, la boca y las orejas, se inserta la aguja oblicuamente hacia arriba 1,0-1,5 *cun*, con el fin de que la sensación de la aguja se transmita hacia arriba. La moxibustión está indicada.

Nota: Es punto *yuan* (fuente) del meridiano.

Referencias: *Zhenjiu Dacheng* (Compendio de Acupuntura y Moxibustión): asociándolo con *houxi* (ID.3) y *jianshi* (Pc.5), puede curar ataques de manía.

Zhenjiu Zishengjing: asociándolo con *zhizheng* (ID.7), *yuji* (P.10), *shaohai* (C.3), *quchi* (IG.11), *wangu* (ID.4) puede tratar el delirio.

3) *Yangxi* (IG.5)

Localización: Flexionado el brazo, con la palma hacia el pecho, el punto se halla entre los dos tendones de la muñeca (en la depresión que hay entre el tendón del músculo extensor largo del pulgar y el músculo extensor corto del pulgar). (Fig. 4)

Funciones: Limpiar y evacuar *yangming*, despertar la mente y calmar el ánimo.

Indicaciones: Epilepsia, depresión y manía, sordera, acúfenos, dolor de cabeza, enrojecimiento, hinchazón y dolor de los ojos, hinchazón y dolor de la garganta, dolor de la muñeca.

Método: Se inserta la aguja perpendicularmente 0,5-0,8 *cun*. La moxibustión está indicada.

Nota: Es punto *jing* (río) del meridiano *yangming* de la mano.

Referencias: *Yizong Jinjian* (Espejo de oro de medicina) capítulo «Importantes medidas de acupuntura y moxibustión»: sirve para tratar la visión de demonios en la locura.

Leijing Tuyi (Canales similares y manifestaciones ilustradas) dice que puede curar la conducta extravagante, pérdida de control, la risa incontrolada y alucinaciones visuales tipo delirium.

Baizheng Fu (Recetas de cien síntomas): asociándose con *jiexi* (E.41) puede curar la palpitación y el estupor.

4) *Pianli* (IG.6)

Localización: A 3 *cun* por arriba del punto *yangxi* (IG.5), en la línea que une el punto *yangxi* (IG.5) y el punto *quchi* (IG.11).

Funciones: Limpiar y evacuar el *yangming*, promover la dispersión de las funciones del pulmón. Inducir la reanimación y calmar el ánimo.

Indicaciones: Epilepsia, depresión y manía, convulsiones infantiles, enrojecimiento e hinchazón y dolor de los ojos, acúfenos, dolores de dientes, epistaxis, hinchazón y dolor de la laringe, hidropesía, dificultad urinaria, dolores del codo y brazo.

Método: Se inserta la aguja perpendicular u oblicuamente 0,5-0,8 *cun*. Se puede aplicar la moxibustión.

Nota: Punto *luo*-enlace del meridiano *yangming* de la mano, se comunica con el meridiano *taiyin* (pulmon) de la mano.

Referencias: *Zhenjiu Juying*: Sirve para tratar la depresión y las ganas de hablar sin parar.

Zhenjiu Zishengjing dice que con este punto se puede curar la depresión y las ganas de hablar sin parar, los acúfenos y la desviación de la comisura bucal.

5) *Wenliu* (IG.7)

Localización: Al doblar el codo se ubica el punto a 5 *cun* por arriba del punto *yangxi* (IG.5). En la línea que une el punto *yangxi* (IG.5) y el punto *quchi* (IG.11).

Funciones: Limpiar y evacuar el *yangming*, tranquilizar el corazón y calmar el ánimo.

Indicaciones: Epilepsia, depresión y manía, atontamiento, síncope producido por el desorden del *qi*, dolor de cabeza, hinchazón de la cara, dolor e hinchazón de la boca, la lengua y la garganta, parálisis de los brazos.

Método: Se inserta la aguja perpendicularmente 0,5-1,0 *cun*. La moxibustión está indicada.

Referencias: *Zhenjiu Juying*: puede curar la obstrucción de *qi* en la parte del diafragma (trastorno mental histérico), risa incontrolable, furor, alucinaciones tipo delirium, salivación, sacar la lengua fuera.

Zhenjiu Zishengjing: asociado con *yemen* (SJ.2) y *jinggu* (V.64), puede tratar la manía; asociado con *pusheng* (V.61) cura la depresión, «el sacar la lengua», mandíbula hinchada, verborrea, alucinaciones visuales y delirium.

6) *Quchi* (IG.11)

Localización: Con el codo flexionado se halla en la depresión del pliegue del codo, en la mitad de la linea que une el punto *chize* (P.5) y el epicóndilo.

Funciones: Eliminar el viento patológico y el fuego, avivar la circulación de la sangre y eliminar el calor proveniente de la sangre, regularizar las funciones de los intestinos y el estómago.

Indicaciones: Epilepsia, depresión y manía, escrófula, tos, hinchazón y dolor de la garganta, asma, dolor abdominal, vómito, diarrea, estreñimiento, apendicitis, eccema, rubeola, comezón y dolor cutáneos, irregularidades de la menstruación, dolor de los miembros superiores.

Método: Se inserta la aguja perpendicularmente 1,0-1,5 *cun*. La moxibustión está indicada.

Nota: Es punto *he* (mar) del intestino grueso.

Referencias: *Zhenjiu Juying*: puede tratar la amnesia, sensación de obstrucción en el pecho y angustia, epilepsia y convulsiones.

Zhenjiu Zishengjing: asociado con *shaoze* (ID.1), puede tratar la epilepsia y las convulsiones.

7) *Heliao* (IG.19)

Localización: al lado del punto *shuigou* (Du.26), a O,5 *cun*.

Funciones: Eliminar el viento patológico y el fuego procedente de la sangre, despejar la mente y la nariz.

Indicaciones: Desmayo, pérdida de conciencia, nariz tapada, rinorrea, epistaxis, parálisis facial.

Método: Se inserta la aguja perpendicular u oblicuamente 0,3-0,5 *cun*. Hay que ser prudente en la aplicación de la moxibustión.

Referencia: *Zhenjiu Juying*: trata el desmayo y la dificultad de abrir la boca.

3. Puntos del meridiano del estómago *yangming* del pie (Fig. 6)

1) *Taiyi* (E.23)

Localización: A 2 *cun* por encima del ombligo y a 2 *cun* por fuera.

Funciones: Evacuar y sedar el *yangming*, reajustar la función del estómago y los intestinos.

Indicaciones: Epilepsia, depresión y manía, disforia, lengua doble, lengua afuera, rigidez de la lengua, dolor de estómago, vómito.

Método: Se inserta la aguja perpendicularmente 0,8-1,2 *cun*. Moxibustión indicada.

Referencias: *Zhenjiu Juying*: tratar la angustia, la manía, la lengua afuera.

Zhenjiu Zishengjing: asociado con *feiyang* (V.58) y *huaroumen* (E.24) trata la manía, la «lengua afuera».

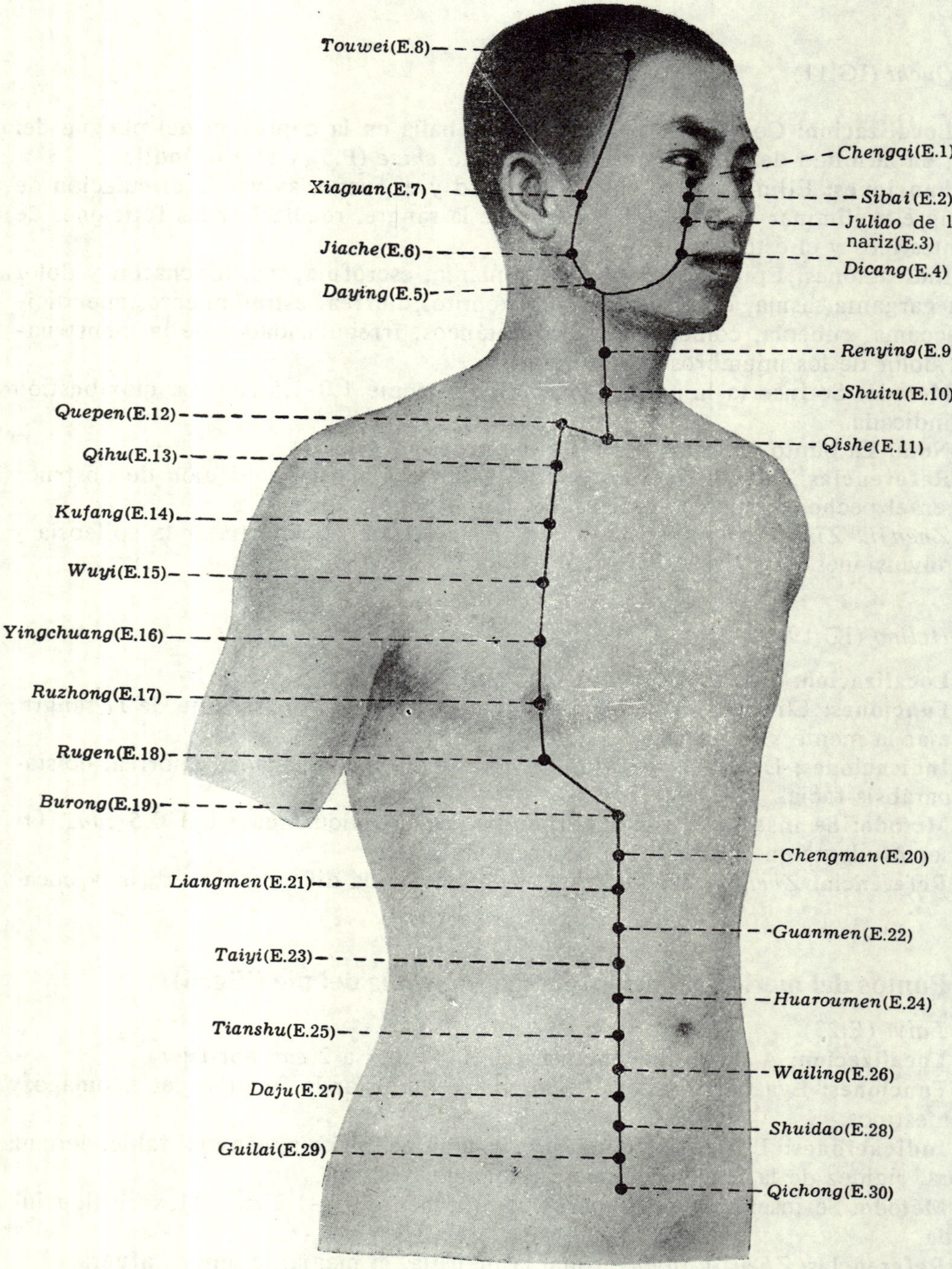

Fig. 6a. El Canal del Estómago *Yangming* del Pie

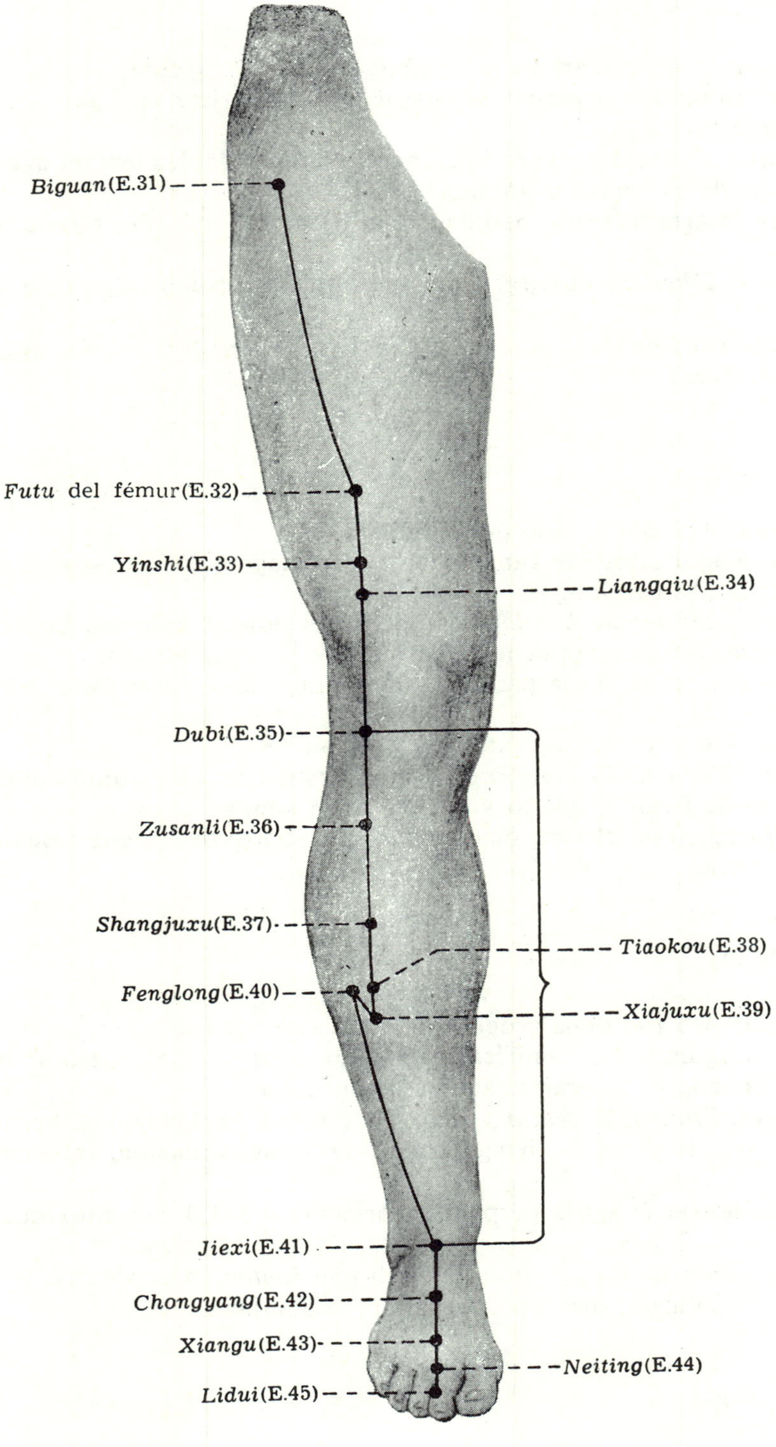

Fig. 6b. El Canal del Estómago *Yangming* del Pie

2) *Huaroumen* (E.24)

Localización: A un *cun* arriba del ombligo y a 2 *cun* afuera.

Funciones: Limpiar y evacuar el *yangming*, regularizar las funciones del estómago y los intestinos.

Indicaciones: Epilepsia, depresión, manía, lengua doble, lengua afuera, lengua rígida, dolor de estómago y vómito.

Método: Se inserta la aguja perpendicularmente 0,8-1,2 *cun*. Moxibustión indicada.

Referencias: *Zhenjiu Juying*: trata la angustia, epilepsia, manía y lengua afuera.

Zhenjiu Zishengjing: asociado con *taiyi* (E.23) y *feiyang* (V.58), puede curar manía y lengua afuera.

3) *Tianshu* (E.25)

Localización: A 2 *cun* al lado del ombligo.

Funciones: Regularizar las funciones del estómago y los intestinos, canalizar el *qi* y eliminar la obstrucción.

Indicaciones: Síndrome *bentun*, manía, distensión abdominal, borborigmos, diarrea, disentería, estreñimiento, irregularidad de la menstruación.

Método: Se inserta la aguja perpendicularmente 1,0-1,5 *cun*. Se puede aplicar la moxibustión.

Nota: Punto *mu* (frontal) del intestino grueso.

Referencias: *Zhenjiu Zishengjing*: la moxibustión en este punto contribuye a curar al paciente de furor histérico y perturbación mental.

Zhenjiu Juying: trata el síndrome *bentun*, el ascenso del *qi* que ataca al corazón, la furia histérica.

4) *Qichong* (E.30)

Localización: A 5 *cun* debajo del ombligo, 2 *cun* por fuera.

Funciones: Regularizar y tonificar el hígado y los riñones, mejorar la circulación del *qi* y la sangre, contrarrestar el ascenso del *qi*.

Indicaciones: Síndrome *bentun*, dolor abdominal, borborigmos, hernia, hinchazón de la vulva, impotencia, irregularidad de la menstruación, infecundidad y esterilidad.

Método: Se inserta la aguja perpendicularmente 0,5-1,0 *cun*. Moxibustión indicada.

Referencia: *Zhenjiu Juying*: trata el síndrome *bentun* en el vientre, el ascenso de *qi* que ataca al corazón, distensión y llenura abdominal.

5) *Zusanli* (E.36)

Localización: A 3 *cun* por debajo del punto *dubi* (E.35), un dedo transversal hacia afuera del borde anterior de la tibia. (Fig. 7).

Funciones: Reajustar las funciones de los intestinos y el estómago, tonificar el *qi* y la sangre, calmar convulsiones y dolores.

Indicaciones: Epilepsia, depresión y manía, síncope, palpitación, estupor, dolor de estómago, dolor del abdomen, vómito, diarrea, disentería, estreñimiento, hipo, anorexia, mastitis, apendicitis, edema, enfermedad consuntiva, emaciación, flojedad y dolores de los riñones y piernas.

Método: Se inserta la aguja perpendicularmente 1,0-2,0 *cun*. Se puede aplicar la moxibustión.

Nota: Es punto *he*-mar del meridiano *yangming* del pie. Este punto sirve para el fortalecimiento y es importante para la protección de la salud.

Referencias: *Qianjin Yifang* (Suplemento de las prescripciones esenciales de méritos de mil oros): tratar el furor, grito histérico, risa, insultos temerosos e incontrolables.

Zhenjiu Zishengjing: trata enfermedades extrañas, con gritos histéricos; asociado con *jianshi* (Pc.5), *chengjiang* (Ren.24), *xinshu* (V.15), puede tratar la depresión y manía con la moxibustión.

Yulong Fu :Insertar la aguja en *zusanli* (E.36) para casos de palpitación y angustia.

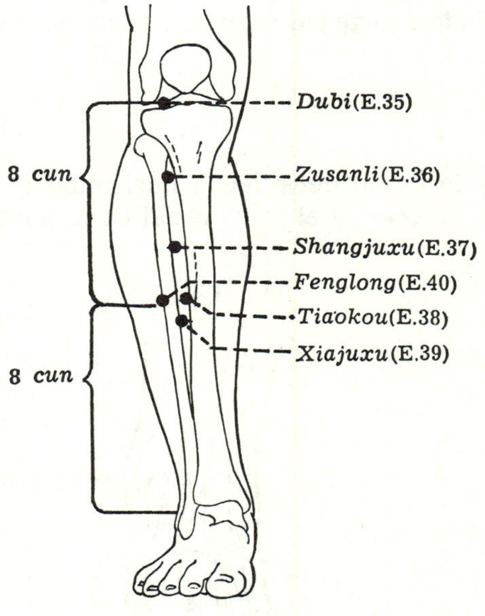

Fig. 7.

6) *Fenglong* (E.40)

Localización: A 8 *cun* por encima del maléolo externo y un *cun* hacia afuera del punto *tiaokou* (E.38), o sea, a la mitad de la línea que une el centro de la rodilla y la extremidad del maléolo externo. (Fig. 7).

Funciones: Eliminar la flema y bajar lo ascendido, tranquilizar el corazón y calmar el ánimo, regularizar las funciones del estómago y los intestinos.

Indicaciones: Globus histérico, depresión y manía, epilepsia, acumulación de secreciones, pesadez de la cabeza, mareo, tos, asma, disnea, sensación de opresión en el pecho, flema abundante, dolores abdominales, diarrea, disentería, estreñimiento, dolor, convulsión y parálisis en los miembros inferiores.

Método: Se inserta perpendicularmente 1,0-1,5 *cun*. Se puede aplicar la moxibustión.

Nota: Es punto *luo*-enlace del meridiano *yangming* del pie, de donde se dirige hacia el canal del bazo *taiyin* del pie. Este es un punto importante para eliminar la flema. *Yulong Ge* dice: «si hay mucha flema, es conveniente buscar el punto *fenglong*».

Referencias: *Zhenjiu Juying*: trata el desmayo, ataque y dolor de cabeza causado por el viento y la flema, manías como subir al tejado para cantar, deseo de ir desnudándose, alucinaciones visuales de monstruos y depresión.

Zhenjiu Zishengjing: asociado con *chongyang* (E.42), puede tratar la manía, el deseo de ascenso al tejado o torre para cantar y el deseo de desnudarse por las calles.

7) *Jiexi* (E.41)

Localización: En la mitad del pliegue horizontal de la articulación del tobillo, entre el tendón tibial anterior y el tendón del dedo gordo. (Fig. 8)

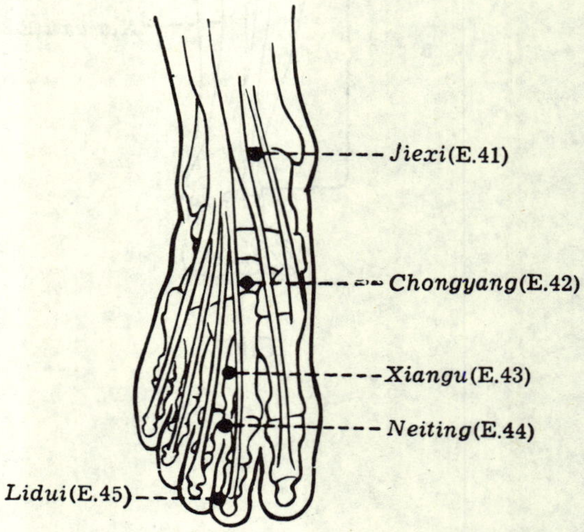

Fig. 8.

Funciones: Regular las funciones de los intestinos y el estómago, canalizar la circulación del colateral y tonificar los tendones.

Indicaciones: Convulsiones,epilepsia, depresión, palpitación, estupor, dolor de cabeza, mareo y vértigo, distensión abdominal, estreñimiento, dolor del tobillo, parálisis o dolor en los miembros inferiores.

Método: Se inserta la aguja perpendicularmente 0,5-1,0 *cun*. Se puede aplicar la moxibustión.

Nota: Es el punto por donde pasa el meridiano *yangming* del pie (estómago).

Referencias: *Zhenjiu Juying*: trata dolor de cabeza, epilepsia, depresión, angustia, tristeza con ganas de llorar y palpitación.

*Zhenjiu Zishengjing*Ñ asociado con *xinshu* (V.15), *shenmen* (C.7) y *daling* (Pc.7) puede tratar la tristeza con ganas de llorar, asociado con *shenmai* (V.62) puede tratar la depresión.

Yizong Jinjian, capítulo «Importantes medidas de aplicación de la acupuntura en los puntos *xin* (corazón)»: trata la tristeza, llanto incontrolable, epilepsia, manía, palpitación y desconcierto.

8) *Chongyang* (E.42)

Localización: Se encuentra a 5 *cun* por encima del punto *neiting* (E.44), con el pie extendido y se aplica evitando la arteria del dorso del pie. (Fig. 8)

Funciones: Fortalecer el bazo y eliminar la humedad, canalizar el viento patológico y regular la circulación de los colaterales.

Indicaciones: Epilepsia, depresión y manía, parálisis facial, edema en la cara, dolor de los dientes superiores, dolor del estómago, distensión abdominal, anorexia, hinchazón y dolor en el dorso del pie, dolor y convulsiones en los dedos del pie.

Método: Hay que evitar la arteria del dorso del pie, se inserta perpendicularmente 0,3-0,5 *cun*. Se puede aplicar la moxibustión.

Nota: Es el punto fuente del meridiano *yangming* del pie. El presente punto se usa ahora en solitario para tratar tromboangeitis obliterante, epilepsia, depresión y manía, convulsiones. Además, còmo por debajo del punto va la arteria del dorso del pie, hay médicos cuyo criterio es el de aplicar sólo la moxibustión y no la acupuntura.

Referencias: *Zhenjiu Juying*: Trata la locura crónica, el comportamiento de ir a lo alto a gritar y desnudarse.

Zhenjiu Zishengjing: junto con *fenglong* (E.40) trata los trastornos mentales de depresión y manía.

9) *Lidui* (E.45)

Localización: Está aproximadamente a 0,1 *cun* del lado externo de la uña del segundo dedo del pie. (Fig. 8)

Funciones: Eliminar el calor y la humedad, regularizar las funciones del estómago y los intestinos, despertar del desmayo e inducir la reanimación.

Indicaciones: Somnolencia, epilepsia, depresión y manía, síncope, desmayo, fiebre, dolores de los dientes, hinchazón y dolor en la garganta, epistaxis, parálisis facial, distensión abdominal, dolor del estómago, estreñimiento, disentería, diarrea, dolores de los dedos del pie.

Método: Se inserta la aguja 0,1 *cun* o se hace sangría en el punto. Se puede aplicar la moxibustión.

Nota: Es el punto *jing*-pozo del meridiano *yangming* del pie.

Referencias: *Zhenjiu Juying*: Trata el síncope, trismo y el cese del *qi*, desconcierto, insomnio, la manía de ir a lo alto para cantar o marchar desnudo.

Baizheng Fu (Recetas de cien síntomas): Asociado con *yinbai* (B.1) puede tratar la intranquilidad con pesadillas en el sueño.

4. Puntos del meridiano del bazo *taiyin* del pie (Fig. 9)

1) *Yinbai* (B.1)

Localización: En el lado interno del dedo gordo del pie 0,1 *cun* posterior al ángulo de la uña.

Funciones: Inducir la reanimación, recuperar el conocimiento, fortalecer el bazo y regularizar la circulación de la sangre.

Indicaciones: Epilepsia, depresión, manía, convulsiones, síncope, desmayo, espasmo, muchos ensueños, palpitación, excesivo flujo menstrual, hemorragia uterina, sangre en la materia fecal, sangre en la orina, vómito de sangre.

Método: Se inserta la aguja 0,1 *cun*, o se hace sangría. Se puede aplicar la moxibustión.

Nota: Es el punto *jing* (pozo) del meridiano *taiyin* del pie.

Referencias: *Zhenjiu Juying*: trata el desmayo y la inconsciencia, la pérdida de la normalidad nerviosa en el bebé.

Baizheng Fu: Asociado con *lidui* (E.45), trata la intranquilidad del sueño y las pesadillas.

Zabing Xuefage: asociado con *baihui* (Du.20), trata el síncope.

2) *Gongsun* (B.4)

Localización: En la depresión del borde anteroinferior del primer metatarsiano, en la unión de la piel blanca y roja.

Funciones: Fortalecer el bazo y eliminar la humedad, regularizar la circulación del meridiano *chong*.

Indicaciones: Palpitación, estupor, insomnio, sopor, síndrome *bentun*, epilepsia, depresión, manía, dolor de estómago, vómito, indigestión, distensión abdominal, borborigmos, diarrea, disentería, dolores de los dedos del pie.

Método: Se inserta la aguja perpendicularmente 0,6-2,0 *cun*. Se puede aplicar la moxibustión.

Nota: Punto *luo* (enlace) del meridiano *taiyin* del pie, de donde se dirige hacia el meridiano *yangming* (estómago) del pie. Es uno de los ocho puntos de cruce por donde se comunica con el meridiano *chong*.

Referencias: *Zhenjiu Juying*: Sirve para la epilepsia, manía con suspiros, angustia y delirio.

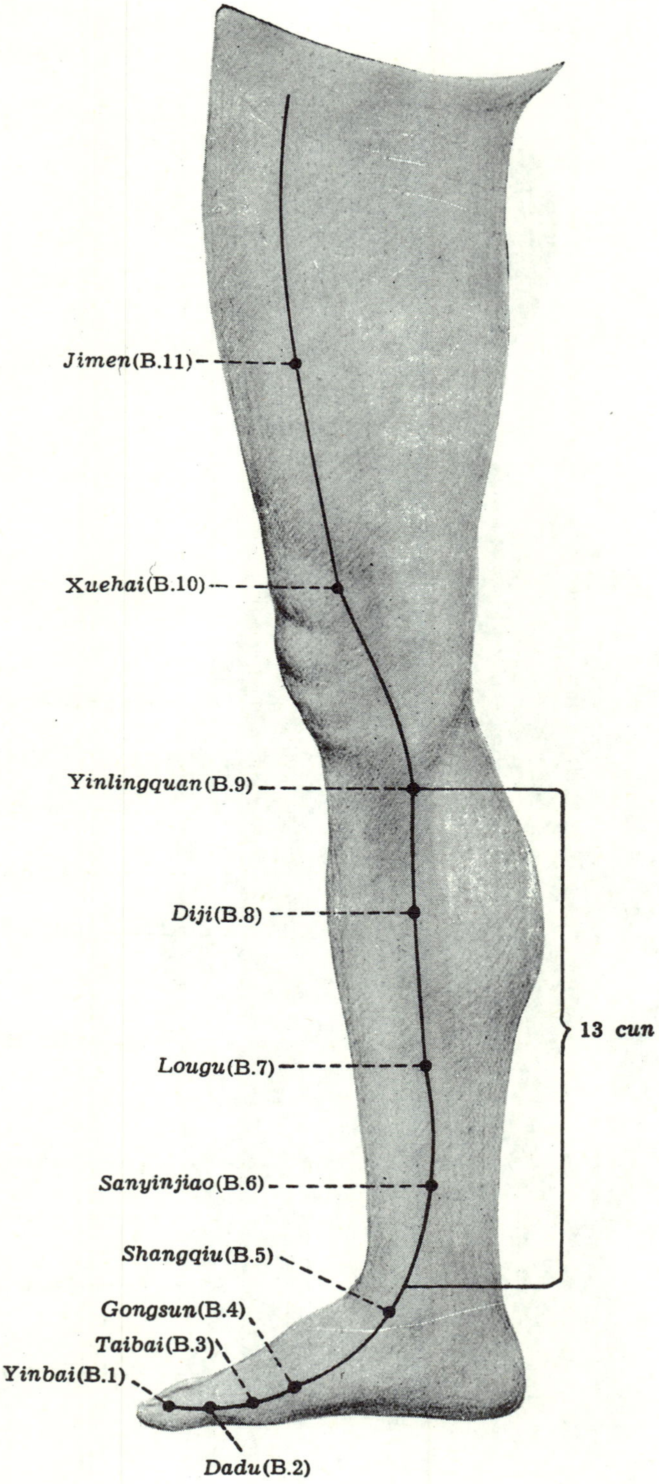

Fig. 9a. El Canal del Bazo *Taiyin* del Pie

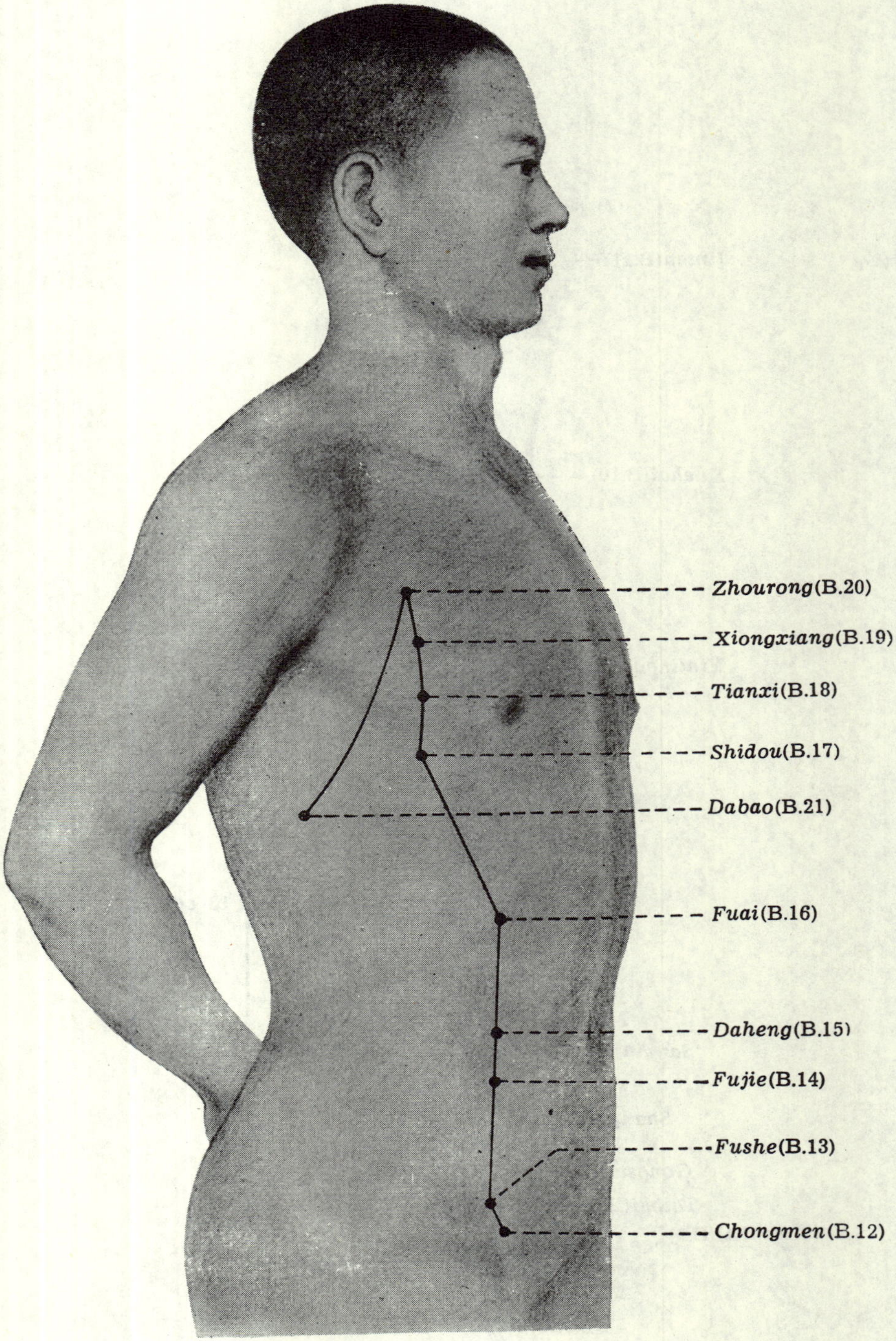

Fig. 9b. El Canal del Bazo *Taiyin* del Pie

Zhenjiu Zishengjing: Asociado con *Yuji* (P.10), *shaoshang* (P.11), *jiexi* (E.41), *zhiyin* (V.67), *wangu* (ID.4), puede tratar dolores de cabeza y la disforia.

Leijing Tuyi: Asociado con *zhongfeng* (H.4) y *shangqiu* (B.5) puede aplicarse la moxibustión para tratar el suspiro.

3) *Sanyinjiao* (B.6)

Localización: El punto está a 3 *cun* por encima de la punta del maléolo interno, sobre el borde posterior de la tibia.

Funciones: Fortalecer el bazo y beneficiar el *qi*, tonificar y regularizar el hígado y los riñones, alimentar la sangre y calmar el ánimo.

Indicaciones: Mareo y desmayo, insomnio, palpitación, estupor, desconfianza, preocupación, tristeza con ganas de llorar, amnesia, letargo, distensión abdominal, borborigmos, anorexia, diarrea, disentería, estreñimiento, ictericia, irregularidad de la menstruación, leucorrea, prolapso del útero, infecundidad, parto retardado, espermatorrea, impotencia, enuresis, flojedad y agujetas en la región lumbar y las rodillas, atrofia del pie.

Método: Se inserta la aguja perpendicularmente 1,0-1,5 *cun*. Se puede aplicar la moxibustión.

Nota: Es el punto de reunión de los meridianos *taiyin* (B), *jueyin* (H) y *shaoyin* (R) en el pie. Sirve para tratar las distintas enfermedades de deficiencia.

Referencia: *Zhenjiu Zishengjing*: Tratar la deficiencia, angustia, disforia e irritabilidad.

5. Puntos del meridiano del corazón *shaoyin* de la mano (Fig. 10).

1) *Shaohai* (C.3)

Localización: Se flexiona el codo y se localiza el punto en la depresión anterior del cóndilo interno del húmero, en el extremo del pliegue transversal de la parte interna de la articulación del codo.

Funciones: Tranquilizar el corazón y calmar el ánimo, mejorar la circulación de la sangre y la de los colaterales.

Indicaciones: Angustia, palpitación, estupor, depresión, insomnio, amnesia, epilepsia, manía, dolor de cabeza, mareo, vértigo, escrófula, hinchazón y dolor bajo la axila, contracturas del codo y los brazos, parálisis de los miembros superiores.

Método: Se inserta la aguja perpendicularmente 0,5-1,0 *cun*. Se puede aplicar la moxibustión.

Nota: Es punto *he* (mar) del meridiano *shaoyin* de la mano.

Referencias: *Zhenjiu Juying*: Trata la manía y la amnesia.

Zhenjiu Zishengjing: Trata la epilepsia con convulsiones, lengua afuera, vómito de saliva.

Leijing Tuyi: Trata la manía y la epilepsia.

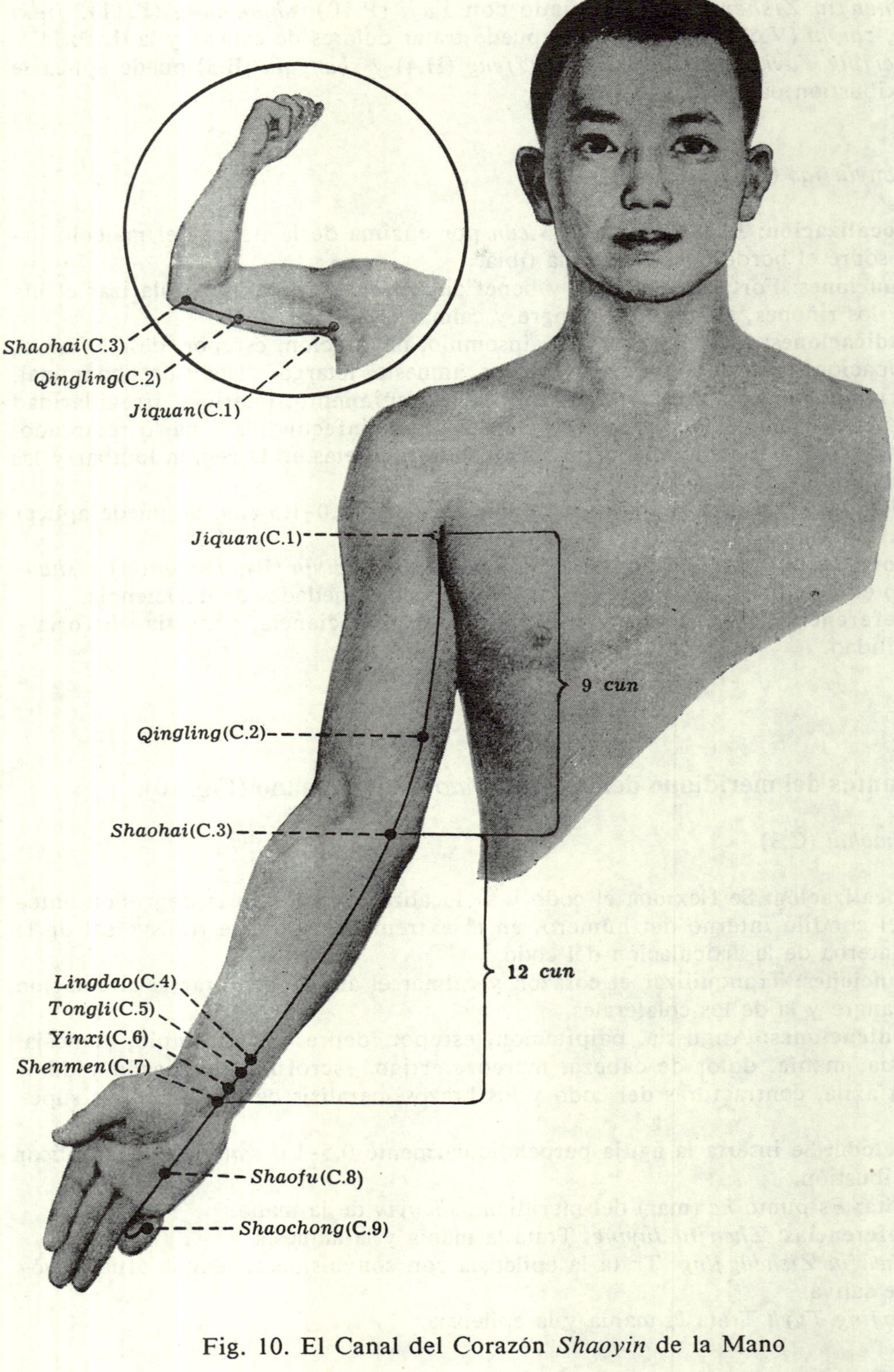

Fig. 10. El Canal del Corazón *Shaoyin* de la Mano

2) *Lingdao* (C.4)

Localización: Se encuentra a 1,5 *cun* encima del punto *shenmen* (C.7).

Funciones: Tranquilizar el corazón y calmar el ánimo, mejorar la circulación del *qi* y de la sangre.

Indicaciones: Ronquera súbita, desmayo, síncope, insomnio, muchos sueños, mucha tristeza con deseos de suspirar, dolor cardíaco, espasmo, contracción y dolor del codo y del brazo.

Método: Se inserta la aguja perpendicularmente 0,5-0,8 *cun*. Se puede aplicar la moxibustión.

Nota: Es punto *jing* (río) del meridiano *shaoyin* de la mano.

Referencia: *Zhenjiu Juying*: trata la tristeza y el temor, la ronquera súbita.

3) *Tongli* (C.5)

Localización: Se ubica a un *cun* encima del punto *shenmen* (C.7).

Funciones: Tonificar y beneficiar el *qi* del corazón, tranquilizar el corazón y calmar el ánimo.

Indicaciones: Palpitación, estupor, ronquera súbita, insomnio, sopor, dolor cardíaco, disforia, epilepsia, manía, depresión, dolor del codo y del brazo.

Método: Se inserta la aguja perpendicularmente 0,5-0,8 *cun*. Se puede aplicar la moxibustión.

Nota: Punto *luo*(enlace) del meridiano *shaoyin* de la mano que se comunica con el meridiano *taiyang* de la mano (ID).

Referencias: *Zhenjiu Juying*: Trata la palpitación.

Zhenjiu Zishengjing: Trata la disforia, angustia, depresión, bostezo interminable, pereza, fatiga fácil, palpitación y tristeza.

Yulong Fu: Trata la palpitación.

Yulong Ge: Trata la deficiencia y disforia, y la palpitación.

Tratamiento de enfermedades con doce puntos *Yangtianxing de Madan*: Trata la ronquera, angustia, depresión, palpitación.

4) *Yinxi* (C.6)

Localización: Se encuentra a 0,5 *cun* por encima del punto *shenmen* (C.7).

Funciones: Nutrir el *yin* y calmar el ánimo.

Indicaciones: Palpitación, estupor, insomnio, trastornos del sueño, amnesia, ronquera súbita, fiebre tísica, sudor nocturno, vómito de sangre, epistaxis.

Método: Se inserta la aguja perpendicularmente 0,5-0,8 *cun*. Se puede aplicar la moxibustión.

Nota: Es punto *xi* (hendidura) del meridiano *shaoyin* de la mano.

Referencias: *Zhenjiu Juying*: Trata el desmayo, el *qi* a contracorriente y el sobresalto.

Zhenjiu Zishengjing: Asociado con *jianshi* (Pc.5), *erjian* (IG.2) y *lidui* (E.45), puede tratar el sobresalto fácil.

Leijing Tuyi: Trata la ronquera, desmayo, sobresalto y temor repentino.

5) *Shenmen* (C.7)

Localización: En el borde posterior del pisiforme, hacia el lado externo del tendón del músculo flexor cubital del carpo.

Funciones: Nutrir el corazón y calmar el ánimo.

Indicaciones: Irritabilidad, palpitación, estupor, amnesia, insomnio, tristeza con deseos de llorar, epilepsia, manía, depresión.

Método: Se inserta la aguja perpendicularmente 0,3-0,5 *cun*. Se puede aplicar la moxibustión.

Nota: Es punto *shu* (arroyo) del meridiano *shaoyin* de la mano, es punto *yuan* (fuente) del corazón.

Referencias: *Zhenjiu Juying*: Trata la angustia, temor, sobresaltos, manía con tristeza y risa loca, amnesia, todo tipo de epilepsia de los mayores y los niños.

Leijing Tuyi: Trata la angustia, palpitación, timidez, enloquecimiento y risa, ronquera y amnesia.

Baizheng Fu: Asociado con *shangwan* (Ren.13), trata la locura.

Shengyuge: *Houxi* (ID.3), *jiuwei* (Ren.15) y *shenmen* (C.7) tratan los cinco tipos de epilepsia en el hombre y el niño y surten efectos inmediatos.

Yixue Rumen (Puntos iniciales de la medicina), capítulo «Puntos para enfermedades diversas»: «*Shenmen* (C.7) es de especial utilidad para tratar enfermedades mentales.»

6) *Shaochong* (C.9)

Localización: En el lado radial de meñique, 0,1 *cun* posterior al ángulo ungueal.

Funciones: Eliminar el calor patológico y despertar el ánimo, promover la circulación del *qi* y de la sangre.

Indicaciones: Enfermedades febriles, palpitación, dolor de estómago, epilepsia, depresión, manía, síncope, insolación, pérdida de conocimiento.

Método: Se inserta la aguja superficialmente 0,1 *cun*, o sangrar con la aguja.

Nota: Es punto *jing* (pozo) del meridiano *shaoyin* de la mano.

Referencias: *Zhenjiu Juying*: Trata la melancolía, temor y sobresalto así como los suspiros.

Zhenjiu Zishengjing: Trata la tristeza, temor y sobresalto así como la disforia y la molestia que produce el ascenso del *qi*.

6. Puntos del meridiano del intestino delgado *taiyang* de la mano. (Fig. 11)

1) *Shaoze* (ID.1)

Localización: Se encuentra en el lado cubital de meñique, 0,1 *cun* posterior al ángulo ungueal. (Fig. 12)

Funciones: Eliminar el calor patológico y despertar el ánimo, avivar la circulación colateral y promover la producción de leche.

Indicaciones: Disforia, insomnio, coma, dolor de cabeza, escalofríos, opaci-

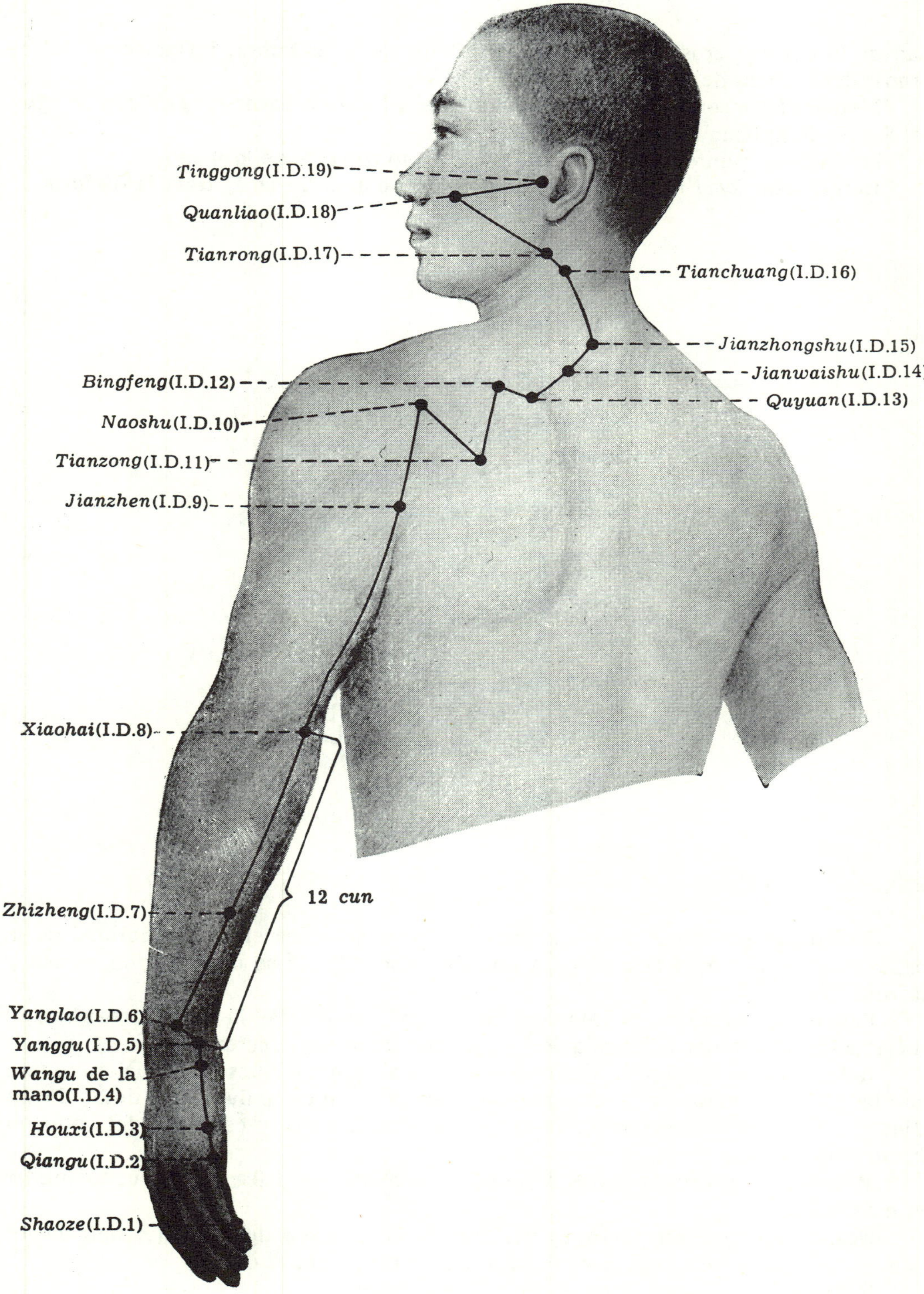

Fig. 11. El Canal del Intestino Delgado *Taiyang* de la Mano

dad de la córnea, epistaxis, hinchazón y dolor de la garganta, inflamación de los senos, deficiencia de lactancia.

Método: Se inserta la aguja oblicuamente 0,1 *cun*, o hacer sangría con la aguja. Se puede aplicar la moxibustión.

Nota: Es el punto *jing* (pozo) del meridiano *taiyang* de la mano.

Referencia: *Zhenjiu Zishengjing*: Asociado con *chize* (P.5) trata la disforia.

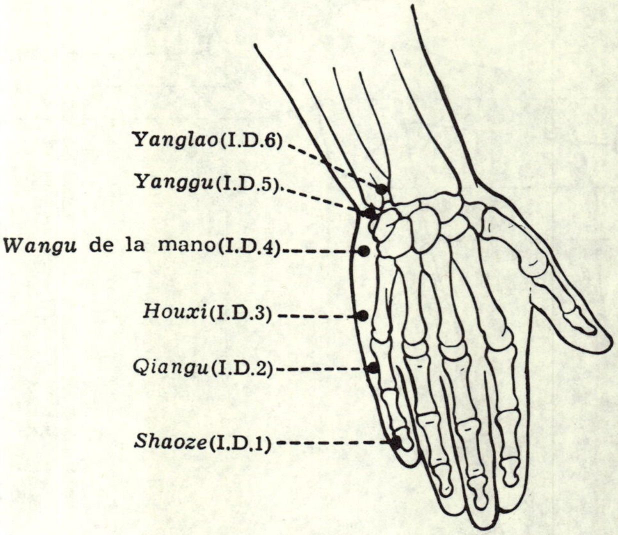

Fig. 12.

2) *Houxi* (ID.3)

Localización: Con el puño cerrado, el punto se ubica en la proximidad de la cabeza del quinto metacarpiano, en una depresión donde se unen la piel blanca y la roja. (Fig. 12)

Funciones: Eliminar el calor del corazón y tranquilizar la mente, reajustar el meridiano *du*, regular la circulación de los meridianos y colaterales.

Indicaciones: Epilepsia, depresión y manía, convulsiones, disforia, ronquera súbita, sordera, dolor de la cabeza y rigidez de la nuca, paludismo, dolor de los dientes, hinchazón y dolor en la garganta, contracción y espasmo del codo, el brazo y los dedos.

Método: Se inserta la aguja perpendicularmente 0,5-1,0 *cun*. Se puede aplicar la moxibustión.

Nota: Es punto *shu* (arroyo) del meridiano *taiyang* de la mano; uno de los ocho puntos de cruce, que se comunica con el meridiano *du*.

Referencias: *Zhenjiu Juying*: trata la depresión.

Puji Fang (Prescripciones universales): trata el calor intolerable que molesta todo el cuerpo, sordera, palpitación, esquizofrenia depresiva y maníaca.

3) *Wangu* de la mano (ID.4)

Localización: En el dorso de la mano, en la depresión entre la base del quinto metacarpiano y el hueso triangular. (Fig. 12)

Funciones: Eliminar el calor y el viento patológico, confortar los tendones y avivar la función de los colaterales.

Indicaciones: Depresión y manía, palpitación, enfermedades febriles, disforia, falta de sudor, convulsiones, dolor de cabeza, dolor en la muñeca y el brazo.

Método: Se inserta la aguja perpendicularmente 0,3-0,5 *cun*. Se puede aplicar la moxibustión.

Nota: Es punto *yuan* (fuente) del meridiano *taiyang* de la mano.

Referencias: *Zhenjiu Juying*: trata la manía, la ansiedad y la angustia.

Zhenjiu Zishengjing: Asociado con *zhizheng* (ID.7), *yuji* (P.10), *hegu* (IG.4), *shaohai* (C.3) *quchi* (IG.11), trata la manía.

4) *Yanggu* (ID.5)

Localización: En el lado cubital de la muñeca, en la depresión entre la apófisis estiloide cubital y el hueso triangular. (Fig. 12)

Funciones: Eliminar el calor y el fuego patológico, confortar los tendones y avivar los colaterales.

Indicaciones: Depresión, manía, epilepsia, sordera, acúfenos, hinchazón de la mandíbula, rigidez de la lengua y trismo, dolores de los hombros, brazos y codos.

Método: Se inserta la aguja perpendicularmente 0,3-0,5 *cun*. Se puede aplicar la moxibustión.

Nota: Es punto *jing* (río) del meridiano *taiyang* de la mano.

Referencias: *Zhenjiu Juying*: trata la esquizofrenia depresiva y maníaca, la ira y la parálisis.

Zhenjiu Zishengjing: asociado con *shenmen* (C.7), trata la risa incontrolada; asociado con *yangxi* (IG.5) trata la esquizofrenia con síntomas de lengua fuera, cuello rígido y asociado con *shenzhu* (Du.12), *naokong* (VB.19) y *jinggu* (V.64), trata la depresión con marcha enloquecida.

5) *Zhizheng* (ID.7)

Localización: Se ubica a 5 *cun* por encima del punto *yanglao* (ID.6), en la línea que une los puntos *yanggu* (ID.5) y *xiaohai* (ID.8). (Fig. 13)

Funciones: Eliminar el calor patológico y nutrir el *yin*, tranquilizar el corazón y el ánimo, relajar los músculos y los tendones y avivar los meridianos y colaterales.

Indicaciones: Epilepsia, esquizofrenia depresiva y maníaca, neurosis, sobresalto, escalofríos, dolor de cabeza, rigidez del cuello, diabetes, sequedad en la garganta, contracción y dolores en el codo y el brazo.

Método: Se inserta la aguja perpendicular u oblicuamente 0,5-1,0 *cun*. Se puede aplicar la moxibustión.

Nota: Es punto *luo* (enlace) del meridiano *taiyang* de la mano.

Referencias: *Zhenjiu Juying*: trata el sobresalto y el temor, la tristeza y la melancolía y la esquizofrenia.

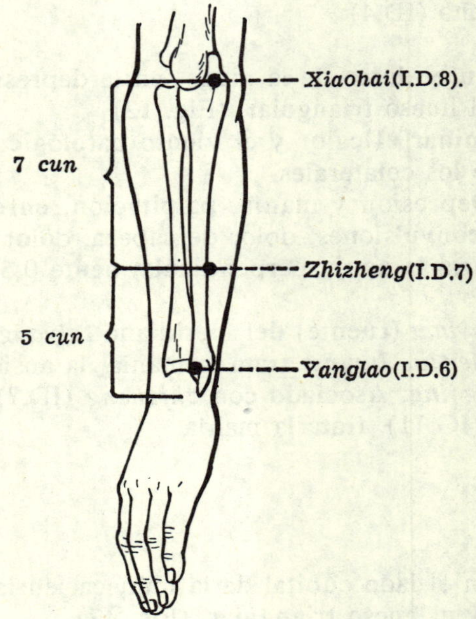

Fig. 13.

Zhenjiu Zishengjing: Asociado con *Yuji* (P.10), *hegu* (IG.4), *shaohai* (C.3), *quchi* (IG.11) y *wangu* (ID.4) trata la manía.

Yizong Jinjian (capítulo «Puntos importantes en la terapia de enfermedades cardíacas por medio de la acupuntura y moxibustión»): «El punto *zhizheng* (ID.7) trata la depresión de los siete factores emocionales».

6) *Xiaohai* (ID.8)

Localización: Se flexiona el codo, se encuentra en la depresión entre el olécranon y el cóndilo interno del húmero. (Fig. 13)

Funciones: Eliminar calor del corazón y tranquilizar el ánimo, relajar los músculos y tendones.

Indicaciones: Epilepsia, esquizofrenia, sordera, dolor de cabeza y de dientes, dolores e hinchazón de la mandíbula y el cuello, contracción y dolor de los hombros y los brazos.

Método: Se inserta la aguja perpendicularmente 0,3-0,5 *cun*. Se puede aplicar la moxibustión.

Nota: Es punto *he* (mar) del meridiano *taiyang* de la mano.

Referencias: *Zhenjiu Juying*: trata la epilepsia, convulsiones y marcha enloquecida.

Zhenjiu Zishengjing: asociado con *zanzhu* (V.2), *houding* (Du.19), *qiangjian* (Du.18), trata las convulsiones derivadas de la epilepsia e intranquilidad en la locura con insomnio; asociado con *tianjing* (SJ.10) trata la epilepsia con convulsiones y la lengua fuera, la nuca rígida.

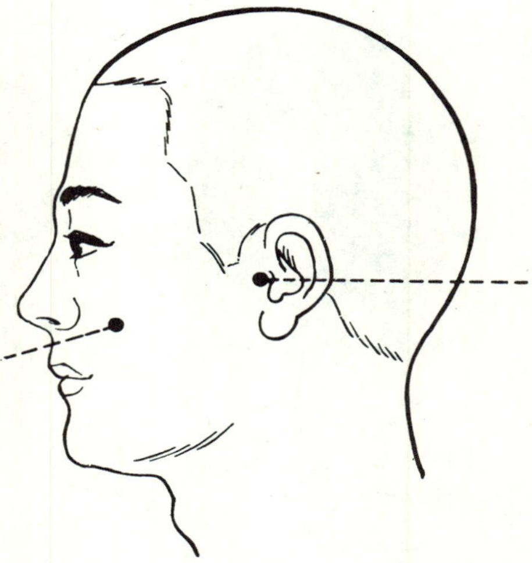

Fig. 14.

7) *Tinggong* (ID.19)

Localización: Se encuentra delante de la oreja, en la depresión entre el trago y la articulación de la mandíbula que aparece cuando se abre la boca. (Fig. 14).

Funciones: Despejar el cerebro e inducir la reanimación.

Indicaciones: Epilepsia, sordera, acúfenos, tapón de cera, dolor de dientes.

Método: Al abrirse la boca, se inserta perpendicularmente 1,0-1,5 *cun*. Prudencia con la moxibustión.

Nota: Es punto de reunión de los meridianos de *taiyang* de la mano y *shaoyang* de la mano y del pie.

Referencias: *Zhenjiu Juying*: trata la esquizofrenia tipo depresión.

Zhenjiu Zishengjing: asociado con *naohu* (Du.17), *tinghui* (VB.2), *fengfu* (Du.16) y *yifeng* (SJ.17), trata artrosis, vértigo, convulsiones y trismo, salida involuntaria de saliva, afonía.

7. Puntos del meridiano de la vejiga *taiyang* del pie (Fig. 15)

1) *Wuchu* (V.5)

Localización: Se encuentra a 0,5 *cun* encima de *quchai* (V.4) a 1,5 *cun* del punto *shangxing* (Du.23).

Funciones: Despejar la cabeza y calmar el viento patológico.

Indicaciones: Dolor de cabeza, vértigo, epilepsia.

Método: Se inserta la aguja horizontalmente 0,5-0,8 *cun*. Se puede aplicar la moxibustión.

Referencias: *Zhenjiu Juying*: trata la epilepsia con convulsiones, miradas hacia arriba y pérdida de conocimiento.

Zhenjiu Zishengjing: trata, asociado con *shenzhu* (Du.12), *weizhong* (V.40), *weiyang* (V.39) y *kunlun* (V.60), la esquizofrenia depresiva y dolor de cabeza.

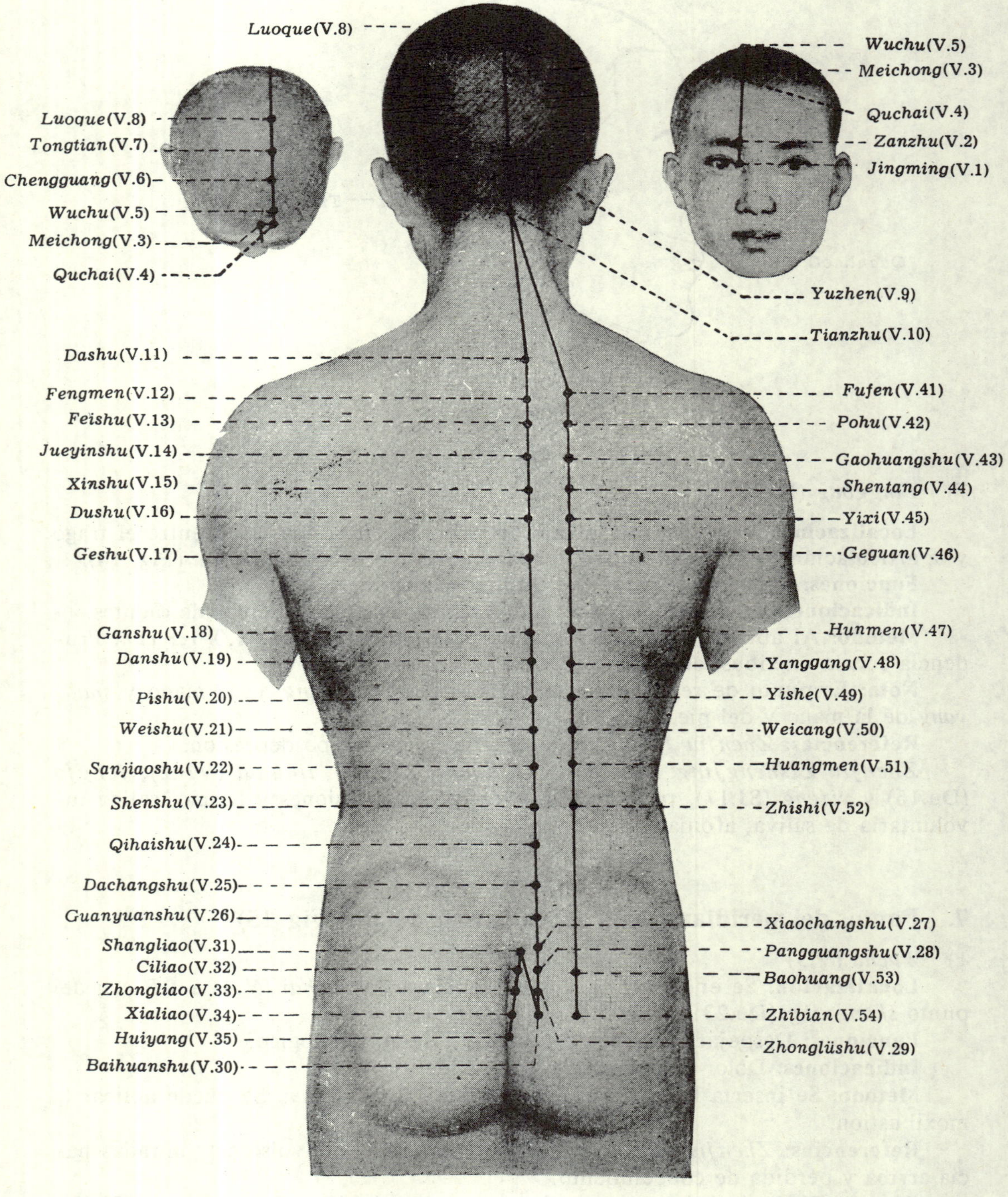

Fig. 15a. El Canal de la Vejiga *Taiyang* del Pie

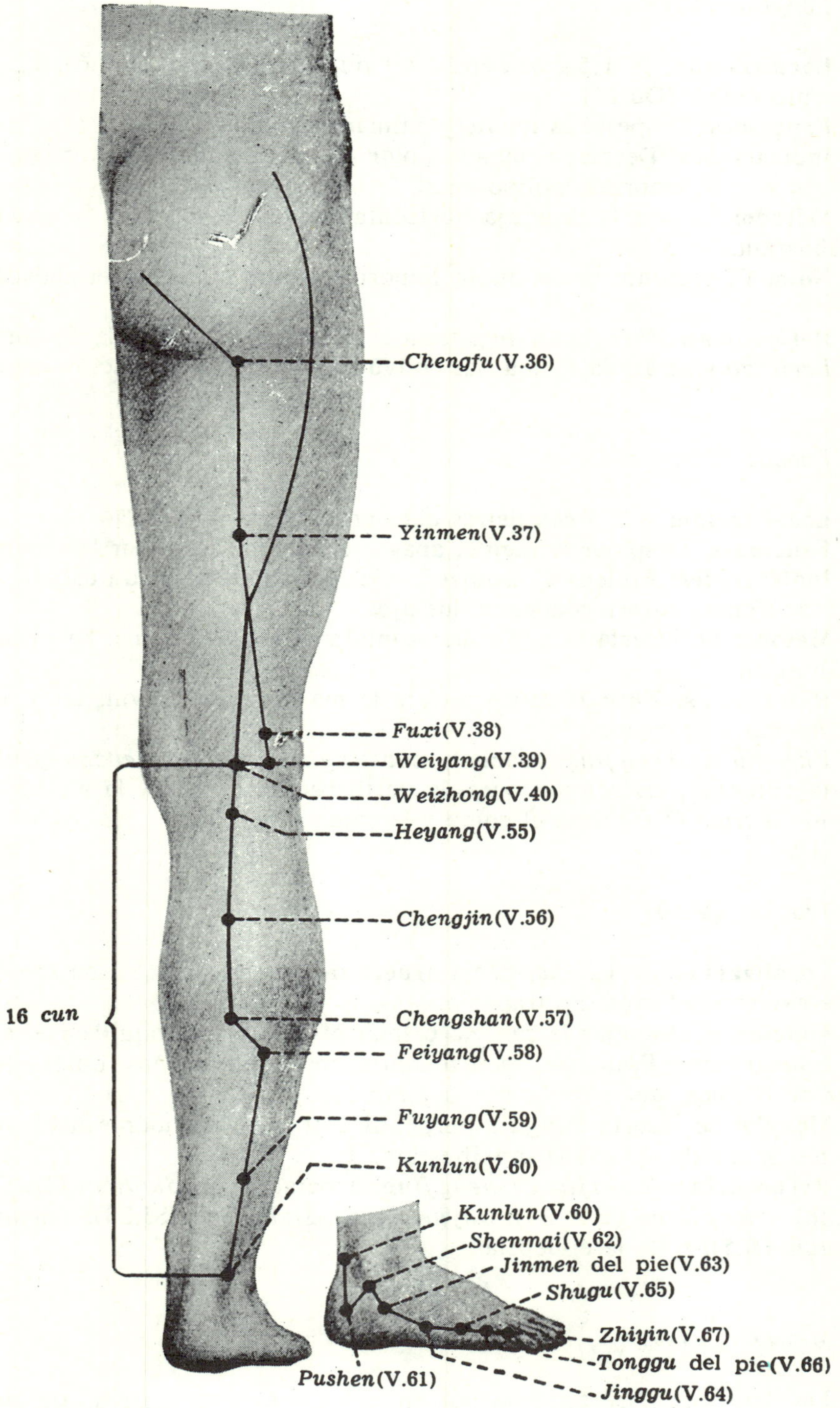

Fig. 15b. El Canal de la Vejiga *Taiyang* del Pie

2) *Tongtian* (V.7)

Localización: A 1,5 *cun* detrás del punto *chengguang* (V.6), 1,5 *cun* al lado del punto *baihui* (Du.20).

Funciones: Despejar la mente y calmar el viento.

Indicaciones: Desmayo, manía, dolor de cabeza, mareo y vértigo, obstrucción nasal, epistaxis, rinorrea, pólipo nasal.

Método: Se inserta la aguja horizontalmente 0,3-0,5 *cun*. Se puede aplicar la moxibustión.

Nota: El presente es un punto importante para tratar enfermedades de la nariz.

Referencias: *Zhenjiu Juying*: trata el desmayo y la pérdida de conocimiento.

Leijingtuyi: trata la manía, las convulsiones y la perturbación mental.

3) *Luoque* (V.8)

Localización: A 1,5 *cun* detrás del punto *tongtian* (V.7).

Funciones: Despejar la mente, apagar el viento, despertar la inconsciencia.

Indicaciones: Epilepsia, esquizofrenia, desmayo, dolor de cabeza, obstrucción nasal, acúfenos, enfermedades de los ojos.

Método: Se inserta la aguja horizontalmente 0,3-0,5 *cun*. Se puede aplicar la moxibustión.

Referencias: *Zhenjiu Juying*: trata la manía y las convulsiones, la perturbación mental y la tristeza.

Zhenjiu Zishengjing: asociado con *tinghui* (VB.2), *shenzhu* (Du.12) trata el enloquecimiento, las convulsiones, la perturbación mental y la melancolía; asociado con *tongtian* (V.7) trata el coma y la caída repentinas.

4) *Tianzhu* (V.10)

Localización: A 1,3 *cun* hacia afuera de *yamen* (Du.15), en la depresión del borde externo del músculo trapecio.

Funciones: Despejar la cabeza, calmar el viento y tranquilizar el ánimo.

Indicaciones: Epilepsia, esquizofrenia, insomnio, sueños, dolor de cabeza, rigidez de la nuca, dolor de hombros y espalda.

Método: Se inserta la aguja perpendicular u oblicuamente hacia adentro 0,5-0,8 *cun*. Se puede aplicar la moxibustión.

Referencias: *Zhenjiu Zishengjing*: asociado con *duiduan* (Du.27), *yinjiao* (Du.28), *chengjiang* (Ren.24), *daying* (E.5), *sizhukong* (SJ.23), *xinhui* (Du.22) y *shangqiu* (B.5), trata la epilepsia.

5) *Meichong* (V.3)

Localización: Directamente por encima del extremo interno de la ceja, al lado del punto *shenting* (Du.24).

Funciones: Despejar la mente y calmar el viento.

Indicaciones: Cefalea, vértigo, epilepsia.
Método: Se inserta la aguja horizontalmente 0,3-0,5 *cun*. Se puede aplicar la moxibustión.
Referencia: *Zhenjiu Dacheng* (Compendio de Acupuntura y Moxibustión): trata los cinco tipos de epilepsia.

6) *Zanzhu* (V.2)

Localización: En la escotadura supraorbitaria en la cabeza de la ceja.
Funciones: Eliminar el viento y el calor, aclarar la vista e inducir la reanimación.
Indicaciones: Epilepsia, esquizofrenia, desmayo, dolor de cabeza y enfermedades de los ojos.
Método: Se inserta la aguja horizontalmente 0,5-0,8 *cun*. Debe ser muy prudente la aplicación de moxibustión.
Nota: Este es un punto eficaz para tratar sufrimientos de los ojos y dolor de cabeza, y se usa con frecuencia en enfermedades mentales.
Referencias: *Zhenjiu Juying*: trata el coma, la esquizofrenia tipo depresivo y las alucinaciones visuales.
Zhenjiu Zishengjing: asociado con *xiaohai* (ID.8), *houding* (Du.19) y *qiangjian* (Du.18), trata la epilepsia y la esquizofrenia maníaca.

7) *Dashu* (V.11)

Localización: A 1,5 *cun* hacia afuera del borde inferior de la apófisis espinosa de la primera vértebra torácica.
Funciones: Extinguir el viento patogénico, suavizar los síntomas exteriores, relajar los músculos y tendones y avivar los colaterales.
Indicaciones: Convulsiones, epilepsia, dolor de cabeza, dolor de cuello y espalda, fiebre, tos.
Método: Se inserta la aguja oblicuamente 0,5-0,8 *cun*. Se puede aplicar la moxibustión.
Nota: Es uno de los ocho puntos de confluencia que controla los huesos.
Referencias: *Zhenjiu Juying*: trata el coma, el desmayo, las convulsiones y la esquizofrenia tipo depresiva.
Zhenjiu Zishengjing: Convulsiones, plenitud en los hipocondrios.

8) *Jueyinshu* (V.14)

Localización: A 1,5 *cun* hacia afuera del borde inferior de la apófisis espinosa de la cuarta vértebra torácica.
Funciones: Regularizar el *qi* y avivar la circulación de la sangre, calmar el ánimo y tranquilizar el corazón, bajar lo ascendido y confortar el corazón.
Indicaciones: Palpitación, estupor, disforia, dolor de estómago, vómito.
Método: Se inserta la aguja oblicuamente 0,5-0,8 *cun*. Se puede aplicar la moxibustión.
Nota: Punto *shu* (espalda) del pericardio.

9) *Xinshu* (V.15)

Localización: A 1,5 *cun* hacia afuera del borde inferior de la apófisis espinosa de la quinta vértebra torácica.

Funciones: Regularizar el *qi* y avivar la circulación de la sangre, alimentar el corazón y calmar el ánimo.

Indicaciones: Disforia, palpitación, estupor, muchos sueños, amnesia, insomnio, epilepsia, esquizofrenia, depresión, melancolía, desmayo, dolor de corazón.

Método: Se inserta la aguja oblicuamente 0,5-0,8 *cun*. Se puede aplicar la moxibustión.

Nota: Punto *shu* (espalda) del corazón. Es uno de los puntos importantes para tratar enfermedades mentales.

Referencias: *Zhenjiu Juying*: trata el desorden del *qi* de corazón, perturbación mental, disforia, epilepsia, tristeza y melancolía, amnesia, insuficiencia infantil del *qi* de corazón e incapacidad de hablar a la edad adecuada.

Zhenjiu Zishengjing: asociado con *juque* (Ren.14), trata la disforia.

Baizheng Fu: asociado con *shendao* (Du.11) trata ataques frecuentes epilépticos.

10) *Ganshu* (V.18)

Localización: A 1,5 *cun* hacia afuera del borde inferior de la apófisis espinosa de la novena vértebra torácica.

Funciones: Drenar el *qi* del hígado, limpiar el hígado y la vesícula biliar, alimentar la sangre y aclarar la vista.

Indicaciones: Dolores en el pecho e hipocondrio, opresión en el pecho que se alivia con suspiros, irritabilidad, epilepsia, esquizofrenia, ictericia, epistaxis, vómito de sangre, enfermedades de los ojos.

Método: Se inserta la aguja oblicuamente 0,5-0,8 *cun*. Se puede aplicar la moxibustión.

Nota: Es punto *shu* (espalda) del hígado.

Referencias: *Leijing Tuyi*: Este punto sirve para curar la desviación de los ojos hacia arriba, desconcierto y sobresalto.

Zhenjiu Zishengjing: Trata la ira fácil.

11) *Danshu* (V.19)

Localización: A 1,5 *cun* hacia afuera del borde inferior de la apófisis espinosa de la décima vértebra torácica.

Funciones: Drenar el hígado y la vesícula biliar, regular la circulación del *qi* y eliminar el estancamiento, calmar el sobresalto y tranquilizar el ánimo.

Indicaciones: Palpitación, insomnio, dolor en el hipocondrio, ictericia, gusto amargo en la boca.

Método: Se inserta la aguja oblicuamente 0,5-0,8 *cun*. Se puede aplicar la moxibustión.

Nota: Punto *shu* (espalda) de la vesícula biliar.

Referencia: *Yizong Jinjian*: trata sobresaltos, palpitaciones, intranquilidad en el sueño.

12) *Pishu* (V.20)

Localización: A 1,5 *cun* hacia afuera del borde inferior de la apófisis espinosa de la undécima vértebra torácica.

Funciones: Fortalecer el bazo y nutrir el *qi*, alimentar la sangre y administrarla.

Indicaciones: Letargo, distensión abdominal, borborigmos, diarrea, disentería, deposición de sangre, hemorragia uterina, edema, anorexia.

Método: Se inserta la aguja oblicuamente 0,5-0,8 *cun*. Se puede aplicar la moxibustión.

Nota: Punto *shu* (espalda) del bazo.

Referencias: *Zhenjiu Zishengjing*: este punto sirve para tratar el letargo y la fatiga.

Leijing Tuyi: asociado con *tinggong* (ID.19), trata la tristeza.

13) *Shenshu* (V.23)

Localización: A 1,5 *cun* hacia afuera del borde inferior de la apófisis espinosa de la segunda vértebra lumbar.

Funciones: Fortalecer los riñones y asegurar la esencia vital (semen).

Indicaciones: Retardo en el habla, amnesia, espermatorrea, incontinencia de orina, impotencia, irregularidad de la mentruación, leucorrea, lumbago debido a la deficiencia del *qi* renal, sordera, acúfenos.

Método: Se inserta la aguja 0,5-1,0 *cun* perpendicularmente. Se puede aplicar la moxibustión.

Nota: Punto *shu* (espalda) del riñón.

14) *Gaohuangshu* (V.43)

Localización: A 3 *cun* hacia afuera del borde inferior de la apófisis espinosa de la cuarta vértebra torácica.

Funciones: Limpiar el pulmón, nutrir el *yin*, tonificar y beneficiar la deficiencia y el deterioro.

Indicaciones: Amnesia, muchos sueños, disforia, esquizofrenia, tuberculosis pulmonar, tos, disnea, debilidad, fiebre verpertina, sudor nocturno, vómito de sangre.

Método: Se inserta la aguja oblicuamente 0,5-0,8 *cun*. Se puede aplicar la moxibustión.

Nota: Este punto sirve para tonificar y beneficiar el *qi* defensivo, es punto importante para curar enfermedades crónicas.

Referencia: *Zhenjiu Juying*: trata la esquizofrenia, la amnesia y las alteraciones causadas por la flema.

15) *Shentang* (V.44)

Localización: A 3 *cun* hacia afuera del borde inferior de la apófisis espinosa de la quinta vértebra torácica.

Funciones: Limpiar el pulmón y regular la circulación del *qi*, calmar el corazón y tranquilizar el ánimo.

Indicaciones: Palpitación, insomnio, tos, disnea, distensión en el pecho y en el abdomen, dolor y rigidez en la espalda.

Método: Se inserta la aguja oblicuamente 0,5-0,8 *cun*. Se puede aplicar la moxibustión.

Nota: Este punto tiene como principal función la limpieza del pulmón y promover la circulación de *qi*, es relativamente débil su papel para calmar el corazón y tranquilizar el ánimo. Sirve únicamente como punto complementario para *xinshu* (V.15), y a veces se usa alternativamente con *xinshu* (V.15).

16) *Feiyang* (punto *luo*-enlace V.58)

Localización: A 7 *cun* directamente por encima del punto *kunlun* (V.60), un *cun* inferolateral del punto *chengshan* (V.57).

Funciones: Eliminar el calor y sedar el fuego, canalizar los meridianos y avivar los colaterales.

Indicaciones: Esquizofrenia, epilepsia, dolor de cabeza, vértigo, epistaxis, lumbago, dolor en las piernas, hemorroides, hematuria con emisión difícil y dolorosa de la orina.

Método: Se inserta la aguja perpendicularmente 1,0-1,5 *cun*. Se puede aplicar la moxibustión.

Nota: Es punto *luo* (enlace) del meridiano *taiyang* del pie que se comunica con el meridiano *shaoyin* del pie.

Referencias: *Zhenjiu Juying*: trata la esquizofrenia tipo depresivo.

Zhenjiu Zishengjing: asociado con *taiyi* (E.23) y *huaroumen* (E.24) puede tratar la esquizofrenia.

17) *Kunlun* (V.60)

Localización: Se encuentra en la depresión entre el maléolo externo y el tendón del calcáneo. (Fig. 16)

Funciones: Eliminar el calor y sedar el fuego, regular la circulación de los meridianos y los colaterales.

Indicaciones: Convulsiones, dolor de cabeza, rigidez de la nuca, vértigo, epistaxis, dolor de los hombros, espalda y riñones, hinchazón y dolor del talón del pie, parto difícil, no desprendimiento de la placenta.

Método: Se inserta la aguja 0,5-1,0 *cun*. Se puede aplicar la moxibustión.

Nota: Es el punto *jing* (río) del meridiano *taiyang* del pie.

Referencias: *Zhenjiu Juying*: trata la epilepsia infantil con convulsiones.

Zhenjiu Zishengjing: Asociado con *chengshan* (V.57), puede tratar los escalofríos y la esquizofrenia tipo depresivo.

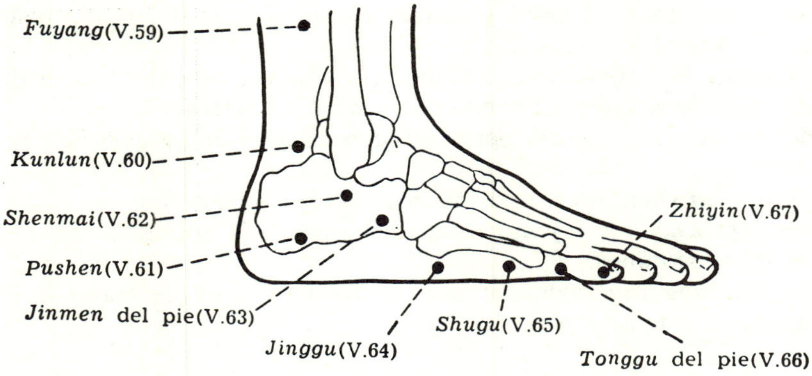

Fig. 16.

18) *Pushen* (V.61)

Localización: Directamente por debajo del punto *kunlun* (V.60), en la depresión donde se une la piel blanca y roja (Fig. 16).

Funciones: Despejar el cerebro, regular la circulación de los meridianos y los colaterales.

Indicaciones: Desmayo, epilepsia, esquizofrenia, dolor del talón, atrofia de las piernas, dolor y espasmo de la pierna.

Método: Se inserta la aguja perpendicularmente 0,3-0,5 *cun* y se puede aplicar la moxibustión.

Referencia: *Zhenjiu Juying*: cura el desmayo, la epilepsia y las alucinaciones visuales.

19) *Shenmai* (V.62)

Localización: En la depresión directamente por debajo del maléolo externo (Fig. 16).

Funciones: Despejar el cerebro y despertar el conocimiento, regular la circulación de los colaterales.

Indicaciones: Epilepsia, esquizofrenia, desmayo, dolor de cabeza, mareo y vértigo, agujetas y dolor en la cintura y las piernas.

Método: Se inserta la aguja perpendicularmente 0,3-0,5 *cun*. Se puede aplicar la moxibustión.

Nota: Es uno de los ocho puntos de cruce que se comunica con el meridiano *yangqiao*.

Referencias: *Zhenjiu Juying*: para ataques epilépticos que suceden de día, se aplica la moxibustión en puntos del meridiano *yangqiao*.

Zhenjiu Zishengjing: asociado con *houxi* (ID.3), *qiangu* (ID.2) puede tratar la epilepsia.

20) *Jinmen* (V.63)

Localización: En el punto medio de la línea que une los puntos *shenmai* (V.62) y *jinggu* (V.64), en la depresión externa del hueso cuboides. (Fig. 16)

Funciones: Eliminar el calor y calmar el viento, regular la circulación de los meridianos y colaterales.

Indicaciones: Epilepsia, esquizofrenia, desmayo, espasmo infantil, atrofia y dolor en los miembros inferiores, dolor del maléolo externo.

Método: Se inserta la aguja perpendicularmente 0,3-0,5 *cun*. Se puede aplicar la moxibustión.

Nota: Punto *xi* (hendidura) del meridiano *taiyang* del pie.

Referencias: *Zhenjiu Juying*: trata el desmayo, la epilepsia, las convulsiones infantiles y los epistótonos.

Zhenjiu Zishengjing: asociado con *pushen* (V.61) puede tratar la esquizofrenia tipo depresivo y la epilepsia.

21) *Jinggu* (V.64)

Localización: Por debajo de la protuberancia del quinto metatarsiano, en la unión de la piel blanca y roja. (Fig. 16)

Funciones: Eliminar el calor y apaciguar el viento, regular la circulación de los meridianos y los colaterales.

Indicaciones: Epilepsia, esquizofrenia, dolor de cabeza, rigidez de la nuca, dolor en la cintura y la espalda, atrofia y dolor en los miembros inferiores.

Método: Se inserta la aguja perpendicularmente 0,3-0,5 *cun*. Se puede aplicar la moxibustión.

Nota: Es punto *yuan* (fuente) del meridiano *taiyang* del pie.

Referencias: *Zhenjiu Juying*: cura el sobresalto fácil.

Zhenjiu Zishengjing: asociado con *yanggu* (ID.5), *shenzhu* (Du.12) y *naokong* (VB.19) puede tratar la epilepsia.

22) *Shugu* (V.65)

Localización: En el lado externo del dorso del pie, en la parte posteroinferior de la cabeza del quinto metatarsiano, donde se reúne la piel blanca y roja. (Fig. 16)

Funciones: Eliminar el calor y apaciguar el viento, regular la circulación de los meridianos y los colaterales.

Indicaciones: Epilepsia, esquizofrenia, dolor de cabeza, vértigo, mareo, dolor de la cintura y la espalda, parálisis y dolor en los miembros inferiores.

Método: Se inserta la aguja perpendicularmente 0,3-0,5 *cun*. Se puede aplicar la moxibustión.

Nota: Es punto *shu* (arroyo) del meridiano *taiyang* del pie.

Referencias: *Zhenjiu Juying*: trata la esquizofrenia.

Zhenjiu Zishengjing: asociado con *xuanli* (VB.6) puede tratar la epilepsia con estrabismo y el sobresalto fácil.

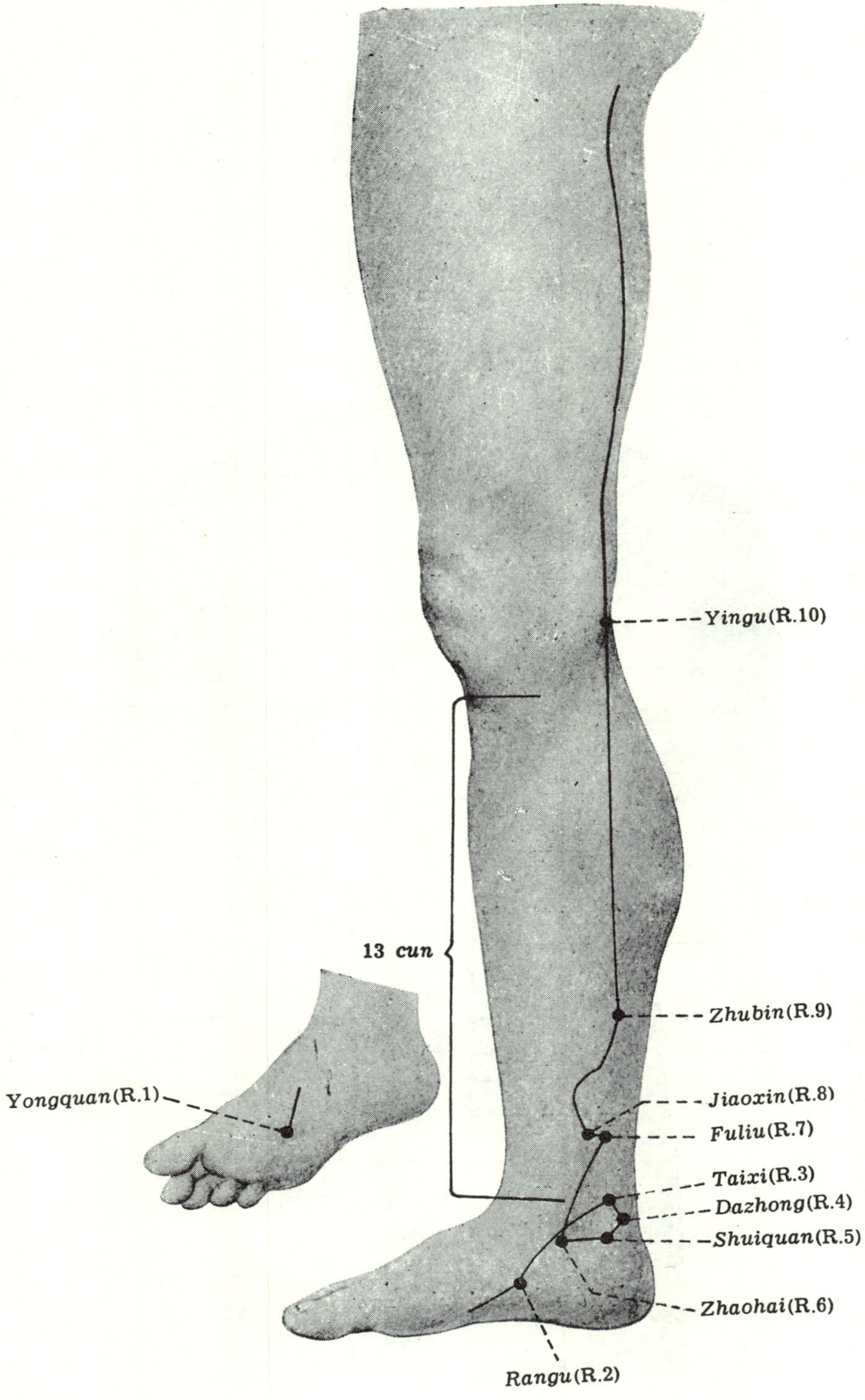

Fig. 17a. El Canal del Riñón *Shaoyin* del Pie

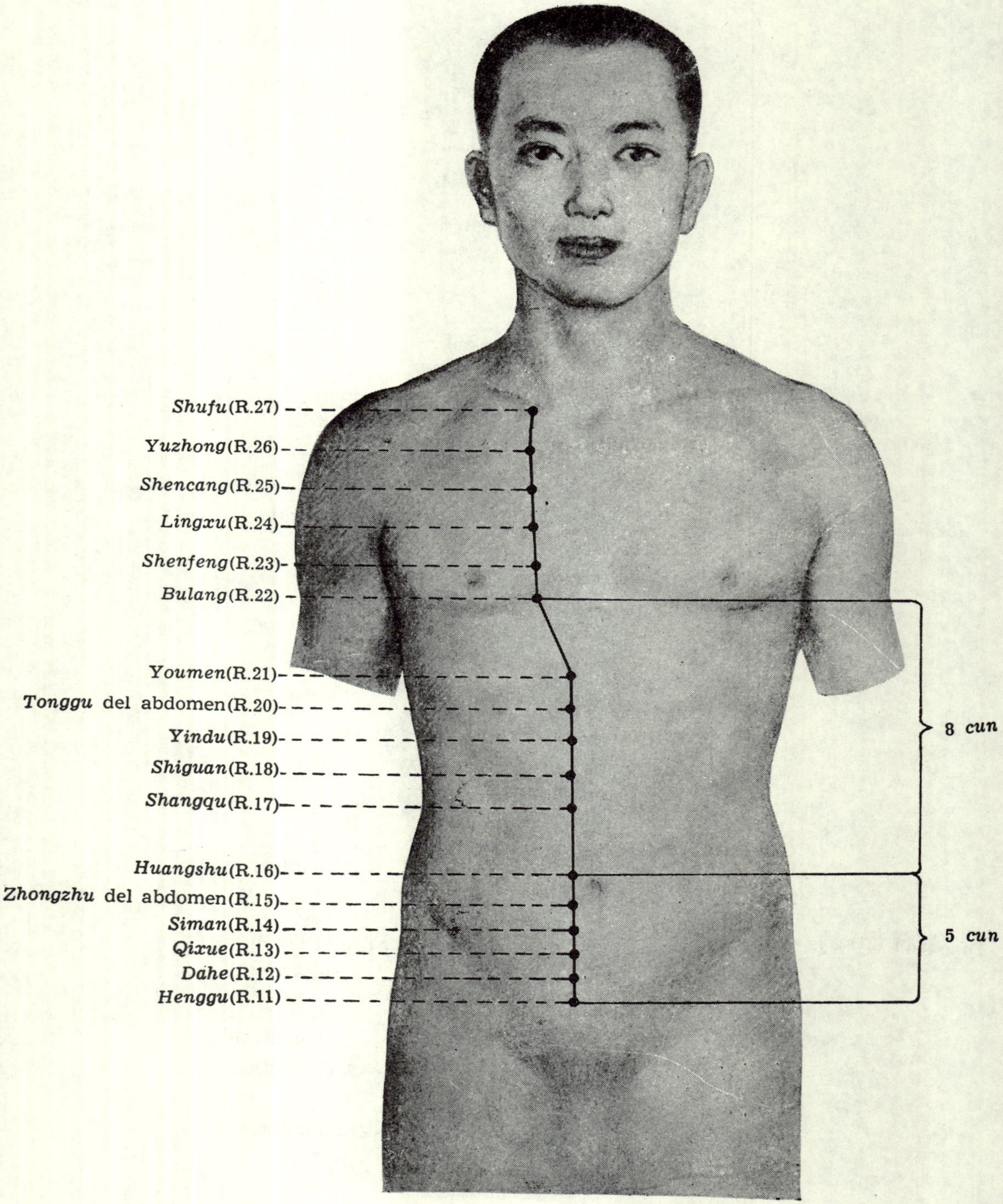

Fig. 17b. El Canal del Riñón *Shaoyin* del Pie

23) *Tonggu* del pie (V.66)

Localización: En el borde anterior de la quinta articulación metatarsofalángica, donde se reúnen la piel blanca y la roja. (Fig. 16)

Funciones: Eliminar el calor y apaciguar el viento, regular la circulación de los meridianos y colaterales.

Indicaciones: Epilepsia, esquizofrenia, sobresalto fácil, rigidez de la nuca, vértigo y epistáxis.

Método: Se inserta la aguja perpendicularmente 0,2-0,3 *cun*. Se puede aplicar la moxibustión.

Nota: Es punto *ying* (manantial) del meridiano *taiyang* del pie.

Referencias: *Zhenjiu Juying*: es efectivo para tratar el sobresalto súbito.

Zhenjiu Zishengjing: trata la ansiedad, los suspiros, la depresión, la sensación de terror, la palpitación, la flema en la garganta; asociado con *sizhukong* (SJ.23), puede tratar los ataques epilépticos, la manía con salivación incontrolable.

8. Puntos del meridiano del riñón *shaoyin* del pie (Fig. 17)

1) *Yongquan* (R.1)

Localización: En la depresión de la planta del pie cuando los tendones están flexionados, se ubica en la depresión de la planta (Fig. 18).

Funciones: Eliminar el calor y despejar la mente, comunicar el corazón y el riñon.

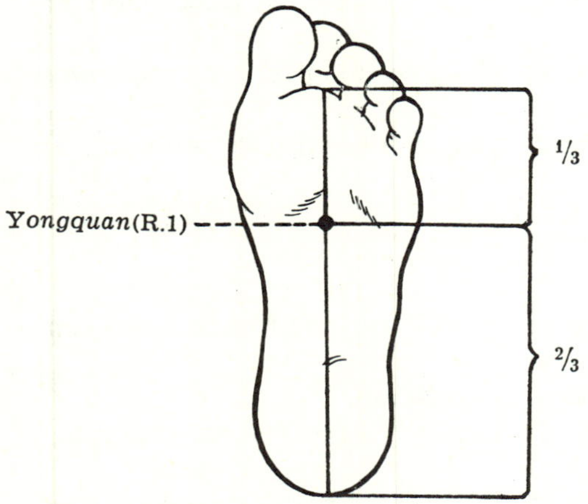

Fig. 18.

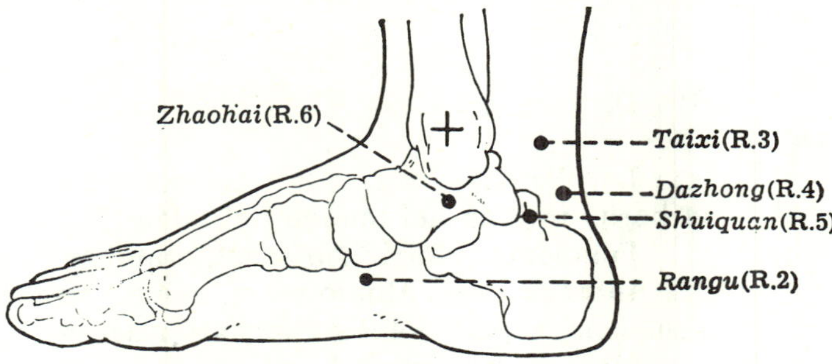

Fig. 19.

Indicaciones: Desmayo, epilepsia, esquizofrenia, insomnio, letargo, síndrome *bentun*, sobresalto, dolor de cabeza, vértigo, dolor en la garganta, estreñimiento, dificultad de orinar.

Método: Se inserta la aguja perpendicularmente 0,5-1,0 *cun*. Se puede aplicar la moxibustión.

Nota: Es punto *jing* (pozo) del meridiano *shaoyin* del pie.

Referencias: *Zhenjiu Juying*: puede tratar desmayo, temor fácil, intranquilidad como si fuera de un momento a otro a ser detenido, angustia, sopor, fácil caída en tristeza.

Qianjin Yifang: es efectivo para tratar perturbaciones mentales, amnesia y depresión.

Yizong Jinjian: es aplicable para el síndrome *bentun*.

Zhenjiu Zishengjing: asociado con *sishencong* (extra) y *qiangjian* (Du.18) trata la epilepsia.

Xi Hong Fu: asociado con *jiuwei* (Ren.15) trata la epilepsia.

2) *Taixi* (R.3)

Localización: En la depresión entre el maléolo interno y el tendón del calcáneo. (Fig. 19)

Funciones: Nutrir y tonificar el *yin* del riñón, eliminar el calor y sedar la humedad.

Indicaciones: Insomnio, muchos ensueños, amnesia, sobresalto fácil, sopor, disforia, calor en el pecho, en las palmas de la mano y las plantas del pie, dolor en la garganta, dolor de dientes, sordera, zumbido en los oídos, tos con sangre en el esputo, disnea, irregularidad de la mentruación, espermatorrea, impotencia, frecuencia urinaria, dolor en el talón, dolor en la cintura y la espalda.

Método: Se inserta la aguja perpendicularmente 0,5-1,0 *cun*. Se puede aplicar la moxibustión.

Nota: Es punto *shu* (arroyo) del meridiano *shaoyin* del pie y punto *yuan* (fuente) del riñón.

Referencia: *Zhenjiu Juying*: es efectivo para tratar el letargo y la anorexia.

3) *Dazhong* (R.4)

Localización: Está a 0,5 *cun* por debajo de *taixi* (R.3) un poco hacia atrás, en el borde interno del tendón del talón (Fig. 19).

Funciones: Nutrir *yin* renal, eliminar el calor del pulmón.

Indicaciones: Hemoptisis, asma, disnea, hinchazón y dolor en la garganta, demencia, sopor, dolor e hinchazón del talón.

Método: Se inserta la aguja perpendicularmente 0,3-0,5 *cun*. Se puede aplicar la moxibustión.

Nota: es punto *luo* (enlace) del meridiano *shaoyin* del pie que se comunica con el meridiano *taiyang* del pie.

Referencias: *Zhenjiu Juying*: trata depresión con deseos de estar en la cama, estar encerrado, sobresalto fácil y temor, angustia.

Biao You Fu: trata la idiocia.

Baizheng Fu: asociado con *tongli* (C.5), puede tratar la falta de deseo de hablar y el deseo de estar en la cama.

Zhenjiu Zishengjing: asociado con *wuli* (I.G.13), *taixi* (R.3), *zhaohai* (R.6) y *erjian* (IG.2) trata el deseo de estar en la cama.

4) *Zhaohai* (R.6)

Localización: En la depresión del borde inferior del maléolo interno. (Fig. 19)

Funciones: Nutrir *yin* renal, despejar el cerebro, eliminar el calor y sedar la humedad.

Indicaciones: Epilepsia, esquizofrenia, insomnio, muchos sueños, disforia, palpitación, deseo de estar en la cama, dolor de la garganta, irregularidad de la menstruación, poliuria, dolor de cabeza, vértigo, leucorrea con flujo rosado, retención de orina.

Método: Se inserta la aguja perpendicularmente 0,3-0,5 *cun*. Se puede aplicar la moxibustión.

Nota: Es uno de los ocho puntos de cruce que comunican con el meridiano *yinqiao.*

Referencias: *Zhenjiu Juying*: para la tristeza, melancolía, deseo de estar tumbado, ataques epilépticos nocturnos, se aplica moxibustión en el meridiano *yinqiao.*

Zhenjiu Zishengjing: asociado con *zusanli* (E.36), *taixi* (R.3), *dazhong* (R.4) y *erjian* (IG.2), puede tratar el deseo de estar tumbado.

5) *Zhubin* (R.9)

Localización: En la misma linea que une *taixi* (R.3) y *yingu* (R.10), a 5 *cun* por encima de *taixi* (R.3).

Funciones: Reajustar y tonificar el hígado y el riñón y despejar la mente.

Indicaciones: Epilepsia, esquizofrenia, desmayo, dolor de las piernas.

Método: Se inserta la aguja perpendicularmente 1,0-1,5 *cun*. Se puede aplicar la moxibustión.

Nota: Este es el punto *xi* (hendidura) del meridiano *yinwei.*

Referencias: *Zhenjiu Juying*: trata la esquizofrenia, irritabilidad, tener la lengua fuera, vómito y salida involuntaria de saliva.

Zhenjiu Zishengjing: Asociado con *shenting* (Du.24), *shangxing* (Du.23), *baihui* (Du.20), *tinghui* (VB.2), *tinggong* (ID.19), *pianli* (IG.6), *zanzhu* (V.2), *benshen* (VB.13), *yangxi* (IG.5), *houding* (Du.19), *qiangjian* (Du.18), *naohu* (Du.17), *luoque* (V.8), *yuzhen* (V.9) puede tratar la esquizofrenia tipo depresivo y el vómito; asociado con *juque* (Ren.14) trata la esquizofrenia maníaca.

6) *Qixue* (R.13)

Localización: A 3 *cun* por debajo del ombligo, 0,5 *cun* por fuera del punto *guanyuan* (Ren.4).

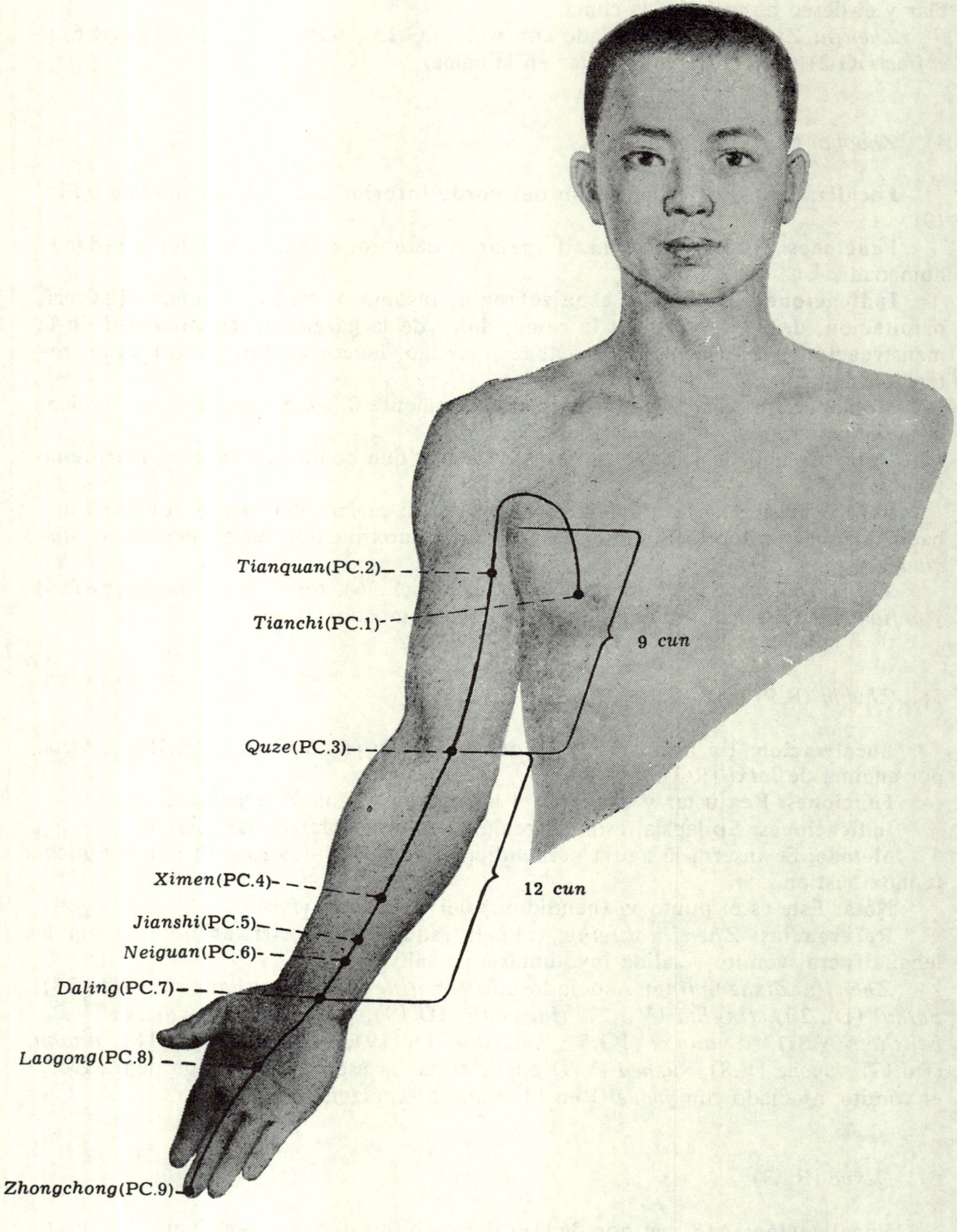

Fig. 20. El Canal del Pericardio *Jueyin* de la Mano

Funciones: Regularizar la función del hígado y el riñón y tonificarlos, calentar los meridianos y eliminar el frío.

Indicaciones: Síndrome *bentun*, amenorrea, trastornos menstruales, hemorragia uterina, leucorrea, infecundidad.

Método: Se inserta la aguja 1,0-1,5 *cun* perpendicularmente. Se puede aplicar la moxibustión.

Referencia: *Zhenjiu Juying*: trata el síndrome *bentun* que causa dolor en la espalda.

9. Puntos del meridiano del pericardio *jueyin* de la mano (Fig. 20)

1) *Quze* (Pc.3)

Localización: Se ubica en el pliegue transversal de la articulación del codo, en el lado cubital del tendón del músculo biceps braquial. (Fig. 21)

Funciones: Eliminar el calor y la disforia, calmar el corazón y tranquilizar el ánimo, suavizar el estómago y descender lo ascendido.

Indicaciones: Palpitación, disforia, sequedad en la boca, dolor de estómago, dolor de corazón, vómito, agujetas, dolor en el codo y en el brazo.

Método: Se inserta la aguja perpendicularmente 1,0-1,5 *cun*. O se hace sangría con la punta de la aguja en la vena. Se puede aplicar la moxibustión.

Nota: Es punto *he* (mar) del meridiano *jueyin* de la mano.

Referencias: *Zhenjiu Juying*: es útil para tratar el sobresalto fácil, disforia, sequedad en la boca, ansiedad.

Zhenjiu Zishengjing: asociado con *daling* (Pc.7) trata la intranquilidad y el sobresalto.

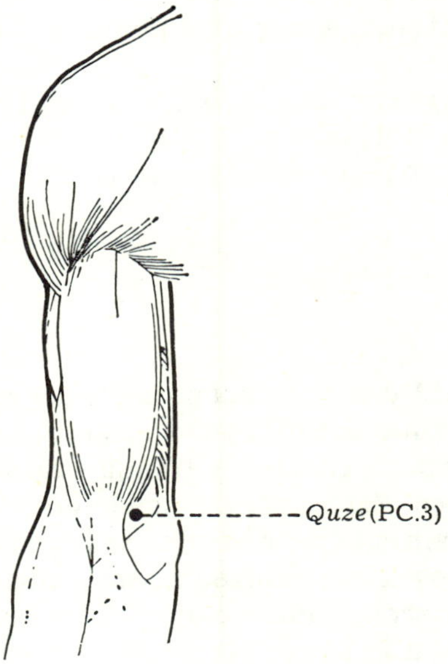

Fig. 21. *Quze* (PC.3)

2) *Ximen* (Pc.4)

Localización: Se encuentra a 5 *cun* por encima del pliegue transversal de la muñeca, entre los tendones del músculo largo palmar y el músculo flexor radial del carpo.

Funciones: Calmar el corazón y tranquilizar el ánimo, regularizar la circulación del *qi* y la sangre.

Indicaciones: Palpitación, sobresalto, ansiedad, dolor precordial, hemoptisis, epistaxis, vómito de sangre.

Método: Se inserta la aguja perpendicularmente 0,8-1,2 *cun* y se puede aplicar la moxibustión.

Nota: Este es el punto *xi* (hendidura) del meridiano *jueyin* de la mano.

Referencias: *Zhenjiu Juying:* trata el temor y la insuficiencia del *qi* y el ánimo.

Zhenjiu Zishengjing: asociado con *dazhong* (R.4), trata el temor y la insuficiencia del *qi* y el ánimo.

3) *Jianshi* (Pc.5)

Localización: Se encuentra a 3 *cun* por encima del pliegue transversal de la muñeca, entre los tendones del músculo largo palmar y del músculo flexor del carpo.

Funciones: Sedar el calor patológico y eliminar la flema, calmar el corazón y tranquilizar el ánimo, suavizar el estómago y descender lo ascendido.

Indicaciones: Palpitación, disforia, epilepsia, esquizofrenia, globo histérico, precordialgia, dolor de estómago, vómito, flojedad y dolor en el codo y en el brazo.

Método: Se inserta la aguja perpendicularmente 0,5-1,0 *cun*. Se puede aplicar la moxibustión.

Nota: Es punto *jing* (río) del meridiano *jueyin* de la mano.

Referencias: *Zhenjiu Juying:* trata la manía repentina, ansiedad, vómito, palpitaciones, temor, afonía, tener algo como una nuez en la garganta, alucinación visual.

Zhenjiu Zishengjing: asociado con *yinxi* (C.6), *erjian* (IG.2) y *lidui* (E.45) puede tratar el fácil sobresalto.

Lingguang Fu: asociado con *shuigou* (Du.26) puede tratar la esquizofrenia tipo depresivo.

4) *Neiguan* (Pc.6)

Localización: A 2 *cun* por encima del pliegue transversal de la muñeca, entre los tendones del músculo largo palmar y del músculo flexor del carpo.

Funciones: Calmar el corazón y tranquilizar el ánimo, canalizar el *qi* y despejar la cavidad torácica, descender lo ascendido y calmar el vómito.

Indicaciones: Palpitación, disforia, sensación de plenitud en el pecho, estupor, insomnio, epilepsia, esquizofrenia, enfermedades febriles, dolor de estómago, vómito, dolor del corazón, contracción y dolor en el codo y en el brazo.

Método: Se inserta la aguja perpendicularmente 0,5-1,0 *cun*. Se puede aplicar la moxibustión.

Nota: Es punto *luo* (enlace) del meridiano *jueyin* de la mano, de donde se dirige hacia el meridiano *shaoyang* (SJ.) de la mano; es uno de los ocho puntos de cruce, que se comunica con el meridiano *yinwei* de la mano.

Referencias: *Zhenjiu Juying*: trata la depresión.

Leijing Tuyi: Trata la ansiedad e intranquilidad, los cinco tipos de epilepsia, torpeza mental, palpitación, sobresalto, tristeza, deseo de llorar, pérdida del conocimiento, amnesia, pérdida de la memoria, intranquilidad en el ánimo, ganas de cantar y reir.

5) *Daling* (Pc.7)

Localización: Está en la depresión en medio del pliegue transversal de la muñeca, entre los tendones del músculo largo palmar y del músculo flexor del carpo.

Funciones: Tranquilizar el corazón y calmar el ánimo, recuperar la función del estómago y despejar la cavidad torácica.

Indicaciones: Palpitación, insomnio, epilepsia, esquizofrenia, desmayo, precordialgia, dolor de estómago, vómito, dolor en el pecho y los hipocondrios, hinchazón y dolor en la garganta, dolor en la muñeca.

Método: Se inserta la aguja perpendicularmente 0,5-0,8 *cun*. Se puede aplicar la moxibustión.

Nota: Es punto *shu* (arroyo) del meridiano *jueyin* de la mano y punto *yuan* (fuente) del pericardio.

Referencias: *Zhenjiu Juying*: trata trastornos con risas incontroladas, ansiedad, palpitación, tristeza, deseo de llanto, sobresalto.

Zhenjiu Zishengjing: asociado con *quze* (Pc.3) trata la intranquilidad y la angustia, asociado con *laogong* (Pc.8) trata la risa incontrolada.

Bei Ji Qian Jin Yaofang: trata todo tipo de esquizofrenia.

6) *Laogong* (Pc.8)

Localización: En el centro de la palma de la mano, en el pliegue transversal, entre el segundo y tercer metacarpiano. Se localiza este punto así; cerrando el puño, el punto está debajo de la punta del dedo medio. (Fig. 22)

Funciones: Eliminar el calor en el corazón, despejar la mente.

Indicaciones: Pérdida del conocimiento en la apoplejía, esquizofrenia, epilepsia, ulcera bucal, halitosis, exceso de sudor en la palma de la mano.

Método: Se inserta la aguja perpendicularmente 0,3-0,5 *cun*. Se puede aplicar la moxibustión.

Nota: Es el punto *ying* (manantial) del meridiano *jueyin* de la mano.

Referencias: *Zhenjiu Juying*: trata la tristeza, la pérdida de control emocional.

Zhenjiu Zishengjing asociado con *daling* (Pc.7), trata la risa incontrolada, el enojo fácil y la tristeza.

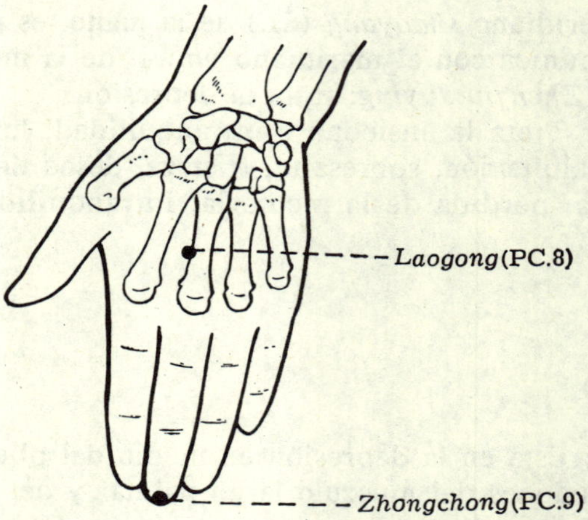

Fig. 22.

7) *Zhongchong* (Pc.9)

Localización: En el centro de la punta del dedo medio (fig. 22).

Funciones: Tranquilizar el corazón y sedar el calor, despejar la mente y recuperar el conocimiento.

Indicaciones: Dolor precordial, calor disfórico, desmayo, hinchazón y rigidez de la lengua, enfermedades febriles, calor en la palma de la mano.

Método: Se inserta la aguja superficialmente 0,1 *cun*. O se hace la sangría. Se puede aplicar la moxibustión.

Nota: Es el punto *jing* (pozo) del meridiano *jueyin* de la mano.

Referencia: *Zhenjiu Juying*: trata el dolor de estómago, disforia y sensación de plenitud en el corazón.

10. Puntos del meridiano *sanjiao shaoyang* de la mano (Fig. 23)

1) *Guanchong* (SJ.1)

Localización: En el lado extremo del dedo anular, aproximadamente 0,5 *cun* del ángulo ungueal. (Fig. 24)

Funciones: Eliminar el calor y aclarar la mente.

Indicaciones: Disforia, pérdida de conocimiento después de la apoplejía, síncope, coma, dolor de cabeza, enrojecimiento de los ojos, hinchazón y dolor de la garganta, rigidez de la lengua, enfermedades febriles.

Método: Se inserta la aguja superficialmente 0,1 *cun* o se hace sangría. Moxibustión indicada.

Nota: Es punto *ying* (pozo) del meridiano *shaoyang* de la mano.

Referencia: *Zhenjiu Juying*: trata la lengua encogida, la sequedad en la boca y la angustia.

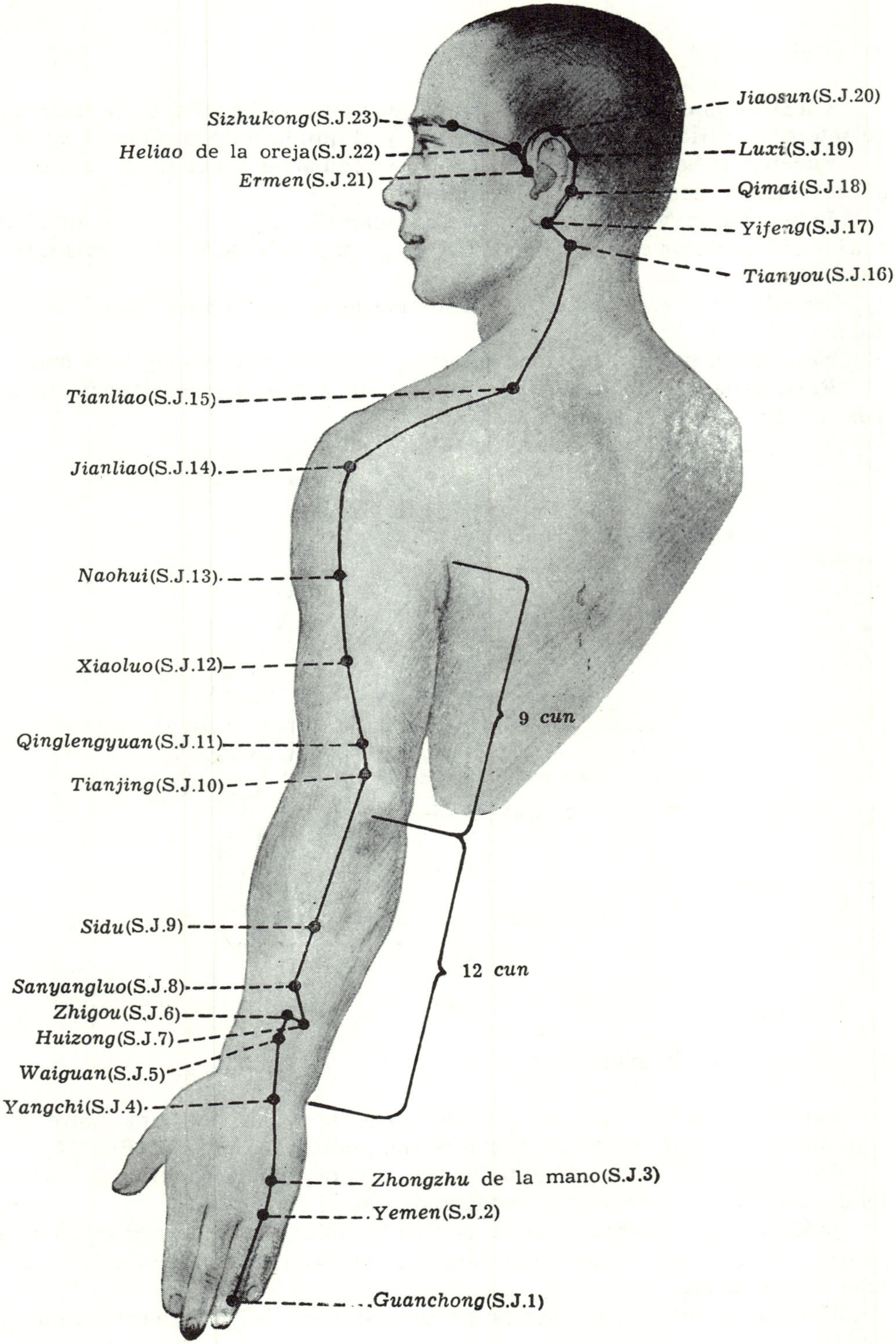

Fig. 23. El Canal de *Sanjiao Shaoyang* de la Mano

2) *Yemen* (SJ.2)

Localización: Con la mano cerrada, el punto se localiza en la depresión por delante de la articulación, entre el cuarto y el quinto metacarpiano.(Fig. 24)

Funciones: Sedar el calor del *sanjiao*, regular la función del mecanismo del *qi*, despejar la mente y agudizar la audición.

Indicaciones: Manía, palpitaciones, insomnio, sordera súbita, dolor de cabeza, conjuntivitis, dolor e hinchazón de la garganta, malaria, dolor y convulsiones de los dedos.

Método: Se inserta la aguja perpendicularmente 0,3-0,5 *cun*. Moxibustión indicada.

Nota: Es el punto *ying* (manantial) del meridiano *shaoyang* de la mano.

Referencias: *Zhenjiu Juying*: trata la palpitación e incontinencia en el habla y la sordera súbita.

Yizong Jinjian: trata la sordera súbita y el insomnio.

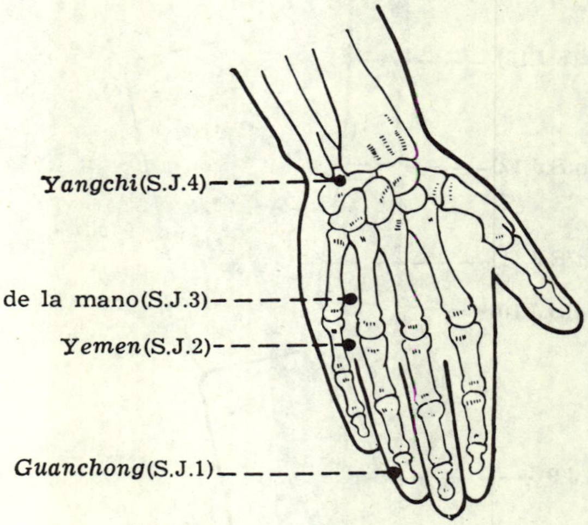

Fig. 24.

3) *Zhongzhu* de la mano (SJ.3)

Localización: Con el puño cerrado, en la depresión del dorso entre el cuarto y quinto metacarpiano, un *cun* posterior del punto *yemen* (SJ.2) (Fig. 24)

Funciones: Eliminar el calor de *sanjiao*, regular la función del mecanismo del *qi*, aclarar la mente y agudizar la audición.

Indicaciones: Sordera, mudez, acúfenos, dolor de cabeza, enrojecimiento de los ojos, dolor e hinchazón de la garganta, enfermedades febriles, contracción y dolor de los dedos.

Método: Se inserta la aguja perpendicularmente 0,3-0,5 *cun*. Moxibustión indicada.

Nota: Es punto *shu* (arroyo) del meridiano *shaoyang*. El presente punto se usa para tratar la sordera de carácter histérico.

Referencias: *Zhenjiu Juying*: trata la sordera.

Zhenjiu Zishengjing: asociado con *tianrong* (ID.17), *tinghui* (VB.2), *tinggong* (ID.19), puede tratar la sordera y los acúfenos.

4) *Waiguan* (SJ.5)

Localización: Está a 2 *cun* por encima del pliegue transversal del dorso de la muñeca, entre el radio y el cúbito. (Fig. 25)

Funciones: Eliminar el calor de *sanjiao*, aclarar la mente y agudizar la audición, drenar el hígado y regular el *qi*, calmar el viento del hígado.

Indicaciones: Acúfenos, sordera, mudez repentina, dolor de cabeza, vértigo y mareo, enrojecimiento y dolor de los ojos, dolor hipocóndrico, contracción y dolor del codo y del brazo, dolor de los dedos.

Método: Se inserta la aguja perpendicularmente 0,5-1,0 *cun*. Moxibustión indicada.

Nota: Es punto *luo* (enlace) del meridiano *shaoyang* de la mano que comunica con el meridiano *jueyin* de la mano. Y uno de los ocho puntos de cruce, de donde se dirige al meridiano *yangwei*.

Referencias: *Zhenjiu Juying*: trata la sordera.

Zhenjiu Zishengjing: asociado con *huizong* (S.J.7) puede tratar la sordera; asociado con *tianchuang* (ID.16) trata acúfenos y sordera.

Leijing Tuyi: trata el calor acumulado en los cinco órganos y las seis vísceras, el vómito de sangre, el mareo y el desmayo, la rigidez de la lengua y la dificultad en el habla.

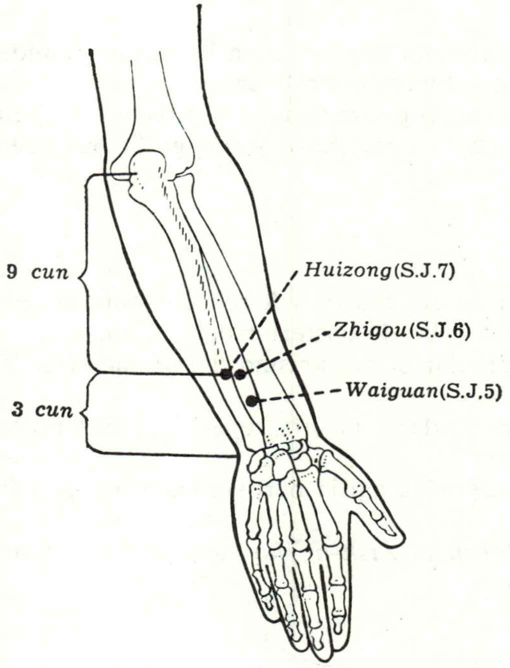

Fig. 25.

5) *Zhigou* (S.J.6)

Localización: Está a 3 *cun* por encima del pliegue transversal de la muñeca en el dorso, entre el radio y el cúbito. (Fig. 25)

Funciones: Eliminar el calor de *sanjiao* (triple recalentador), regular el mecanismo del *qi*, suavizar la garganta y agudizar la audición.

Indicaciones: Afonía repentina, sordera, acúfenos, trismo, disforia, enfermedades febriles, dolor hipocóndrico, estreñimiento, vómito, síncope por excesiva pérdida de sangre, escrófula.

Método: Se inserta la aguja perpendicularmente 0,8-1,2 *cun*. Moxibustión indicada.

Nota: Es punto *jing* (río) del meridiano *shaoyang* de la mano.

Referencias: *Zhenjiu Juying*: trata el trismo, afonía repentina, disforia incontrolable, mareo postparto, pérdida del conocimiento.

Zhenjiu Zishengjing: asociado con *tonggu* (V.66) y *sanyangluo* (SJ.8) puede tratar la mudez repentina.

6) *Sanyangluo* (SJ.8)

Localización: El punto se encuentra a un *cun* por encima del punto *zhigou* (SJ.6).

Funciones: Regular el mecanismo del *qi*, suavizar la laringe y agudizar la audición.

Indicaciones: Sordera repentina, afonía súbita, ganas de estar en la cama.

Método: Se inserta la aguja perpendicularmente 0,8-1,2 *cun*. Moxibustión indicada.

Referencias: *Zhenjiu Juying*: trata la afonía y mudez repentinas, sordera, ganas de estar siempre tumbado en la cama.

Zhenjiu Zishengjing: asociado con *yemen* (SJ.2) puede tratar la sordera repentina; asociado con *zhigou* (SJ.6) y *tonggu* (V.66) puede tratar la mudez súbita.

7) *Sidu* (SJ.9)

Localización: Se encuentra a 5 *cun* por debajo del olécranon, en el lado del dorso del antebrazo y borde posterior del cúbito.

Funciones: Regular el mecanismo del *qi*, suavizar la laringe y agudizar la audición.

Indicaciones: Sordera, afonía repentina, dolor de cabeza, mareo y vértigo, dolor del antebrazo.

Método: Se inserta la aguja perpendicularmente 1,0-1,5 *cun*. Moxibustión indicada.

Referencia: *Zhenjiu Zishengjing*: asociado con *tianyou* (SJ.16) puede tratar la sordera repentina.

8) *Tianjing* (SJ.10)

Localización: Cuando se flexiona el codo, se localiza el punto en la depresión que está a un *cun* por encima del olécranon.

Funciones: Reajustar el mecanismo del *qi*, eliminar el calor y disolver la flema.

Indicaciones: Acúfenos, sordera, insomnio, sopor, palpitación, tristeza y melancolía, epilepsia, migraña, dolor en el cuello, los hombros y los brazos, escrófula.

Método: Se inserta la aguja 0,5-1,0 *cun* perpendicular u oblicuamente hacia arriba. Moxibustión indicada.

Nota: Es punto *he* (mar) del meridiano *shaoyang* de la mano.

Referencias: *Zhenjiu Juying*: trata el insomnio, sopor, palpitación, tristeza, melancolía y epilepsia.

Zhenjiu Zishengjing: asociado con *xinshu* (V.15), *shendao* (Du.11), trata la tristeza, melancolía y perturbación; asociado con *baihui* (Du.20), *shendao* (Du.11), *yemen* (SJ.2), trata la palpitación; asociado con *xiaohai* (I.D.8) trata la epilepsia.

9) *Tianyou* (SJ.16)

Localización: En la parte posteroinferior de la apófisis mastoidea, en el borde posterior del músculo esternocleidomastoideo, a nivel del ángulo de la mandíbula inferior.

Funciones: Sedar el calor y eliminar la flema, aclarar la mente y agudizar la audición.

Indicaciones: Sordera súbita, muchos ensueños, mareo, vista borrosa, dolor de cabeza, hinchazón de la cara, rigidez de la nuca, escrófula.

Método: Se inserta la aguja perpendicularmente 0,5-1,0 *cun*. Se puede aplicar la moxibustión, pero con prudencia.

Referencias: *Zhenjiu Zishengjing*: asociado con *sidu* (SJ.9), trata la sordera repentina.

Zhenjiu Juying: Puede tratar la sordera súbita, la vista nublada, la incapacidad auditiva y las pesadillas.

10) *Qimai* (SJ.18)

Localización: En el centro de la apófisis mastoidea, en la unión del tercio medio y tercio superior de la curva formada por *yifeng* (S.J.17) y *jiaosun* (S.J.20), posterior al hélix.

Funciones: Eliminar el calor y calmar el viento, tranquilizar el sobresalto y calmar la mente, aclarar el cerebro y agudizar la audición.

Indicaciones: Acúfenos, sordera, espasmo infantil, dolor de cabeza, epilepsia.

Método: Se inserta la aguja horizontalmente 0,3-0,5 *cun*. Se puede aplicar la moxibustión, pero con prudencia.

Referencias: *Zhenjiu Juying*: trata los síndromes de viento de la cabeza, acúfenos, espasmo infantil, epilepsia infantil con convulsiones y sustos.

Zhenjiu Zishengjing: asociado con *shendao* (Du.11) y *luxi* (SJ.19), trata los ataques epilépticos infantiles con convulsiones.

11) *Yifeng* (SJ.17)

Localización: En la parte anteroinferior de la apófisis mastoidea, en la depresión trasera por debajo del lóbulo de la oreja.

Funciones: Eliminar el calor y diluir la flema, aclarar la mente y agudizar la audición.

Indicaciones: Acúfenos, sordera, desviación de la boca, trismo, dolor de dientes, hinchazón de la mejilla, escrófula.

Método: Se inserta la aguja perpendicularmente 0,8-1,2 *cun*. Moxibustión indicada.

Nota: Es punto de reunión de los meridianos *shaoyang* de la mano y del pie.

Referencias: *Shenjiu Juying*: trata la sordera y los acúfenos.

Zhenjiu Zishengjing: asociado con *tongli* (C.5), trata la afonía repentina.

12) *Luxi* (SJ.19)

Localización: Detrás de la oreja, en la unión del tercio superior y medio de la curva formada por el punto *yifeng* (SJ.17) y el punto *jiaosun* (SJ.20).

Funciones: Eliminar el calor y calmar el viento, calmar el sobresalto y tranquilizar la mente.

Indicaciones: Acúfenos, espasmo infantil, epilepsia, insomnio, dolor de cabeza.

Método: Se inserta la aguja horizontalmente 0,3-0,5 *cun*. Moxibustión indicada.

Referencias: *Zhenjiu Juying*: trata ataques epilépticos y el insomnio.

Zhenjiu Zishengjing: asociado con *qimai* (SJ.18) y *shendao* (Du.11), puede tratar ataques epilépticos infantiles.

Baizheng Fu: «Las convulsiones no pueden ser curadas sino por *Luxi* (SJ.19).»

13) *Ermen* (SJ.21)

Localización: En la depresión anterior entre la oreja y la articulación de la mandíbula, borde superior de la oreja, donde el pabellón se une a la cara.

Funciones: Eliminar el calor y calmar el viento, aclarar la mente y agudizar el oído.

Indicaciones: Sordera, acúfenos, otitis media supurativa, dolor de dientes.

Método: Con la boca abierta, se inserta la aguja perpendicularmente 0,5-1,0 *cun*. Se puede aplicar la moxibustión, pero prudentemente.

Referencia: *Zhenjiu Zishengjing*: asociado con *yifeng* (SJ.17) y *naokong* (VB.19), puede tratar acúfenos y sordera.

14) *Sizhukong* (SJ.23)

Localización: En la depresión que se halla en el extremo externo de la ceja.

Funciones: Eliminar el calor y diluir la flema, despejar el cerebro y calmar el viento.

Indicaciones: Esquizofrenia, epilepsia, dolor de cabeza, enrojecimiento e hinchazón y dolor de los ojos, vista borrosa y fotofobia, tic de los párpados.

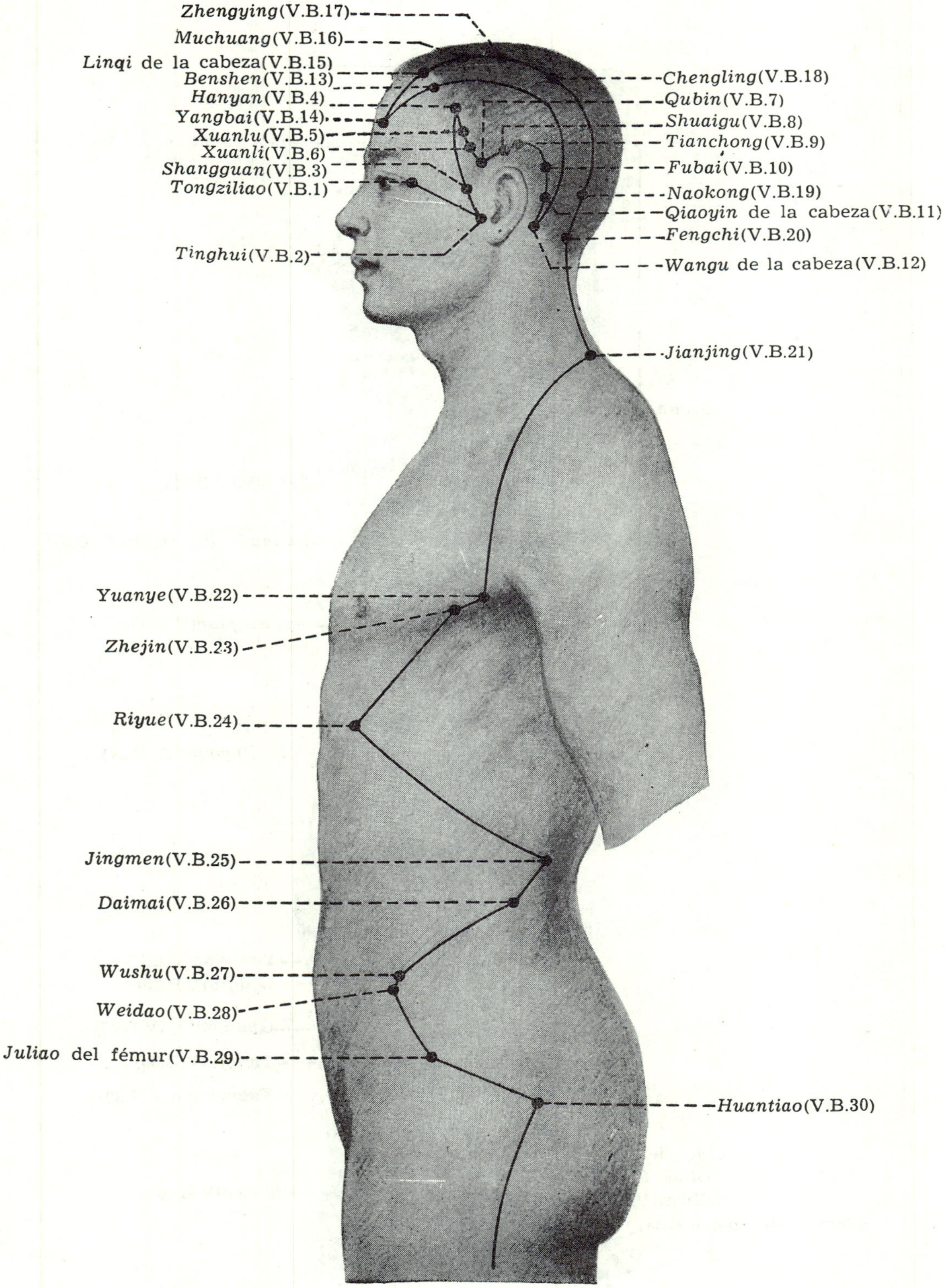

Fig. 26a. El Canal de la Vesícula Biliar *Shaoyang* del Pie

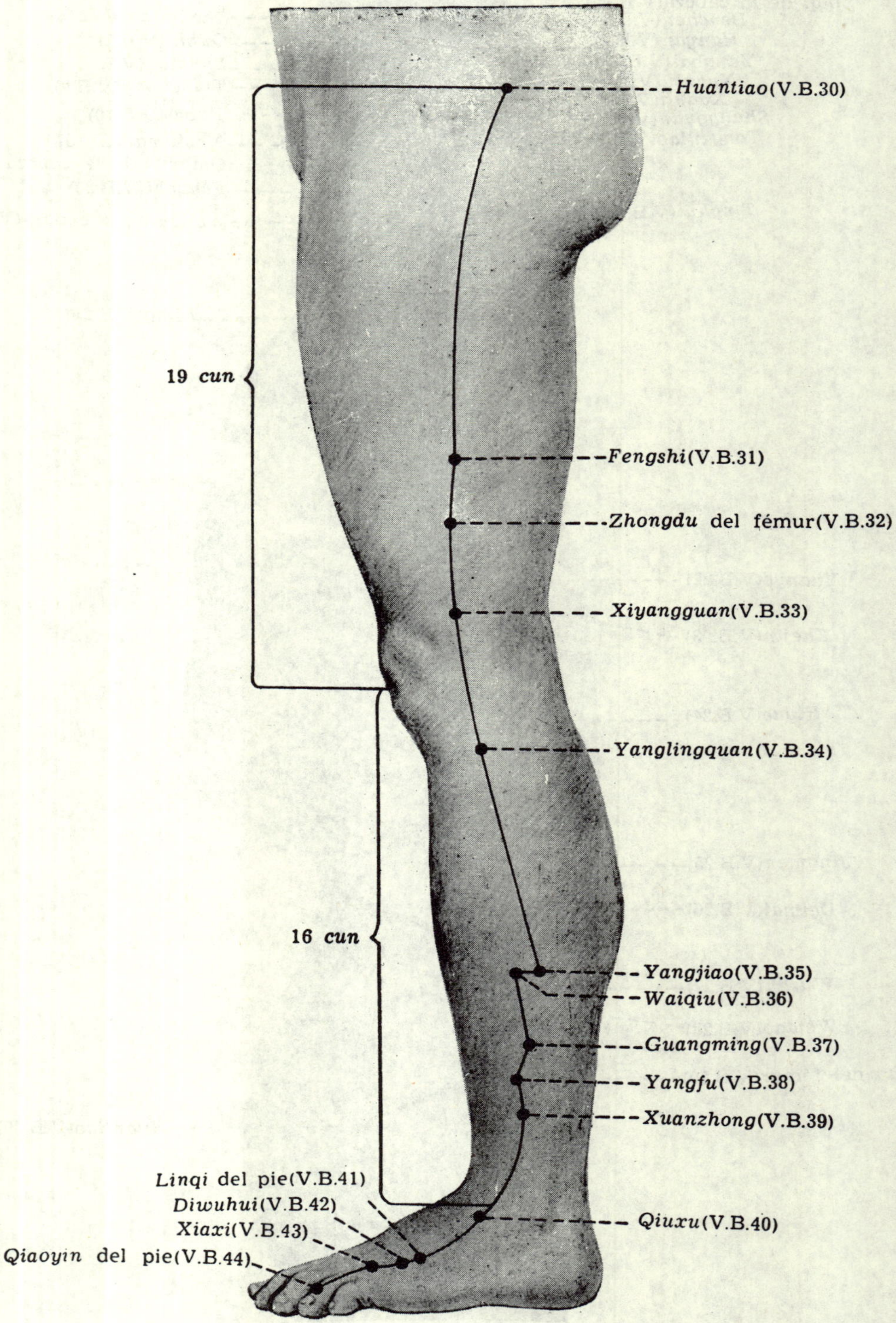

Fig. 26b. El Canal de la Vesícula Biliar *Shaoyang* del Pie

Método: Se inserta la aguja horizontalmente 0,5-1,0 *cun*. Moxibustión con prudencia.

Referencias: *Zhenjiu Juying*: trata epilepsia, mirada hacia arriba, pérdida de conocimiento y manía.

Zhenjiu Zishengjing: asociado con *shenting* (Du.24), trata ataques epilépticos con la mirada hacia arriba y pérdida de conocimiento.

11. Puntos del meridiano de la vesícula biliar *shaoyang* del pie (Fig. 26)

1) *Tongziliao* (VB.1)

Localización: 0,5 *cun* por fuera del ángulo externo del ojo (Fig. 27).

Funciones: Eliminar el calor y eliminar el viento, tonificar el meridiano y clarificar los ojos.

Indicaciones: Pérdida repentina de la vista, dolor de cabeza, mareo y vértigo, enrojecimiento e hinchazón y dolor de los ojos, nébula.

Método: Se inserta la aguja horizontalmente 0,3-0,5 *cun*. Moxibustión con prudencia.

Nota: Es punto de reunión de los meridianos *shaoyang* de la mano y del pie y del *taiyang* de la mano. Es un punto usual para tratar enfermedades del ojo, también se usa para pérdida de vista de carácter histérico.

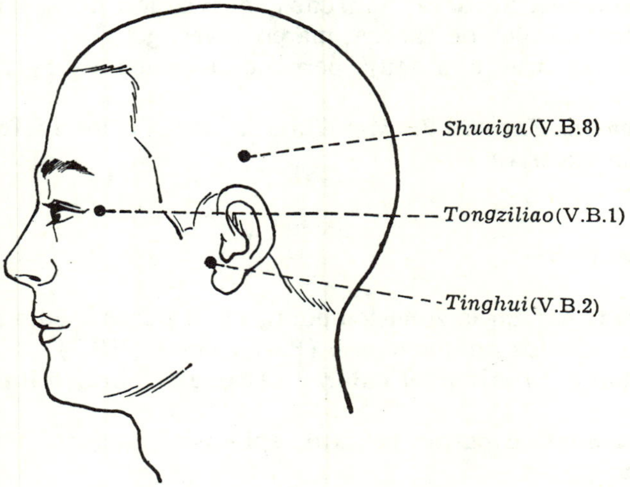

Fig. 27.

2) *Tinghui* (VB.2)

Localización: En la parte anterior de la fisura intertráguica, en el borde posterior del cóndilo de la mandíbula. Se localiza ese punto con la boca abierta. (Fig. 27)

Funciones: Eliminar el calor y calmar el viento, inducir la reanimación y aguzar el oído.

Indicaciones: Esquizofrenia, sordera, acúfenos, otitis media supurativa, desviación de la boca, hinchazón de la parótida, dolor de dientes.

Método: Se inserta la aguja perpendicularmente 0,5-0,8 *cun*. Moxibustión indicada.

Referencias: *Zhenjiu Juying*: trata los acúfenos, la sordera, las convulsiones, la perturbación mental y la melancolía.

Zhenjiu Zishengjing: asociado con *tianrong* (ID.17), *tinggong* (ID.19), *zhongzhu* (S.J.3), trata la sordera; asociado con *luoque* (V.8), *shenzhu* (Du.12), trata las convulsiones, perturbación mental y melancolía.

Baizheng Fu, asociado con *yifeng* (SJ.17) trata la sordera y en particular aquella causada por el estancamiento del *qi*.

3) *Shangguan* (VB.3)

Localización: En el borde superior del arco zigomático; en la depresión directamente por encima del punto *xiaguan* (E.7).

Funciones: Eliminar el calor y calmar el viento, inducir la reanimación y agudizar el oído.

Indicaciones: Sordera, acúfenos, desviación de la boca, convulsiones en el bebé, epilepsia, dolor de cabeza, mareo y vértigo.

Método: Se inserta la aguja perpendicularmente 0,5-1,0 *cun*. Moxibustión con prudencia.

Referencia: *Zhenjiu Juying*: Trata la sordera, los acúfenos, las convulsiones y la salivación excesiva.

4) *Hanyan* (VB.4)

Localización: En la zona temporal, en el punto medio de la mitad superior de la linea que une los puntos *touwei* (E.8) y *qubin* (VB.7).

Funciones: Eliminar el calor y sedar el viento, diluir la flema y aclarar la mente.

Indicaciones: Espasmo infantil, epilepsia, jaqueca, acúfenos, vértigo, mareo, parálisis facial.

Método: Se inserta la aguja horizontalmente 0,5-0,8 *cun*. Moxibustión indicada.

Nota: Es punto de reunión de los meridianos *shaoyang* de la mano (SJ.) y del pie (VB.) y del meridiano *yangming* (E) del pie.

Referencia: *Zhenjiu Juying*: trata la epilepsia.

5) *Tianchong* (VB.9)

Localización: Por encima del borde posterior de la raíz de la oreja, a 1,5 *cun* del cuero cabelludo.

Funciones: Eliminar el calor y diluir la flema, apagar el viento y calmar los ataques epilépticos.

Indicaciones: Palpitación, epilepsia, depresión, dolor de cabeza, mareo y vértigo.

Método: Se inserta la aguja horizontalmente 0,5-0,8 *cun*. Moxibustión indicada.

Nota: Es punto de reunión del meridiano *shaoyang* del pie (VB) y del meridiano *taiyang* del pie (V).

Referencias: *Zhenjiu Juying*: trata la depresión, los síndromes con convulsiones causadas por el viento y el dolor de cabeza.

Baizheng Fu: asociado con *daheng* (B.15), trata la tristeza con llanto y los epistótonos.

6) *Wangu* de la cabeza (VB.12)

Localización: En la depresión posteroinferior a la apófisis mastoidea.

Funciones: Eliminar el calor y la flema, apagar el viento y calmar la convulsión.

Indicaciones: Disforia, epilepsia, manía, dolor de cabeza, rigidez y dolor del cuello, dolor de dientes, desviación de la boca.

Método: Se inserta la aguja oblicuamente 0,5-0,8 *cun*. Moxibustión indicada.

Nota: Es punto de reunión del meridiano *taiyang* del pie (V) y el *shaoyang* del pie (VB)

Referencia: *Zhenjiu Zishengjing*: trata la depresión, la rigidez y la disforia.

7) *Benshen* (VB.13)

Localización: Está a 3 *cun* lateralmente al punto *shenting* (Du.24).

Funciones: Eliminar el calor y diluir la flema, calmar el viento y las convulsiones.

Indicaciones: Epilepsia, espasmo infantil, dolor de cabeza, mareo y vértigo.

Método: Se inserta la aguja horizontalmente 0,3-0,5 *cun*. Se puede aplicar la moxibustión.

Nota: Es punto de reunión del meridiano *shaoyang* y el *yangwei*.

Referencias: *Zhenjiu Juying*: trata los ataques epilépticos que se acompañan de emisión de saliva.

Zhenjiu Zishengjing: asociado a *duiduan* (Du.27), trata ataques epilépticos acompañados con emisión de espumas.

8) *Linqi* de la cabeza (VB.15)

Localización: Directamente por encima del punto *yangbai* (VB.14), a 0,5 *cun* dentro de la línea de los cabellos.

Funciones: Eliminar el calor y diluir la flema, apagar el viento y calmar las convulsiones.

Indicaciones: Epilepsia, manía, desmayo, espasmo infantil, dolor de cabeza, vértigo, visión borrosa, exceso de lágrimas.

Método: Se inserta la aguja horizontalmente 0,3-0,5 *cun*. Se puede aplicar la moxibustión.

Nota: Es punto de reunión de los meridianos *shaoyang* del pie (VB), *taiyang* (V) y *yangwei*.

Referencias: *Zhenjiu Juying*: trata convulsiones, epilepsia y estrabismos.

Zhenjiu Zishengjing: asociado con *tianzhu* (V.10), trata manía, incontrol de palabras, desviación de los ojos hacia arriba.

Yizong Jinjian: trata espasmo, manía y desmayo repentino.

9) *Naokong* (VB.19)

Localización: A 1,5 *cun* directamente por encima del punto *fengchi* (VB.20).

Funciones: Eliminar el calor y apagar el viento, diluir la flema y calmar el ánimo.

Indicaciones: Palpitación, esquizofrenia, convulsiones, dolor de cabeza, mareo, vértigo, rigidez del cuello.

Método: Se inserta la aguja horizontalmente 0,3-0,5 *cun*. Se puede aplicar la moxibustión.

Nota: Es punto de reunión del meridiano *shaoyang* del pie (VB) y *yangwei*.

Referencias: *Zhenjiu Juying*: trata la vista borrosa y la esquizofrenia tipo depresivo.

Zhenjiu Zishengjing: asociado con *jinggu* (V.64), *yanggu* (ID.5), *shenzhu* (Du.12), trata la manía de andar sin parar en esquizofrenicos, asociado con *shugu* (V.65), trata la esquizofrenia tipo depresivo, el adelgazamiento rápido y el dolor de cabeza.

10) *Fengchi* (VB.20)

Localización: En la parte posterior de la nuca, en la depresión entre la parte superior del músculo esternocleidomastoideo y del músculo trapecio. En la misma línea horizontal con el punto *fengfu* (Du.16). (Fig. 28)

Funciones: Eliminar el calor y calmar el viento, aclarar la vista y aguzar el oído, inducir la reanimación y despejar la mente.

Indicaciones: Insomnio, desmayo, coma, epilepsia, rigidez del cuello, fiebre, con aversión al viento, dolor de cabeza, mareo, vértigo, enrojecimiento e hinchazón y dolor de los ojos, sordera, acúfenos.

Método: Con la punta de la aguja ligeramente hacia abajo, se inserta oblicuamente hacia la punta de la nariz 0,8-1,2 *cun*, o se inserta horizontalmente hacia el punto *fengfu* (Du.16)

Nota: Es punto de reunión del meridiano *shaoyang* y el meridiano *yangwei*. En su zona más profunda está la médula, por lo que hay que manejar estrictamente la profundidad y ángulo al aplicar la acupuntura.

Referencia: *Zhenjiu Zishengjing*: asociado con *tinghui* (VB.2), *fuliu* (R.7), trata la epilepsia y el desmayo.

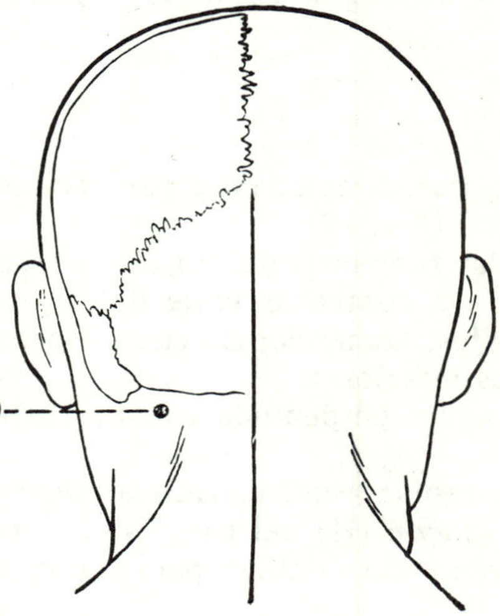

Fig. 28.

11) *Yanglingquan* (VB.34)

Localización: En la depresión anteroinferior de la cabeza del peroné. (Fig. 29)

Funciones: Evacuar el hígado y la vesícula biliar, relajar los tendones y regular la movilidad de las articulaciones.

Indicaciones: Dolores hipocóndricos, irritabilidad, dolor de cabeza, insomnio, sueños, enrojecimiento e hinchazón y dolor de los ojos, gusto amargo, sequedad en la garganta, convulsiones, sobresalto y temor, parálisis y dolor en las piernas, ictericia.

Método: Se inserta la aguja perpendicularmente 1,0-1,5 *cun*. Moxibustión indicada.

Nota: Es punto *he* (mar) del meridiano *shaoyang* del pie (VB), uno de los ocho puntos de influencia que controla el *jing* (los tendones y nervios).

Referencia: *Zhenjiu Zishengjing*: asociado con *rangu* (R.2), trata las palpitaciones, el temor y la manía persecutoria.

12) *Yangjiao* (VB.35)

Localización: Está a 7 *cun* por encima del extremo del maléolo externo, en el borde posterior del peroné, a un *cun* por detrás del punto *waiqiu* (VB.36). (Fig. 29)

Funciones: Eliminar el calor y diluir la flema, canalizar los meridianos y avivar los colaterales.

Indicaciones: Manía, epilepsia, parálisis y dolor en la pierna y el pie.

Método: Se inserta la aguja perpendicularmente 1,0-1,5 *cun*. Moxibustión indicada.

Nota: Es el punto *xi* (hendidura) del meridiano *yangwei*.
Referencia: *Zhenjiu Juying*: trata el sobresalto y la manía.

13) *Guangming* (VB.37)

Localización: Está a 5 *cun* directamente por encima del maléolo externo, en el borde anterior del peroné. (Fig. 29)

Funciones: Reajustar las funciones del hígado y aclarar la vista.

Indicaciones: Corregir la contracorriente del *qi*, ceguera, enrojecimiento e hinchazón y dolor de los ojos, hemeralopía, visión borrosa, vista nublada, parálisis y dolor en los miembros inferiores.

Método: Se inserta la aguja perpendicularmente 1,0-1,5 *cun*. Moxibustión indicada.

Nota: Es el punto *luo* (enlace) del meridiano *shaoyang* del pie (VB), se comunica con el meridiano *jueyin* (H) del pie. Este es un punto usual para tratar enfermedades de los ojos y se usa también para tratar la pérdida de vista de carácter histérico.

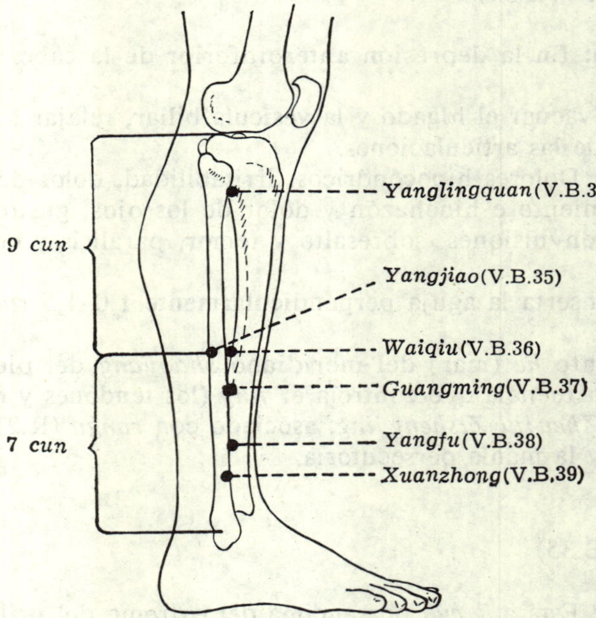

Fig. 29.

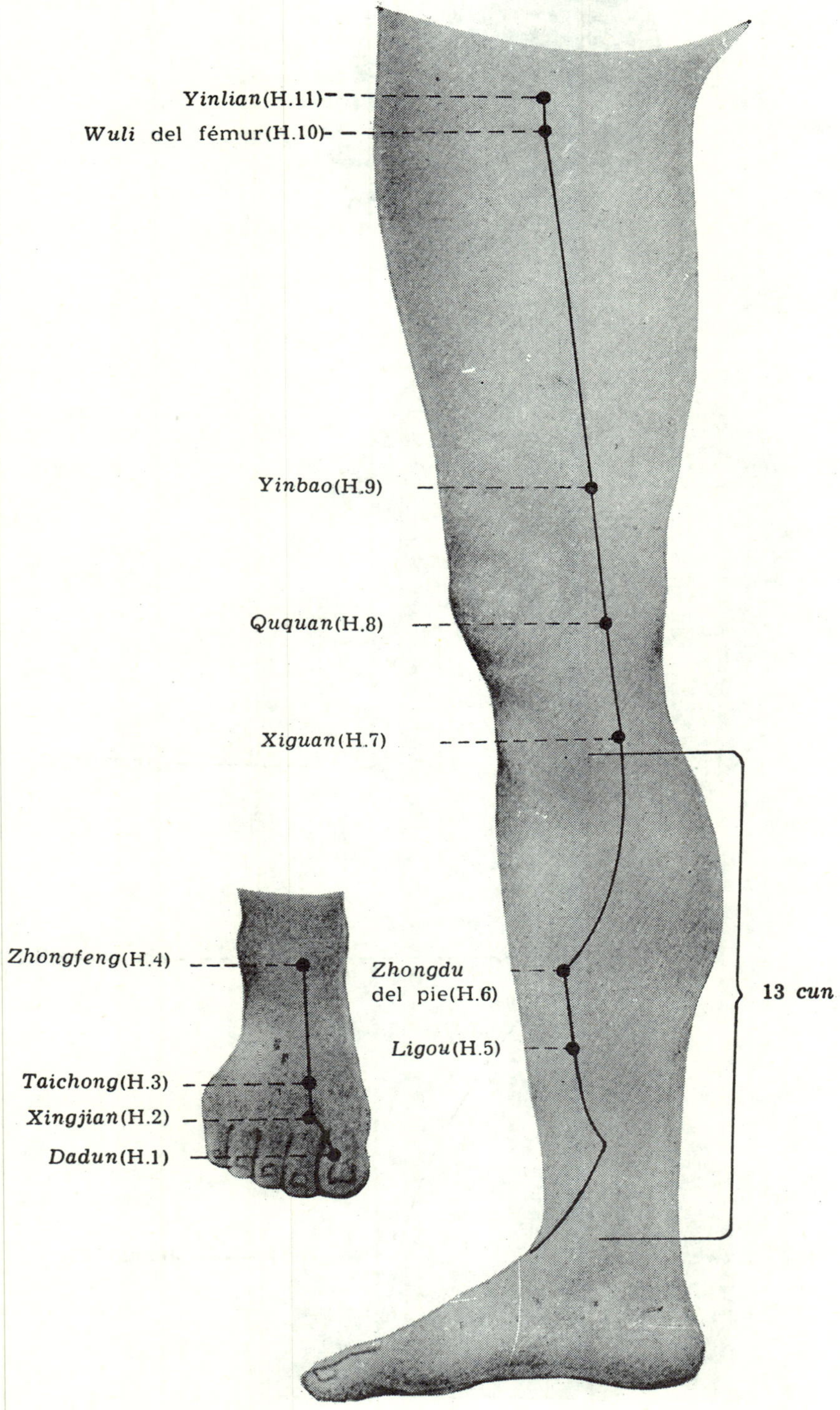

Fig. 30a. El Canal del Hígado *Jueyin* del Pie

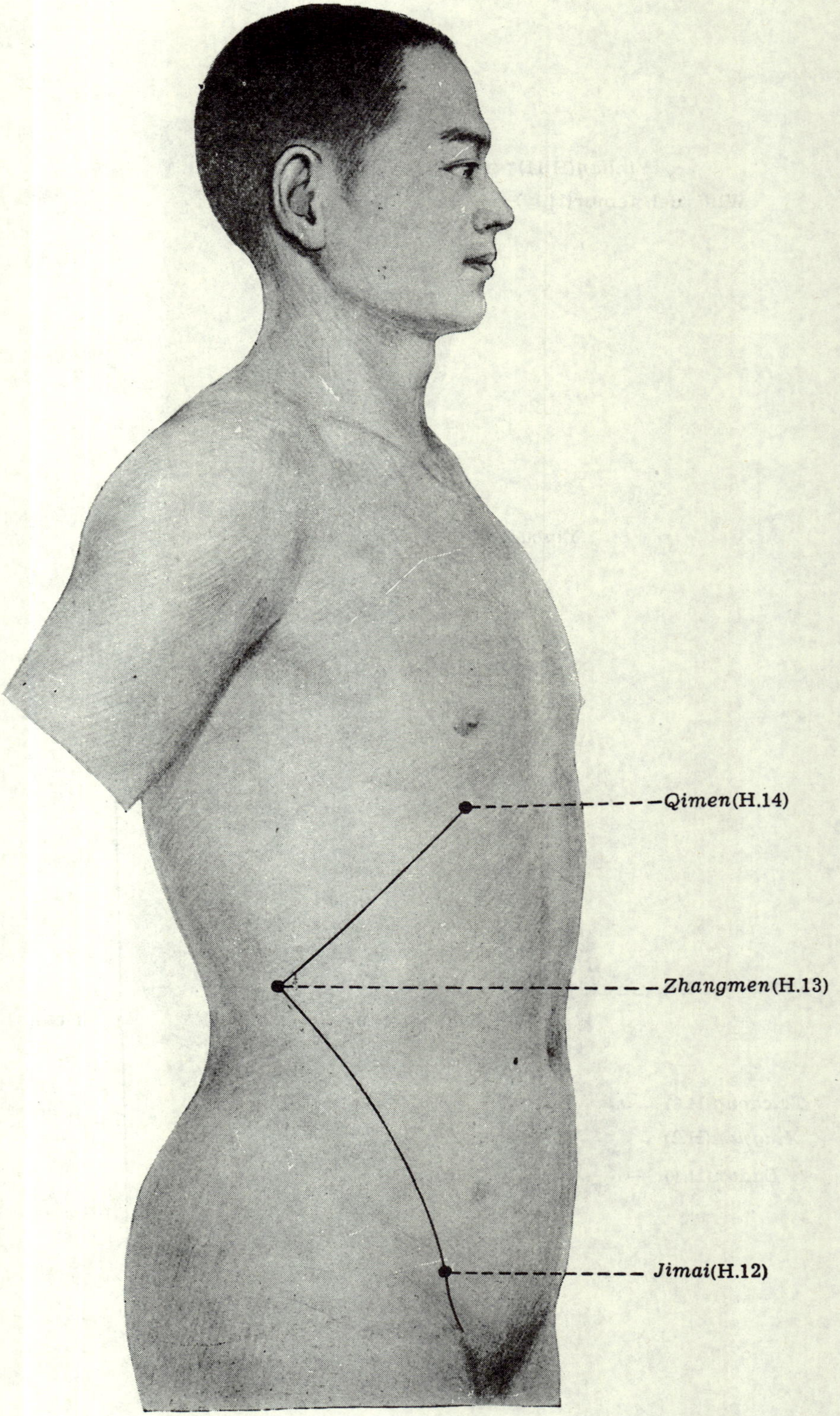

Fig. 30b. El Canal del Hígado *Jueyin* del Pie

12. Puntos del meridiano del hígado *jueyin* del pie (Fig. 30)

1) *Dadun* (H.1)

Localización: Aproximadamente un *cun* entre el ángulo externo de la uña y la articulación interfalángica. (Fig. 31)

Funciones: Eliminar el calor y despejar la mente, regular la función del meridiano *chong* (concepción) y detener la hemorragia uterina, ascender el *qi* descendido.

Indicaciones: Desmayo, coma, epilepsia, manía, sopor, hernia, amenorrea, hemorragia uterina, enuresis, prolapso del útero.

Método: Se inserta horizontalmente 0,1-0,2 *cun* la aguja. O se hace sangría. Moxibustión indicada.

Nota: Es punto *jing* (pozo) del meridiano *jueyin* del pie. No es conveniente aplicar la moxibustión a una mujer antes o inmediatamente después del parto.

Referencias: *Zhenjiu Juying*: trata la melancolía, sopor, desmayo y coma.

Zhenjiu Zishengjing : Con la moxibustión trata la manía y el coma.

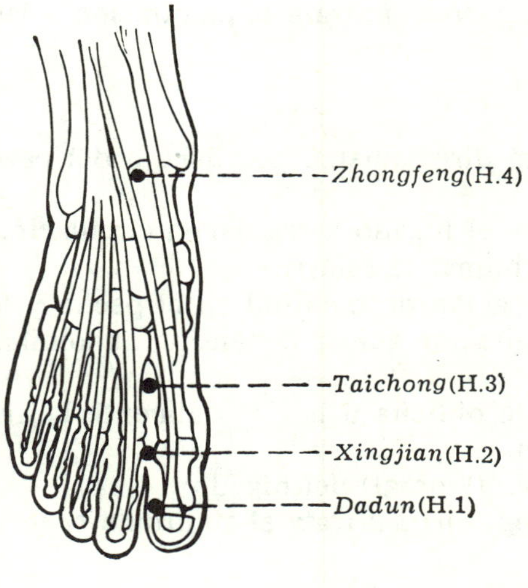

Fig. 31

2) *Xingjian* (H.2)

Localización: En el dorso del pie, cerca de la comisura entre el primero y el segundo dedo del pie. (Fig. 31)

Funciones: Drenar el hígado y regular la circulación del *qi*, calmar el susto y la epilepsia.

Indicaciones: Sensación de plenitud y dolor en el pecho y los hipocondrios, irritabilidad, insomnio, desconcierto, manía, epilepsia, enrojecimiento, dolor e hinchazón de los ojos, vértigo, nictalopía, irregularidad de la menstruación.

Método: Se inserta la aguja oblicuamente 0,5-0,8 *cun*. Se puede aplicar la moxibustión.

Nota: Es punto *ying* (manantial) del meridiano *jueyin* del pie.

Referencias: *Zhenjiu Juying*: trata el fácil enojo y la esquizofrenia tipo depresivo.

Zhenjiu Zishengjing: asociado con *jinsuo* (Du.8), *qugu* (Ren.2), *yingu* (R.10), trata la epilepsia y la esquizofrenia.

3) *Taichong* (H.3)

Localización: En la depresión distal en la unión del primero y segundo metatarsiano del dorso del pie. (Fig. 31)

Funciones: Drenar hígado y regular la circulación del *qi*, normalizar la menstruación y la circulación de la sangre, calmar el susto y el viento.

Indicaciones: Sensación de plenitud en el pecho, dolor en los hipocondrios, insomnio, disforia, irritabilidad, sueños, dolor de cabeza, vértigo, hernia, hemorragia uterina, irregularidad de la menstruación, convulsión infantil, epilepsia.

Método: Se inserta la aguja 0,5-1,0 *cun* perpendicularmente. Se puede aplicar la moxibustión.

Nota: Es punto *shu* (arroyo) del meridiano *jueyin* (H) del pie y punto *yuan* (fuente) del hígado.

Referencia: *Yizong Jinjian*: trata la palpitación y las convulsiones epilépticas.

4) *Qimen* (H.14)

Localización: Está directamente por debajo del pezón en el sexto espacio intercostal.

Funciones: Drenar el hígado y regular la circulación del *qi*, avivar la circulación de la sangre y eliminar la estasis.

Indicaciones: Sensación de plenitud en el pecho y los hipocondrios, dolor del pecho, vómito, regurgitación ácida, distensión abdominal, anorexia, ictericia, síndrome *bentun*.

Método: Se inserta oblicua u horizontalmente la aguja 0,5-0,8 *cun*. Se puede aplicar la moxibustión.

Nota: Es punto *mu* (frontal) del hígado.

Referencia: *Yizong Jinjian*: trata el síndrome *bentun*.

13. Puntos del meridiano *ren* (vaso concepción) (Fig. 32)

1) *Guanyuan* (Ren.4)

Localización: A 3 *cun* debajo del ombligo (Fig. 33).

Funciones: Tonificar los riñones y alimentar la energía original, regularizar el *qi* y recuperar el *yang*, eliminar el calor y sedar la humedad.

Indicaciones: Síndrome *bentun*, insomnio, amnesia, sueños, apoplejía tipo postración, emaciación, enuresis, debilidad, retención de la orina, hernia, diarrea y disentería, dolor abdominal, espermatorrea, impotencia, irregularidad de la menstruación, leucorrea, infecundidad.

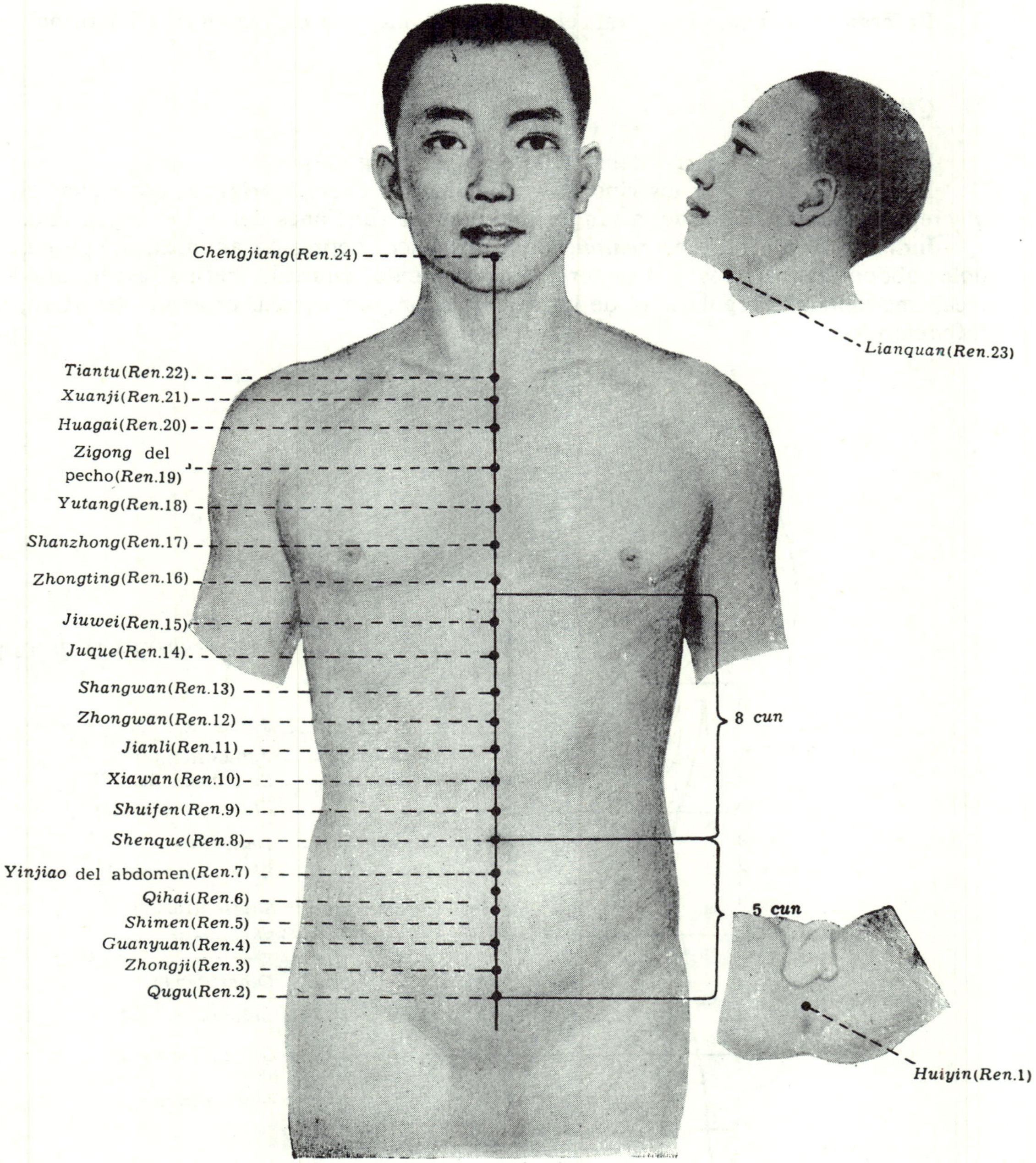

Fig. 32. El Canal *Ren*

Método: Se inserta la aguja perpendicularmente 1,0-2,0 *cun*. Moxibustión indicada.

Nota: Es punto de reunión del meridiano *ren* y los tres meridianos *yin* del pie. Es punto *mu* (frontal) del intestino delgado. Este punto tiene la función de tonificar y beneficiar y fortalecer, es punto importante para la protección de la salud.

Referencia: *Leijing Tuyi*: trata el síndrome *bentun* y la espermatorrea nocturna.

2) *Qihai* (Ren.6)

Localización: A 1,5 *cun* debajo del ombligo. (Fig. 33)

Funciones: Tonificar los riñones y alimentar la energía original, beneficiar el *qi* y regular la circulación de la sangre, mejorar las funciones del *qi* del organismo.

Indicaciones: Síndrome *bentun*, globo histérico, depresión anímica, apoplejía, dolor abdominal, diarrea y disentería, estreñimiento, enuresis, hernia, espermatorrea, impotencia, irregularidad de la menstruación, amenorrea, prolapso del útero, infecundidad.

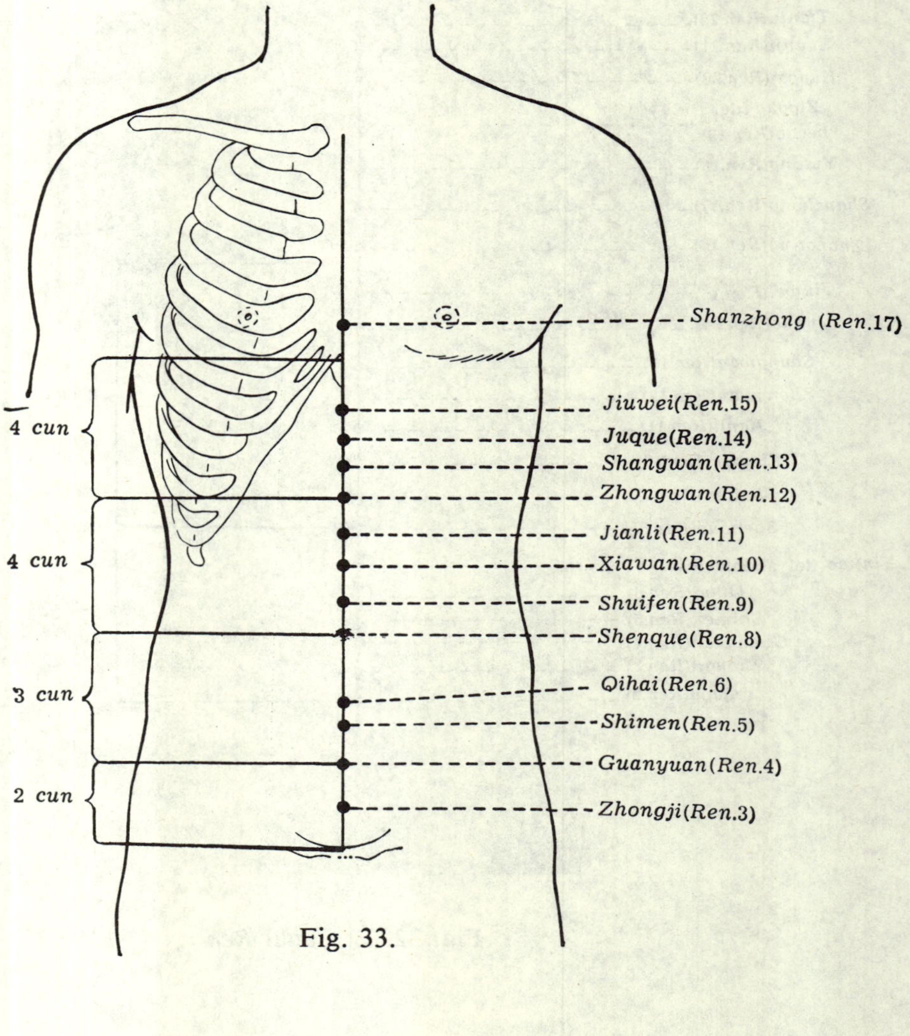

Fig. 33.

Método: Se inserta la aguja perpendicularmente 1,0-2,0 *cun*. Moxibustión indicada.

Nota: Este punto tiene la función de fortalecimiento y tonificación y es un punto importante para la protección de la salud.

Referencias: *Zhenjiu Juying*: este punto trata todo tipo de enfermedades crónicas causadas por trastornos del *qi* y el síndrome *bentun*.

Leijing Tuyi: trata la deficiencia y debilidad y frío del *jiao* inferior, el ascenso del *qi* que ataca al corazón, el sobresalto y el insomnio y el síndrome *bentun*.

3) *Zhongwan* (Ren.12)

Localización: A 4 *cun* por encima del ombligo. (Fig. 33)

Funciones: Regularizar la función de los intestinos y el estómago, diluir la humedad y descender lo turbio.

Indicaciones: Insomnio, sopor, cansancio, pereza para hablar, epilepsia, esquizofrenia, síndrome *zangzao**, síndrome *bentun*, dolor de estómago, distensión abdominal, hipo, regurgitación ácida, vómito, diarrea y disentería, estreñimiento.

Método: Se inserta la aguja perpendicularmente 1,0-1,5 *cun*. Se puede aplicar la moxibustión.

Nota: Es punto *mu* (frontal) del estómago, uno de los ocho puntos de confluencia, que controlan las vísceras. También punto de reunión de los meridianos *taiyang* de la mano (ID), *shaoyang* de la mano (SJ.), *yangming* del pie (E) y el *ren* (vaso de concepción).

Referencias: *Leijing Tuyi*: trata el ascenso del *qi* a causa de un excesivo cansancio intelectual.

Zhenjiu Zishengjing: asociado con *baihui* (Du.20) y *fengchi* (VB.20), trata la epilepsia.

4) *Shangwan* (Ren.13)

Localización: Está a 5 *cun* por encima del ombligo (Fig. 33).

Funciones: Eliminar el calor y la flema, suavizar el *jiao* medio y descender el *qi* que ascendió a contracorriente.

Indicaciones: Palpitación, estupor, disforia, epilepsia, síndrome *bentun*, dolor de estómago, distensión abdominal, vómito, diarrea.

Método: Se inserta la aguja perpendicularmente 0,5-1,0 *cun*. Se puede aplicar la moxibustión.

Nota: Es punto de reunión de los meridianos *ren* (concepción), *yangming* del pie (E) y *taiyang* de la mano (ID).

Referencias: *Zhenjiu Juying*: trata la palpitación e intranquilidad, el síndrome *bentun* y los ataques epilépticos.

Zhenjiu Zishengjing: trata la epilepsia, palpitación, disforia, calor con ansie-

---

* Síndrome *zangzao*: Es similar, en la medicina moderna, a la histeria, enfermedad con accesos de crisis; en momentos no críticos, se observan depresión, cambios repentinos de emoción, sensibilidad y, en las crisis, irritabilidad, tristeza con ganas de llorar, e, incluso, convulsiones, pero sin pérdida total del conocimiento. Es causado por la deficiencia de sangre en el corazón e hígado. (N. del T.)

dad en el pecho, epilepsia; asociado con *taiyuan* (P.9), *feishu* (V.13), *tiaokou* (E.38), *yinbai* (B.1), trata el insomnio.

5) *Juque* (Ren.14)

Localización: Está a 6 *cun* por encima del ombligo. (Fig. 33)

Funciones: Regular la circulación del *qi* y descender el *qi* ascendido a contracorriente, limpiar el corazón y eliminar la flema, calmar la mente.

Indicaciones: Palpitación, estupor, insomnio, epilepsia, esquizofrenia, depresión, desmayo, dolor de estómago, vómito e hipo.

Método: Se inserta la aguja perpendicular u oblicuamente hacia abajo 0,5-1,0 *cun*. Se puede aplicar la moxibustión.

Nota: Es punto *mu* (frontal) del corazón. No se debe insertar la aguja profundamente para evitar dañar el hígado.

Referencias: *Zhenjiu Juying*: trata la palpitación, perturbación mental, ansiedad, manía, síncope.

Zhenjiu Zishengjing: asociado con *baihui* (Du.20), trata la deficiencia del *qi* de corazón; asociado con *zhubin* (R.9), trata la manía y la pereza; asociado con *zhaohai* (R.6), trata las convulsiones que llegan hasta el abdomen y la falta de aliento.

Leijing Tuyi: trata la epilepsia infantil.

6) *Jiuwei* (Ren.15)

Localización: Por debajo de la apófisis xifoides, a 7 *cun* por encima del ombligo. (Fig. 33)

Funciones: Limpiar el corazón y eliminar la flema, suavizar el *jiao* medio y descender lo ascendido.

Indicaciones: Ansiedad, palpitación, estupor, depresión, esquizofrenia, epilepsia, sensación de plenitud del pecho, dolor en el estómago, hipo, vómito.

Método: Se inserta la aguja oblicuamente hacia abajo 0,4-0,6 *cun*. Se puede aplicar la moxibustión.

Nota: Es punto *luo* (enlace) del meridiano *ren* (concepción).

Referencias: *Zhenjiu Juying*: trata esquizofrenia, incoherencia en el habla, ansiedad y opresión en el pecho, aversión a que le hablen, palpitación; asociado con *baihui* (Du.20), *shangwan* (Ren.13), *shenmen* (C.7), *shenmai* (V.62) (para casos de incidencia diurna), *zhaohai* (R.6) (de noche), puede tratar ataques epilépticos con la moxibustión.

Xi Hong Fu: asociado con *yongquan* (R.1), trata todos los tipos de epilepsia.

7) *Shanzhong* (Ren.17)

Localización: Está en la linea media del esternón, a nivel del cuarto espacio intercostal. (Fig. 33)

Funciones: Regular la circulación del *qi* y aliviar la opresión en el pecho, calmar el corazón y diluir la flema.

Indicaciones: Palpitación, ansiedad, depresión, esquizofrenia tipo depresivo, desmayo, *bentun*, sensación de plenitud en el pecho, disnea, tos, eructos, mastitis, deficiencia láctea.

Método: Se inserta la aguja horizontalmente 0,3-0,5 *cun*. Se puede aplicar la moxibustión.

Nota: Es punto *mu* del pericardio. Es uno de los ocho puntos de influencia, que controla el *qi*.

Referencias: *Leijing Tuyi*: asociado con *xinshu* (V.15), *daling* (Pc.7), *dadun* (H.1), *yutang* (Ren.18), trata la palpitación con la moxibustión.

Pujifang: con la moxibustión trata el desmayo.

8) *Tiantu* (Ren.22)

Localización: En el centro de la fosa supraesternal. (Fig. 34)

Funciones: Regular la circulación del *qi*, aliviar la opresión en el pecho, eliminar el calor y diluir la flema, suavizar la garganta y recuperar la voz.

Indicaciones: Globo histérico, ronquera repentina, tos, disnea, sensación de pecho lleno, dolor en la garganta, hipo.

Método: Se inserta la aguja primero perpendicularmente 0,2 *cun*, luego dirigir la punta de la aguja hacia abajo, insertarla 1,0-1,5 *cun* más, pegada en la parte posternoinferior del esternón. Se puede aplicar la moxibustión.

Nota: Es punto de reunión de los meridianos *ren* y *yinwei*. Hay que controlar el ángulo y la profundidad de la inserción de la aguja evitando dañar el pulmón y los vasos sanguíneos.

Referencias: *Zhenjiu Zishengjing*: asociado con *lingdao* (C.4), *tianchuang* (I.D.16), trata la ronquera súbita y el trismo.

Leijing Tuyi: asociado con *lingdao* (C.4), *yingu* (R.10), *fuliu* (R.7), *fenglong* (E.40), *rangu* (R.2), trata con la moxibustión, la ronquera.

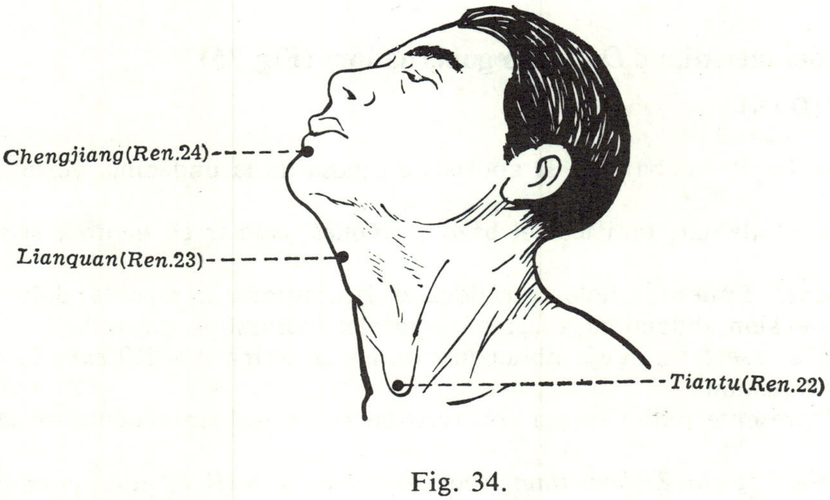

Fig. 34.

9) *Chengjiang* (Ren.24)

Localización: En la línea media del surco mentoniano. (Fig. 34)

Funciones: Eliminar el calor y calmar el viento, inducir la reanimación y despejar la mente.

Indicaciones: Desmayo en la apoplejía, convulsión infantil, desmayo, epilepsia, ronquera súbita, dolor en los dientes inferiores, hinchazón y dolor en la encía, desviación de la boca, hinchazón de la cara, salivación excesiva.

Método: Se inserta la aguja oblicuamente 0,3-0,5 *cun*. Se puede aplicar la moxibustión.

Nota: Es punto de reunión del meridiano *ren* con el *yangming* del pie (E).

Referencias: *Zhenjiu Juying*: trata la ronquera repentina.

Zhenjiu Zishengjing: asociado con *duiduan* (Du.27), *yinjiao* (Du.28), *daying* (E.5), *sizhukong* (SJ.23), *xinhui* (Du.22), *tianzhu* (V.10), *shangqiu* (B.5), trata la esquizofrenia tipo depresivo con mucha salivación, convulsiones causadas por la fiebre y el escalofrío; asociado con *daying* (E.5), trata la epilepsia y el trismo.

10) *Lianquan* (Ren.23)

Localización: En la depresión que está en el borde superior de la nuez de Adán. (Fig. 34)

Funciones: Eliminar el calor y diluir la flema, inducir la reanimación y suavizar la garganta.

Indicaciones: Ronquera repentina, hinchazón bajo la lengua, torpeza de la lengua y salivación, afasia, rigidez de la lengua, ocurrida en la apoplejía, úlcera en la boca, dificultad para deglutir.

Método: Se inserta la aguja oblicuamente 0,5-0,8 *cun* hacia la raíz de la lengua. Se puede aplicar la moxibustión.

Nota: Es punto de reunión de los meridianos *ren* y *yinwei*.

Referencia: *Zhenjiu Zishengjing*: asociado con *rangu* (R.2), *yingu* (R.10), trata la dificultad en el habla.

14. Puntos del meridiano *Du* (vaso gobernador) (Fig. 35)

1) *Jizhong* (Du.6)

Localización: Por debajo de la apófisis espinosa de la undécima vértebra torácica.

Funciones: Calentar, tonificar el bazo y riñones, calmar el viento y sedar las convulsiones.

Indicaciones: Epilepsia, dolor y rigidez en la cintura y la espalda, dolor en el estómago, distensión abdominal, diarrea, rectocele, indigestión infantil.

Método: Se inserta la aguja oblicuamente hacia arriba 0,5-1,0 *cun*. Se puede aplicar la moxibustión.

Nota: El presente punto se usa con frecuencia para el tratamiento de la epilepsia.

Referencia: *Zhenjiu Zishengjing*: asociado a *yongquan* (R.1), trata la epilepsia.

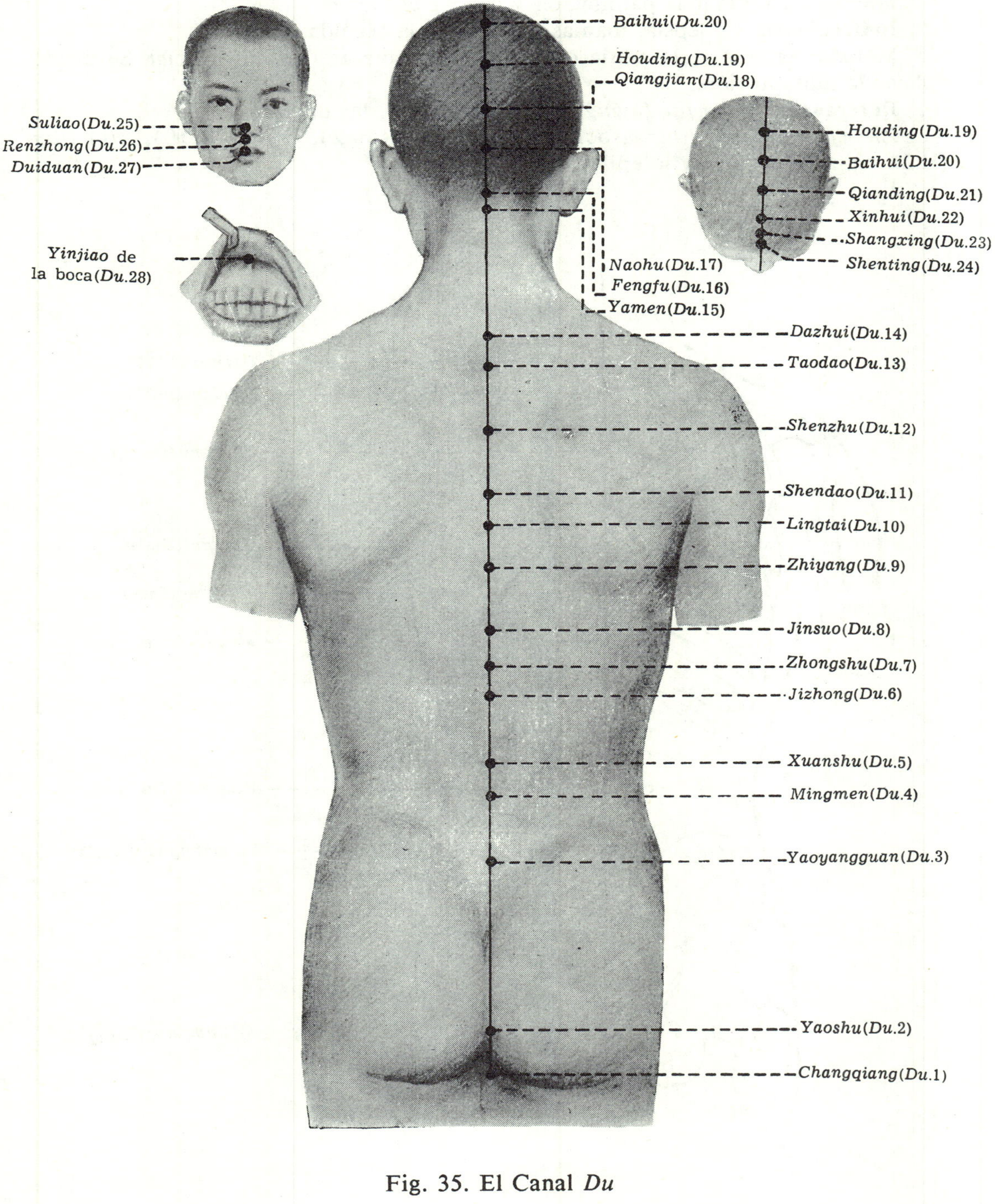

Fig. 35. El Canal *Du*

2) *Jinsuo* (Du.8)

Localización: Por debajo de la apófisis espinosa de la novena vértebra torácica. (Fig. 36)

Funciones: Calmar la palpitación y calmar el viento.

Indicaciones: Epilepsia, manías, rigidez en la espalda.

Método: Se inserta la aguja oblicuamente hacia arriba 0,5-1,0 *cun*. Se puede aplicar la moxibustión.

Referencias: *Zhenjiu Juying*: trata la epilepsia, las manías.

Zhenjiu Zishengjing: asociado con *qugu* (Ren.2), *yingu* (R.10), *xingjian* (H.2), trata las manías y la epilepsia.

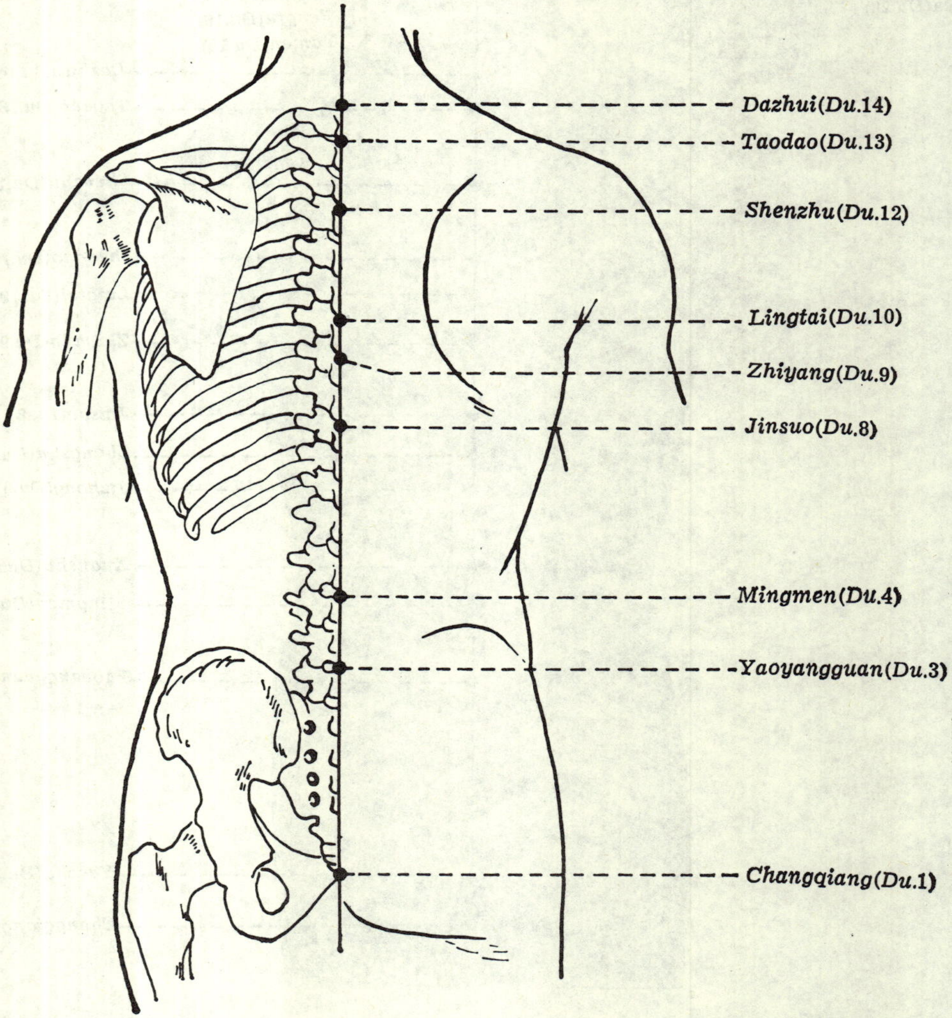

Fig. 36.

3) *Shendao* (Du.11)

Localización: Por debajo de la apófisis espinosa de la quinta vértebra torácica.

Funciones: Tranquilizar el corazón y calmar el ánimo, eliminar la flema y calmar la convulsión.

Indicaciones: Amnesia, palpitación, estupor, tristeza, ansiedad, epilepsia, esquizofrenia, rigidez y dolor en la espalda.

Método: Se inserta la aguja oblicuamente hacia arriba 0,5-1,0 *cun*. Se puede aplicar moxibustión.

Nota: Este punto tiene acciones similares a las de *xinshu* (V.15), con el que se usa alternativamente.

Referencias: *Zhenjiu Juying*: trata la perturbación mental, tristeza y ansiedad, amnesia, palpitación, epilepsia infantil.

Zhenjiu Zishengjing: asociado con *baihui* (Du.20), *tianjing* (SJ.10), *yemen* (SJ.2), trata la palpitación. Asociado con *youmen* (R.21), *lieque* (P.7), *gaohuangshu* (V.43), trata la amnesia; con *tianjing* (SJ.10), *xinshu* (V.15), trata la ansiedad y tristeza, perturbación mental, con *qimai* (SJ.18), *luxi* (SJ.19), trata las convulsiones epilépticas en el niño.

4) *Shenzhu* (Du.12)

Localización: Por debajo de la apófisis espinosa de la tercera vértebra torácica. (Fig. 36)

Funciones: Eliminar el calor y calmar el viento, eliminar la flema y sedar la convulsión.

Indicaciones: Epilepsia, manía y depresión, tos, disnea, rigidez y dolor en la espalda.

Método: Se inserta la aguja oblicuamente 0,5-1,0 *cun*. Se puede aplicar la moxibustión.

Nota: Este punto puede usarse como punto preparatorio del *feishu* (V.13), y es importante para tratar la epilepsia.

Referencias: *Zhenjiu Juying*: Trata la epilepsia y las manías con carácter agresivo, alucinaciones visuales, apoplejía infantil.

Zhenjiu Zishengjing: asociado con *changqiang* (Du.1), trata la epilepsia infantil, asociado con *luoque* (V.8), *tinghui* (VB.2), trata las manías, perturbación mental, tristeza y ansiedad.

Yizong Jinjian: trata la epilepsia.

Baizheng Fu: asociado con *benshen* (VB.13), trata la esquizofrenia de tipo depresivo.

5) *Dazhui* (Du.14)

Localización: Por debajo de la apófisis espinosa de la última vértebra cervical. (Fig. 36)

Funciones: Sedar el calor, despejar la mente y recuperar el conocimiento.

Indicaciones: Desmayo por insolación, epilepsia, esquizofrenia, fiebre, tos, disnea.

Método: Se inserta oblicuamente hacia arriba 0,5-1 *cun*. Moxibustión indicada.

Nota: Es punto de reunión del meridiano *du* y los tres meridianos *yang* del pie y la mano.

Referencia: *Zhenjiu Zishengjing*: asociado con *Jiuwei* (Ren.15), trata la epilepsia, vista fija, distensión abdominal.

6) *Yamen* (Du.15)

Localización: En el punto medio de la nuca, 0,5 *cun* por arriba de la línea del cabello. (Fig. 37)

Funciones: Eliminar la flema, calmar el viento, despejar el cerebro y ayudar a inducir la reanimación.

Indicaciones: Desmayo, epilepsia, esquizofrenia, ronquera súbita, sordera repentina.

Método: Se inserta la aguja perpendicular u oblicuamente hacia abajo 0,5-1,0 *cun*. No se debe hacer oblicuamente hacia arriba ni muy profundamente. Se puede aplicar moxibustión

Nota: Este es un punto de reunión de los meridianos *du* y *yangwei*. La parte profunda se acerca al bulbo raquídeo, por eso hay que controlar estrictamente el ángulo y la profundidad de la inserción. El presente punto es de uso frecuente para tratar enfermedades mentales, sobre todo la sordera y afasia de carácter histérico.

Referencias: *Zhenjiu Juying*: trata las convulsiones, rigidez de la lengua y lengua doble.*

Leijing Tuyi: trata la apoplejía, desmayo, coma, pérdida de conocimiento.

Baizheng Fu: asociado con *guanchong* (SJ.1), trata la flaccidez de la lengua y la dificultad en el habla.

7) *Fengfu* (Du.16)

Localización: Un *cun* directamente por encima del punto medio exacto de la línea de los cabellos de la nuca. (Fig. 37)

Funciones: Eliminar el calor y calmar el viento, despejar el cerebro e inducir la reanimación.

Indicaciones: Epilepsia, esquizofrenia, afonía súbita, sordera repentina, dolor de cabeza, mareo y vértigo, fotofobia, rigidez de la nuca, hinchazón y dolor en la garganta.

Método: Se inserta la aguja perpendicular u oblicuamente hacia abajo 0,5-1,0 *cun*, no se debe hacer profundamente. Se puede aplicar la moxibustión.

Nota: Constituye el punto de reunión del meridiano *du*, el *taiyang* del pie, el *yangwei*. Al fondo está el bulbo, por lo que hay que controlar estrictamente el ángulo y la profundidad de la inserción.

---

* Lengua doble: Debido a la acumulación de calor en el corazón y el bazo, o al alcoholismo, se estanca la sangre en las venas por debajo de la lengua, quedando tan hinchada ésta como si fuera de doble grosor, síntoma que puede ocurrir acompañado de dolor de cabeza y fiebre. (N. del T.)

Referencias: *Zhenjiu Juying*: trata la manía con deseo de suicidio debido al ataque de frío, alucinación visual, enfermedades de la cabeza.

Zhenjiu Zishengjing: asociado con *feishu* (V.13), trata la manía con deseo de suicidio; asociado con *naohu* (Du.17), *tinghui* (VB.2), *tinggong* (ID.19), *yifeng* (SJ.17), trata la flojedad en las articulaciones, vértigo, fotofobia, ataques epilépticos con convulsiones, trismo y ruidos en la garganta, ronquera.

Leijing Tuyi: trata la afonía súbita, manía de marcha ciega, tristeza con tendencia al suicidio.

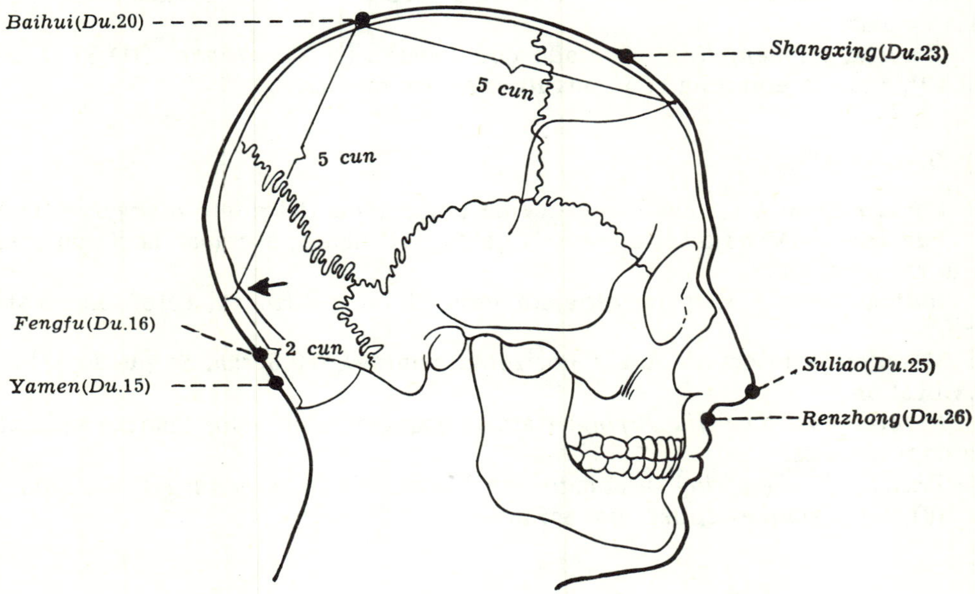

Fig. 37.

8) *Naohu* (Du.17)

Localización: Está a 1,5 *cun* directamente por encima del punto *fengfu* (Du.16).

Funciones: Despejar la cabeza y calmar el viento, eliminar la flema e inducir la reanimación.

Indicaciones: Esquizofrenia, epilepsia, ronquera súbita, dolor de cabeza, mareo y vértigo, fotofobia.

Método: Se inserta la aguja horizontalmente 0,5-0,8 *cun*. Se puede aplicar la moxibustión.

Nota: Es punto de reunión del meridiano *du* y el meridiano *taiyang* del pie.

Referencia: *Zhenjiu Zishengjing*: asociado con *shenting* (Du.24), *shangxing* (Du.23), *baihui* (Du.20), *tinghui* (VB.2), *tinggong* (ID.19), *pianli* (IG.6), *zanzhu* (V.2), *benshen* (VB.13), *zhubin* (R.9), *yangxi* (IG.5) *houding* (Du.19), *qiangjian* (Du.18), *luoque* (V.8), *yuzhen* (V.9), trata la esquizofrenia que se presenta acompañada de vómitos.

9) *Qiangjian* (Du.18)

Localización: A 1,5 *cun* directamente por encima del punto *naohu* (Du.17).

Funciones: Despejar el cerebro y calmar el viento, eliminar la flema e inducir la reanimación.

Indicaciones: Epilepsia, esquizofrenia, dolor de cabeza, mareo, fotofobia, vértigo.

Método: Se inserta la aguja horizontalmente 0,5-0,8 *cun*. Se puede aplicar la moxibustión.

Referencias: *Zhenjiu Juying*: trata la ansiedad, vómito, salivación con espuma y las manías.

Zhenjiu Zishengjing: asociado con *zanzhu* (V.2), *xiaohai* (ID.8), *houding* (Du.19), trata la epilepsia con convulsiones, las manías.

10) *Houding* (Du.19)

Localización: A 1,5 *cun* directamente por encima del punto *qiangjian* (Du.18).

Funciones: Despejar el cerebro y calmar el viento, eliminar la flema e inducir la reanimación.

Indicaciones: Epilepsia, esquizofrenia, dolor de cabeza, fotofobia, mareo y vértigo.

Método: Se inserta la aguja horizontalmente 0,5-0,8 *cun*. Se puede aplicar la moxibustión.

Referencias: *Zhenjiu Juying*: trata la esquizofrenia y los ataques epilépticos con convulsiones.

Zhenjiu Zishengjing: asociado con *zanzhu* (V.2), *xiaohai* (ID.8), *qiangjian* (Du.18), trata ataques epilépticos infantiles.

11) *Baihui* (Du.20)

Localización: En la nuca, a 7 *cun* directamente por encima de la línea del pelo, o sea, en el centro preciso del cráneo, en el medio de la línea que une la punta de las orejas. (Fig. 37)

Funciones: Despejar el cerebro, calmar el viento, inducir la reanimación, ascender el *yang* hundido.

Indicaciones: Epilepsia, esquizofrenia, síncope, amnesia, insomnio, ansiedad, sopor, coma, apoplejía con afasia, hemiplejía, dolor de cabeza, mareo, vértigo, fotofobia, acúfenos, sordera, rectocele, prolapso del útero.

Método: Se inserta la aguja horizontalmente 0,5-0,8 *cun*. Se puede aplicar moxibustión.

Nota: Es punto de reunión del meridiano *du* y los tres meridianos *yang* del pie y la mano.

Referencias: *Zhenjiu Juying*, trata la ansiedad, palpitación, amnesia, perturbación mental, deseos de llorar, desorden en el habla, desmayo y coma.

Zhenjiu Zishengjing, asociado con *shendao* (Du.11), *tianjing* (SJ.10), *yemen* (SJ.2), trata la palpitación; asociado con *qiangjian* (Du.18), *chengguang* (V.6), trata la ansiedad; con *xinhui* (Du.22), trata el sopor; asociado con *baihui* (Du.20), trata ataques epilépticos con pérdida de conocimiento, también esquizofrenias de tipo depresivo con vértigo y alucinación.

12) *Qianding* (Du.21)

Localización: Está a 1,5 *cun* delante del punto *baihui* (Du.20).

Funciones: Despejar el cerebro, calmar el viento, eliminar la flema e inducir la reanimación.

Indicaciones: Epilepsia, esquizofrenia, dolor de cabeza, mareo y fotofobia, vértigo.

Método: Se inserta la aguja horizontalmente 0,5-0,8 *cun*. Se puede aplicar la moxibustión.

Referencias: *Zhenjiu Juying*: trata la epilepsia infantil, convulsiones.

Zhenjiu Zishengjing: asociado con *xinhui* (Du.22), *benshen* (VB.13), *tianzhu* (V.10), trata la epilepsia infantil.

13) *Shangxing* (Du.23)

Localización: A un *cun* directamente por encima del centro justo de la línea del pelo en la frente. (Fig. 37)

Funciones: Eliminar el calor y calmar el viento, inducir la reanimación, despejar el cerebro.

Indicaciones: Epilepsia, esquizofrenia, dolor de cabeza, mareo, fotofobia, vértigo, obstrucción nasal, epistaxis, rinorrea, enfermedades febriles.

Método: Se inserta horizontalmente 0,5-0,8 *cun*. O se hace sangría. Se puede aplicar la moxibustión.

Nota: Es punto asociado importante para tratar enfermedades nasales y también para tratar la epilepsia y esquizofrenia.

Referencias: *Leijing Tuyi*: trata alucinaciones visuales.

Zhenjiu Zishengjing: asociado con *baihui* (Du.20), *shenzhu* (Du.12), *xinshu* (V.15), *jinsuo* (Du.8), *zhangmen* (H.13), *shenmen* (C.7), *tianjing* (SJ.10), *yangxi* (IG.5), *hegu* (IG.4), *zusanli* (E.36) *taichong* (H.3), trata ataques epilépticos con síntomas de rigidez de la nuca, miradas fijas, pérdida de conocimiento e incluso trismo.

14) *Shenting* (Du.24)

Localización: A 0,5 *cun* directamente por encima del punto central de la línea del cabello de la frente.

Funciones: Eliminar el calor y calmar el viento, despejar el cerebro e inducir la reanimación.

Indicaciones: Coma, desmayo, epilepsia, esquizofrenia, palpitación, estupor, insomnio, dolor de cabeza, mareo, fotofobia, rinorrea.

Método: Se inserta la aguja horizontalmente 0,5-0,8 *cun*. O se hace sangría. Se puede aplicar la moxibustión.

Nota: Es el punto de reunión del meridiano *du* y los meridianos *taiyang* (V) y *yangming* (E) del pie.

Referencias: *Zhenjiu Juying*: trata manías con excitación emocional, ataques epilépticos, epistótonos, lengua fuera, mirada hacia arriba, pérdida del conocimiento, palpitación e intranquilidad en el sueño.

Zhenjiu Zishengjing: asociado con *sizhukong* (SJ.23), trata los ataques epilépticos con miradas fijas, pérdidas de conocimiento.

15) *Shuigou* (*Renzhong*, Du.26)

Localización: Se encuentra en la unión del tercio superior con el tercio medio del frenillo nasonabial (Fig. 37).

Funciones: Eliminar el calor y calmar el viento, inducir la reanimación y despejar el cerebro.

Indicaciones: Coma, desmayo, epilepsia, esquizofrenia, espasmo infantil, dolor en la cintura y la espalda, parálisis facial.

Método: Se inserta la aguja oblicuamente hacia arriba 0,3-0,5 *cun*. Se puede aplicar la moxibustión.

Nota: Es el punto de reunión del meridiano *du* y los *yangming* de la mano y del pie, es un punto importante para recuperar el conocimiento en casos urgentes y para enfermedades mentales.

Referencias: *Zhenjiu Juying*: trata la risa incontrolada, epilepsia, esquizofrenia con pérdida del conocimiento del contorno, incontinencia en risas y llantos, apoplejía, trismo, coma, alucinaciones.

Zabing Xuefage: asociado con *jianshi* (Pc.5), trata los trastornos mentales con depresión emocional.

16) *Duiduan* (Du.27)

Localización: En la punta del labio superior, en el punto de unión del labio con la piel.

Funciones: Eliminar el calor y calmar el viento, inducir la reanimación y despejar el cerebro.

Indicaciones: Epilepsia, esquizofrenia, desviación de la boca, trismo, temblor de los labios, hinchazón y dolor de la encía, epistaxis, nariz tapada.

Método: Se inserta la aguja oblicuamente hacia arriba 0,2-0,3 *cun*. O se hace sangría. Se puede aplicar la moxibustión.

Referencias: *Zhenjiu Juying*: trata la epilepsia con abundante emisión de saliva espumosa.

Zhenjiu Zishengjing: asociado con *benshen* (VB.13), trata la epilepsia con salivación, manía con deseo de suicidio, insulto desmesurado, perturbación mental. Aplicando un cono de moxa en el borde entre el labio y la piel, en la punta del labio superior, más cinco en el centro del pliegue del codo, más tres en el centro entre los hombros, punto *dazhui* (Du.14). Se puede lograr un excelente resultado.

17) *Yinjiao* de la boca (Du.28)

Localización: En la unión entre el frenillo del labio superior y la encía.

Funciones: Eliminar el calor y calmar el viento. Despejar el cerebro e inducir la reanimación.

Indicaciones: Esquizofrenia, ansiedad, dolor de dientes, hinchazón de la encía, pólipo nasal, hemorroides.

Método: Se inserta la aguja oblicuamente hacia arriba 0,2-0,3 *cun*; o se hace sangría. Se puede aplicar la moxibustión.

Nota: Es el punto de reunión de los meridianos *du*, *ren* y el *yangming* del pie.

Referencia: *Zhenjiu Zishengjing*: asociado con *duiduan* (Du.27), *chengjiang* (Ren.24), *daying* (E.5), *sizhukong* (SJ.23), *xinhui* (Du.22), *tianzhu* (V.10), *shangqiu* (B.5), trata la epilepsia, emisión de saliva espumosa, fiebre y convulsiones.

15. Puntos extraordinarios más usuales.

1) *Sishencong*

Localización: Son cuatro puntos, a un *cun* delante, detrás, izquierda y derecha del punto *baihui* (Du.20). (Fig. 38)

Funciones: Despejar el cerebro, calmar el viento y tranquilizar el ánimo.

Indicaciones: Insomnio, amnesia, trastornos del sueño, epilepsia, esquizofrenia, dolor de cabeza, mareo y fotofobia, vértigo.

Método: Se inserta la aguja horizontalmente 0,5-0,8 *cun*. Se puede aplicar la moxibustión.

Referencia: *Zhenjiu Zishengjing*: asociado con *yongquan* (R.1), *qiangjian* (Du.18), trata ataques epilépticos con convulsiones, trismo, etc.

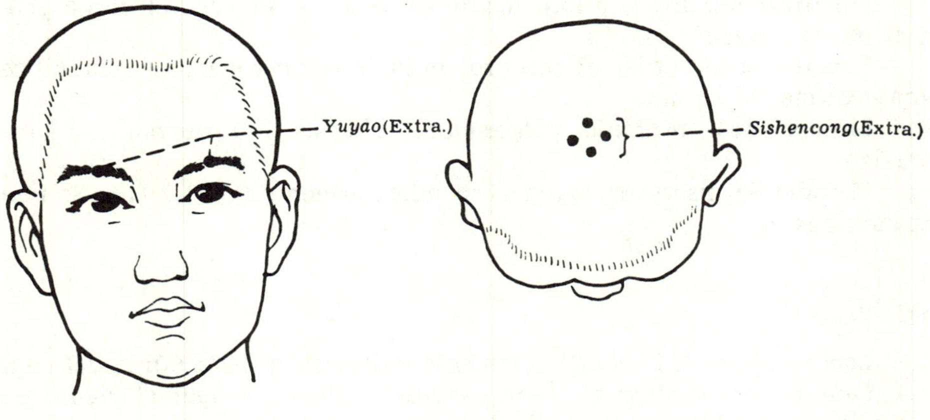

Fig. 38.

2) *Yintang*

Localización: En la mitad del entrecejo (Fig. 39)

Funciones: Despejar el cerebro, calmar el viento, inducir la reanimación, tranquilizar el ánimo.

Indicaciones: Insomnio, pesadillas, dolor de cabeza, sensación de cabeza pesada, mareo y vértigo, nariz tapada, epistaxis, rinorrea, espasmos infantiles.

Método: Se inserta la aguja horizontalmente hacia abajo 0,3-0,5 *cun*. Se puede aplicar la moxibustión.

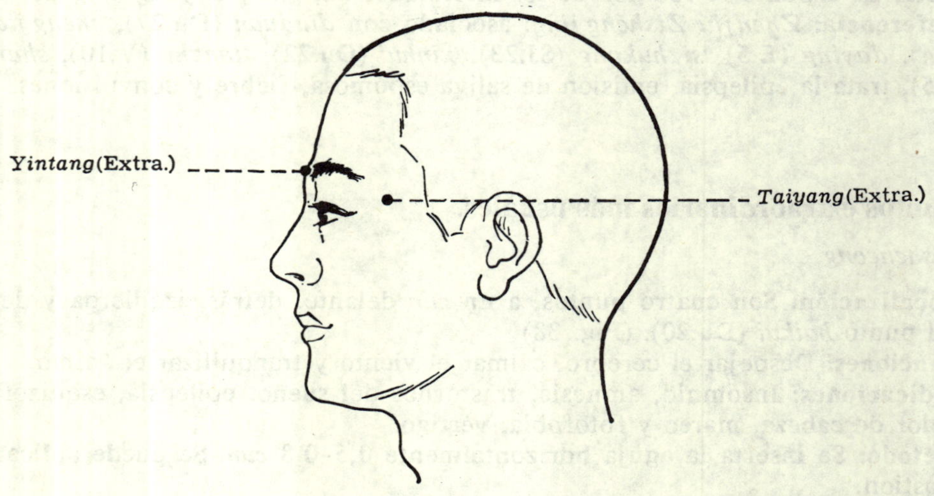

Fig. 39.

3) *Anmian*

Localización: En el punto medio de la línea que une el punto *yifeng* (SJ.17) y el punto *fengchi* (VB.20).

Funciones: Despejar el cerebro, inducir la reanimación, tranquilizar el corazón y calmar el ánimo.

Indicaciones: Insomnio, palpitación, epilepsia, esquizofrenia, dolor de cabeza, vértigo.

Método: Se inserta la aguja perpendicularmente 0,8-1,2 *cun*. Se puede aplicar la moxibustión.

4) *Yaoqi*

Localización: A 2 *cun* directamente por encima de la punta del cóxis.

Funciones: Eliminar el calor y diluir la flema, apagar el viento y calmar las convulsiones en los ataques epilépticos.

Indicaciones: Epilepsia.

Método: Se inserta horizontalmente hacia arriba la aguja 2-3 *cun*. Se puede aplicar la moxibustión.

5) *Shixuan*

Localización: En la punta de los diez dedos de la mano a 0,1 *cun* de la uña. (Fig. 40)

Funciones: Eliminar el calor, despertar del desmayo, eliminar la flema e inducir la reanimación.

Indicaciones: Coma, epilepsia, desmayo, alta fiebre con convulsiones.
Método: Se inserta la aguja superficialmente 0,1-0,2 *cun*. O se hace sangría.

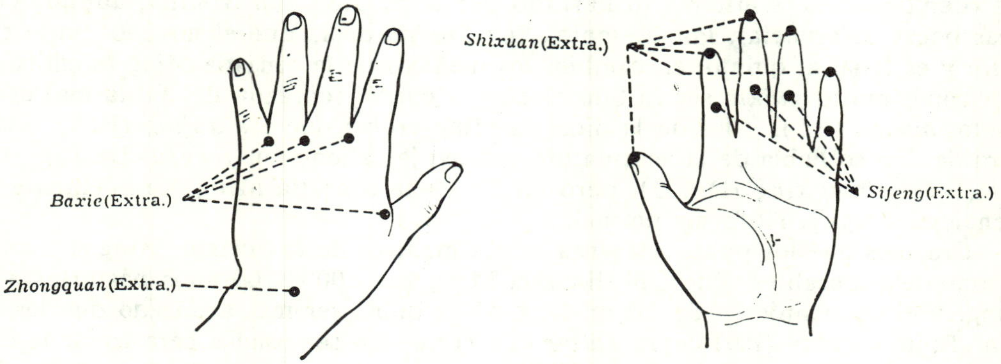

Fig. 40.

6) *Lineiting*

Localización: En la planta del pie, entre los dedos segundo y tercero, punto opuesto, por debajo, al punto *neiting* (E.44).

Funciones: Eliminar el calor, diluir la flema, inducir la reanimación, calmar la convulsión.

Indicaciones: Coma, convulsión, espasmo infantil, dolor del estómago, dolor de los dedos del pie.

Método: Se inserta la aguja perpendicularmente 0,3-0,5 *cun*. Se puede aplicar la moxibustión.

16. Los trece «demonios» (*guixue*)*

Los trece puntos «demoníacos» son aquellos puntos que tienen efectos relativamente buenos para tratar los síntomas de la esquizofrenia, tanto de tipo depresivo como maníaco. De acuerdo con los registros de la obra *Beiji Qianjin Yaofang* («Importantes recetas preciosas para casos urgentes»), los puntos «demoníacos» fueron descubiertos por *Bian Que* (quien vivió entre los siglos V y IV antes de nuestra era), famoso médico de los Períodos de la Primavera y Otoño y Reinos Combatientes. Las más antiguas citas acerca de los trece puntos «demoníacos» se hallan en la obra de *Sun Simiao* (581-682), médico de la dinastía *Tang* (608-906). En el texto del capítulo XIV se lee: «*Bian Que* decía: Para aquellos que padecen de todo tipo de enfermedades demoníacas, es necesario pincharles en los trece

* *Guixue*: En chino, significa «puntos de demonios». *Gui*, demonio. (N. del C.)

puntos. Al aplicar la acupuntura en el cuerpo, comenzar por *guigong*, después *guixin*, después *guilei*, *guixin*...» exponiendo detalladamente la localización de los trece puntos, el orden y el método de aplicación. En la dinastía *Ming* (1368-1644), en *Zhejiu Daquan* («Obras Completas de la Acupuntura y Moxibustión») de *Xu Feng*, *Zhenjiu Juying de Gan Wu*, *Zhenjiu Dacheng* («Compendio de Acupuntura y Moxibustión») de *Yang Jizhou* se expone una descripción de los trece puntos «demoníacos», similar a lo narrado por el médico *Sun Simiao*, aunque con unas pocas diferencias. Por ejemplo, *Sun Simiao* decía que el noveno punto era *guilu* y es igual al quinto; en cambio, los médicos de la dinastía *Ming* lo calificaban como punto *guiku*; según Sun el cuarto *guixin* (corazón del fantasma) es el punto *taiyuan* (P.9), y los de la dinastía Ming creían que era *daling* (Pc.7), en la obra de Sun se habla de la acupuntura con aguja caliente en *fengfu* (Du.16), *jiache* (E.6), *shangxing* (Du.23), pero en las de la dinastía Ming, simplemente se menciona la aguja filiforme normal.

Creemos que los puntos de vista de los médicos de la dinastía Ming son relativamente aceptables. Pues, la dinastía Ming fue 600 ó 700 años posterior a la Tang, y el conocimiento de los médicos Ming debía ser más avanzado que los de Sun. Tanto *taiyuan* (P.9) como *daling* (Pc.7) pueden ser usados para tratar la depresión y la manía, pero *taiyuan* (P.9) es punto *shu* (arroyo) del meridiano del pulmón y *daling* (Pc.7) es punto *shu* del meridiano del pericardio (que tiene que ver con el corazón) de modo que *daling* tendrá efectos mejores que *taiyuan*.

A continuación, damos a conocer los trece puntos «demoníacos», sus localizaciones y los métodos de aplicación expuestos en *Qianjin Yifan* y *Zhenjiu Dacheng* respectivamente para que se haga una comparación.

En *Qianjin Yifang*

1) *Guigong*
Localización: En el punto *renzhong* (Du.26)
Método: Se inserta la aguja por la izquierda y sale por la derecha.

2) *Guixin*
Localización: A 0,3 *cun* por debajo de la uña del pulgar.
Método: Se inserta 0,3 *cun*.

3) *Guilei*
Localización: En la uña del dedo gordo del pie.
Método: Se inserta la aguja 0,2 *cun* dentro de la piel.

4) *Guixin*
Localización: En la mitad del pliegue de la muñeca.
Método: Se inserta 0,5 *cun*

5) *Guilu*

Localización: En la unión de la piel del dorso con la de la planta debajo del maléolo externo.

Método: Aguja caliente, se repite tres veces.

6) *Guizhen*

Localización: Un *cun* por encima de la línea del pelo de la cabeza, por encima de *dazhui* (Du.14).

Método: Se inserta la aguja caliente, se repite tres veces.

7) *Guichuang*

Localización: A 0,5 *cun* debajo del lóbulo de la oreja.

Método: Aguja caliente, se repite tres veces.

8) *Guishi*

Localización: En el *Chengjiang* (Ren.24).

Método: Se inserta la aguja oblicuamente hacia la derecha.

9) *Guilu* (en *Zhenjiu Dacheng* es *guiku*)

Localización: *Jianshi* (Pc.5)

Método: La aguja se introduce a 0,2 *cun*.

10) *Guitang*

Localización: A un *cun* por encima de la línea del pelo, directamente por encima de la nariz.

Método: Aguja caliente, se repite tres veces.

11) *Guizang*

Localización: En la hendidura inferior del escroto en el hombre; y punta del clítoris en la mujer.

Método: Se aplica moxibustión con tres conos de moxa.

12) *Guichen*

Localización: *Quchi* (IG.11)

Método: Se aplica la acupuntura con aguja caliente, se repite tres veces.

13) *Guifeng*

Localización: A un *cun* de la punta de la lengua, en la fisura inferior del medio de la lengua.

Método: Se inserta la aguja atravesando la lengua con la punta que sale por la superficie superior de ésta, colocando en la boca del paciente una tablilla para que no cierre la boca, ni mueva la lengua.

En *Zhenjiu Dacheng*

1) *Guigong*
Localización: En *renzhong* (Du.26)
Método: Se inserta 0,3 *cun.*

2) *Guixin*
Localización: En el punto *shaoshang* (P.11)
Método: Se inserta la aguja 0,3 *cun.*

3) *Guilei*
Localización: En *yinbai* (B.1)
Método: Se inserta 0,2 *cun.*

4) *Guixin* («corazón del demonio»)
Localización: En el *daling* (Pc.7)
Método: Se inserta la aguja 0,5 *cun.*

5) *Guilu*
Localización: En *shenmai* (V.62)
Método: Se aplica aguja caliente y se repite tres veces.

6) *Guizhen*
Localización: En *fengfu* (Du.16)
Método: Se inserta la aguja 0,2 *cun*

7) *Guichuang*
Localización: En *jiache* (E.6).
Método: Se inserta la aguja 0,5 *cun.*

8) *Guishi*
Localización: En *chengjiang* (Ren.24).
Método: Se inserta la aguja 0,3 *cun.*

9) *Guiku*
Localización: En *jianshi* (Pc.5).
Método: Se introduce la aguja 0,2 *cun.*

10) *Guitang*
Localización: En *shangxing* (Du.23).
Método: Se introduce 0,2 *cun.*

11) *Guizang*

Localización: En el perineo en el hombre y en la punta del clítoris en la mujer.

Método: Se inserta la aguja a 0,3 *cun.*

12) *Guichen*

Localización: En *quchi* (IG.11)

Método: Se introduce la aguja a 0,5 *cun.*

13) *Guifeng*

Localización: En la fisura media inferior de la lengua.

Método: Se hace sangría. Se coloca una tablilla horizontalmente, para que no se cierre la boca ni se mueva la lengua.

Además de los trece «puntos demoníacos» mencionados anteriormente, en la dinastía Song, *Xu Qiufu* planteó lo referente a los «trece puntos para enfermedades demoníacas».

En comparación con los trece «puntos demoníacos» que hay en *Zhenjiu Dacheng*, nueve son iguales, y cuatro distintos:

Puntos iguales: *Renzhong* (Du.26), *fengfu* (Du.16), *chengjiang* (Ren.24), *jiache* (E.6), *shaoshang* (P.11), *daling* (Pc.7), *yinbai* (B.1), *shefeng* (fisura inferior de la lengua), *jianshi* (Pc.5).

Puntos distintos: En *Zhenjiu Dacheng*: *Shenmai* (V.62), *shangxing* (Du.23), *huiyin* (Ren.1), *quchi* (IG.11).

En lo referente a lo planteado por *Xu*, los puntos son: *Shenting* (Du.24), *ruzhong* (E.17), *yanglingquan* (VB.34), *xingjian* (H.2).

El planteamiento de los «puntos demoníacos» se basaba en las condiciones históricas de entonces (antes del Período de la Primavera y Otoño y el Período de los Reinos Combatientes); la gente atribuía la esquizofrenia a los espíritus y demonios. A lo largo de la práctica clínica, los médicos descubrieron que ciertos puntos surtían efectos bastante buenos para curar este tipo de síndromes, por eso los llamaron «puntos demoníacos». Con el desarrollo y avance de la historia y la sociedad, con la aparición de la Obra *Neijing* («Canon de la Medicina Interna») como símbolo, los médicos posteriores llegaron a comprender que no se debían a los espíritus y demonios, sino a la disfunción de los órganos y las vísceras humanas, a la pérdida de normalidad del *yin-yang*, desorden del *qi* y la circulación de la sangre, a la lesión de la flema y del fuego. Pero continuaron llamándolos tal como los anteriores habían hecho.

Paulatinamente los «puntos demoníacos» fueron en aumento, y esos trece no fueron los únicos. Sun Simiao de la dinastía Tang no sólo apuntó los trece de Bian Que, sino que formuló otros cinco puntos eficaces. En *Beiji Qianjin Yaofang* Sun dijo en el capítulo XIV: «Para casos de hablar disparatadamente es mejor aplicar 14 conos de moxa en *xuanming*, punto que se localiza en el centro de la parte interna del labio (equivalente al punto *yinjiao* (Du.28), llamado también *guilu*; surtirá efectos mejores si se le corta con un cuchillo fino este frenillo. Para casos de pérdida de conocimiento, el punto *fengfu* (Du.16) es muy indicado, y se

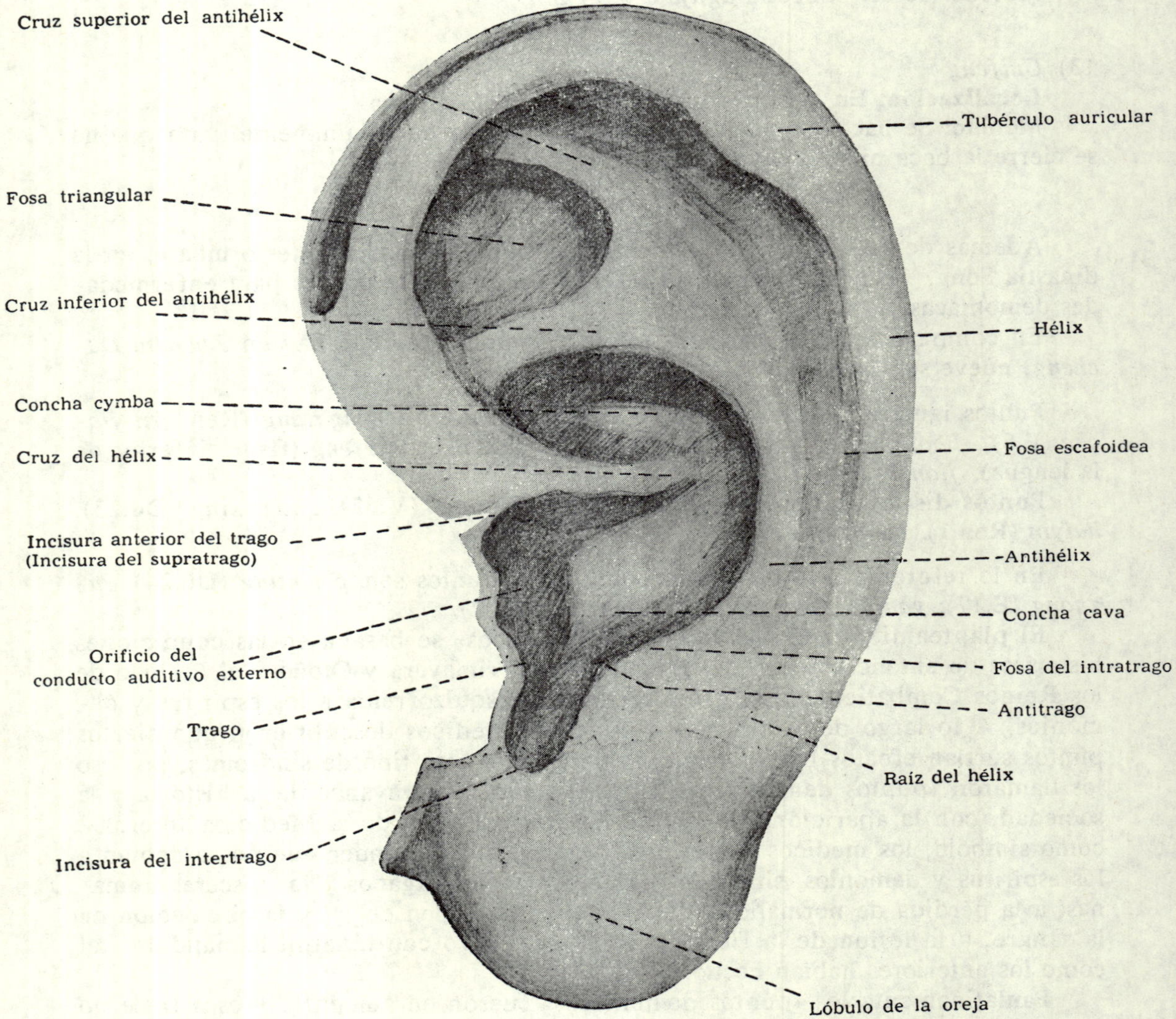

Fig. 41. Anatomía de la superficie de la oreja

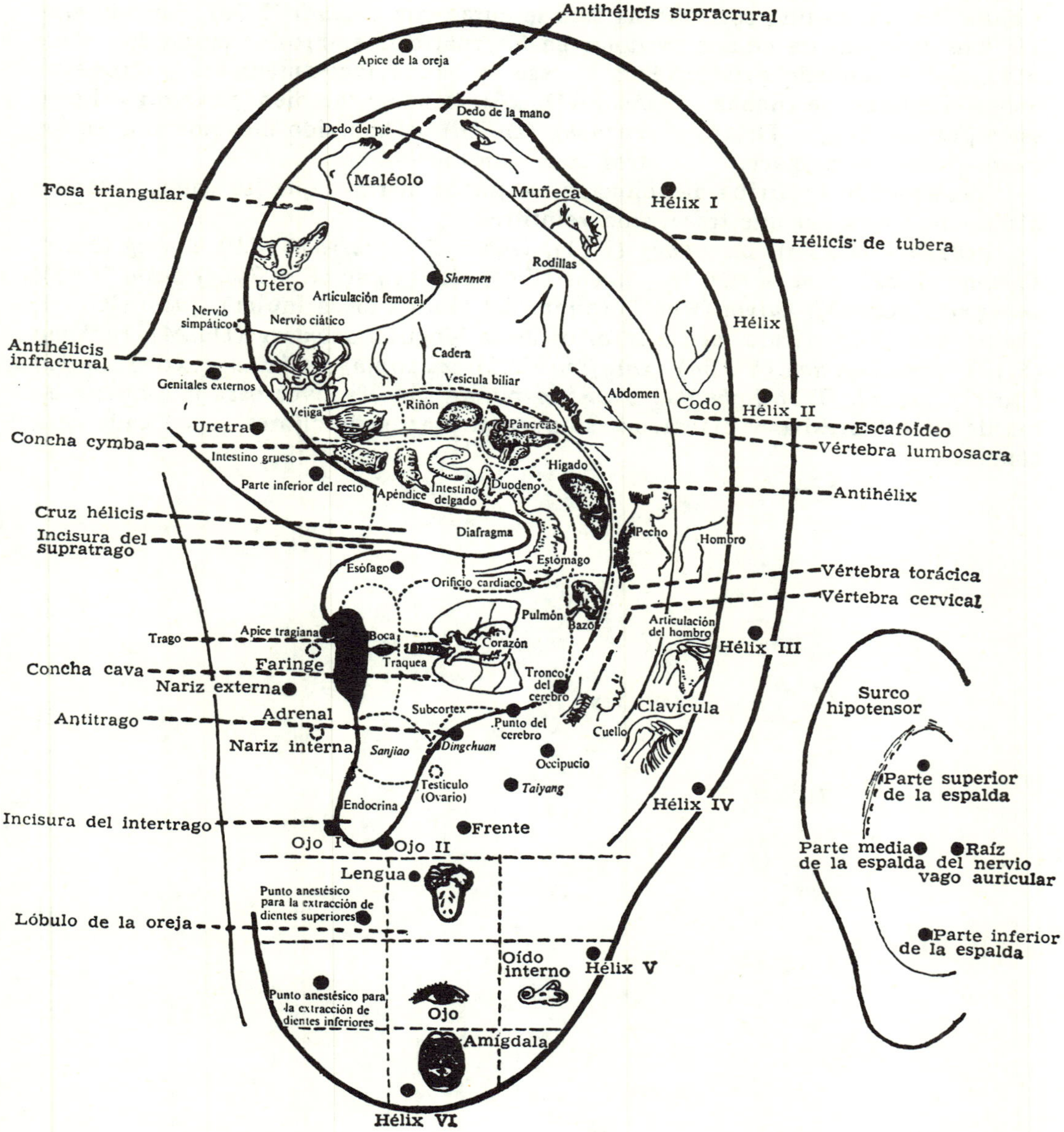

Fig. 42. Distribución de los puntos auriculares

le llama también punto demoníaco. Para el caso maníaco con palabras insultantes, ira o furia y marcha loca, puede usarse el punto que se localizó a 0,1 *cun* de la uña en la punta de los dedos (o sea *shixuan* los diez puntos en la punta de los dedos), llamado también *guiyu*. Para el caso de depresión con los cuatro miembros pesados, el *xinshang* está indicado (equivalente al punto *xinhui* (Du.22)), llamado *guimen*. La ira, insulto con marcha loca se curan con el *sanli* (E.36), llamado *guixie*. Los síntomas de pesadez y dolor en los cuatro miembros se curan con *chize* (P.5), que es llamado *guishou*. Para el caso de hablar incesantemente y otros síntomas similares, se pincha *renzhong* (Du.26), llamado también *guiketing*». Entre estos puntos *fengfu* (Du.16) y *renzhong* (Du.26) ya han sido mencionados en los trece «puntos demoníacos», los otros cinco son nuevos.

Resumiendo lo arriba mencionado, se puede afirmar que los «puntos demoníacos» no son solamente trece, sino veintitrés:

renzhong (Du.26), *shaoshang* (P.11), *yinbai* (B.1), *taiyuan* (P.9), *daling* (Pc.7), *shenmai* (V.62), *fengfu* (Du.16), *jiache* (E.6), *chengjiang* (Ren.24), *jianshi* (Pc.5), *shangxing* (Du.23), *huiyin* (Ren.1) (punta del clítoris en la mujer), *quchi* (IG.11), *shexiazhongfeng* (fisura media inferior de la lengua), *shenting* (Du.24), *ruzhong* (E.17), *yanglingquan* (VB.34), *xingjian* (H.2), *xuanming*, *shixuan* (extra), *xinhui* (Du.22), *zusanli* (E.36), *chize* (P.5). Estos puntos son efectivos para la esquizofrenia de tipo depresivo y maníaco y se pueden usar en la clínica según cada caso concreto.

Capítulo VI

Tratamiento acupuntural de las diversas enfermedades mentales

Por enfermedades mentales en la Medicina Tradicional China se entienden principalmente la palpitación, el insomnio, el sopor, la amnesia, síndrome *bentun*, depresión, síndrome de síncope, epilepsia, esquizofrenia (depresiva y maníaca), y la histeria. El método que adopta la terapia acupuntural de las enfermedades, generalmente, consiste en la aplicación de las agujas en determinados puntos del cuerpo, en coordinación con el método de moxibustión. Además se ponen agujas en las orejas, o se colocan, oprimiendo semillas pequeñitas en puntos de la oreja e inyecciones en ciertos puntos acupunturales. Este capítulo explicará los conceptos, el motivo y la incidencia de las enfermedades mentales respectivamente, así como la tipificación de los síntomas, y el tratamiento. Adjunto a casos de pacientes, se dan referencias de casos médicos antiguos.

1. PALPITACION Y ESTUPOR

Se trata de un síntoma en que el paciente se siente intranquilo y tembloroso, hasta no poder controlarse. En general es pasajero, originado por un exceso de alteraciones psicológicas y de fatiga. La palpitación se diferencia del estupor. La palpitación se origina en general por factores externos, por un trastorno casual,por susto o enojo. La situación física es buena o relativamente buena y el mal es momentáneo y superficial. En cambio, el estupor es motivado en general por factores internos, sin susto ni terror; el paciente siente temor sin causa, lo que se repite siempre por el exceso de fatiga, y además fácilmente tiene mal estado físico: la enfermedad evoluciona lenta pero se empeora, es un caso más grave que el anterior.

La arritmia presentada en todo tipo de enfermedades cardíacas, neurosis, la anemia por deficiencia de hierro, anemia aplástica, el hipertiroidismo que tienen como síntoma principal la palpitación en la medicina moderna, se puede tratar según la diferenciación que se explica a continuación.

A. ETIOLOGIA Y PATOGENESIS

1). *Deficiencia de* qi *del corazón y de la vesícula biliar.*

En general el paciente tiene constitucionalmente, insuficiencia del *qi* en el corazón y la vesícula biliar. Cuando padece un susto repentino, el corazón y el ánimo fluctúan, no se controla ni es dueño de sí, lo que conduce a la incesante palpitación.

2). *Insuficiencia de sangre en el corazón.*

Por prolongada enfermedad la salud se debilita debido a la excesiva pérdida de sangre o la excesiva preocupación o excesivo trabajo intelectual, el corazón y el bazo se dañan, se malgastan, la sangre o el bazo pierden su normal función de transporte y transformación. El *qi* y la sangre no tienen donde reproducirse. Esto lleva poco a poco a la deficiencia del *qi* y de la sangre, perdida la nutrición el corazón palpita sin cesar.

3). *Debilidad del* yin *y exceso de fuego.*

Precisamente hay insuficiencia del *qi* cuando la persona se masturba, o realiza exceso de las relaciones sexuales, o sufre debilidad física debida a una enfermedad prolongada, o comete exceso en la eyaculación, lo que daña el *yin* del riñón, originando la debilidad del *yin* y la hiperactividad del fuego. El fuego falso se aviva y asciende perjudicando al corazón y el ánimo, origen de la presente enfermedad.

4). *Insuficiencia del* yang *del corazón.*

Después de una grave y larga enfermedad, el *qi* del *yang* se debilita y no es capaz de nutrir suficientemente las venas y el corazón, por eso se sufre de palpitación e intranquilidad.

5). *Ascenso del agua acumulada.*

Debido a la debilidad del *yang* del bazo y del riñón, el agua no se evapora normalmente y se acumula; al convertirse en un factor patógeno, sube y trastorna dominando el *yang* del corazón, y se producen palpitaciones.

6). *Calor de flema que molesta al corazón.*

Por regla general, tiene el paciente gusto por las cosas picantes, grasosas y fuertes, lo cual no hace sino contribuir a la acumulación del calor interno, que sube para molestar el corazón y la mente, dando origen a la palpitación.

7). *Obstrucción y estasis de sangre.*

Por la debilidad de *yang* del corazón, los vasos se estancan de frío y la sangre no circula con normalidad, o debido a enfermedad reumática prolongada, los vasos sanguíneos se obstruyen, la mente y el corazón no tienen el sustento necesario, y esto conduce a la intranquilidad y la palpitación y a que el corazón no se esté quieto.

B. TRATAMIENTO SEGUN LA DIFERENCIACION DE SINTOMAS

1). *Deficiencia del* qi *en el corazón y la vesícula biliar.*

Síntomas principales: Palpitación, sobresaltos, intranquilidad para quedarse sentado, insomnio, trastornos del sueño, lengua pálida con saburra delgada y blanca, el pulso débil, rápido o intermitente.

Análisis: La insuficiencia del *qi* de corazón y el vacío de la vesícula biliar producen sensación de temor y de falta de control sobre sí mismo, por lo que se observan el fenómeno de la intranquilidad, el susto fácil, el desconcierto, insomnio y pesadillas. El pulso débil y rápido o intermitente son manifestaciones de intranquilidad del corazón y la anormal circulación del *qi* y de la sangre.

Tratamiento: Sustentar el *qi* del corazón, tonificar la vesícula biliar, calmar la mente y eliminar la sensación de miedo. Se escogen los puntos *shu* de la espalda, del meridiano *ren* y del corazón. Se usa el método tonificante coordinándolo con la moxibustión.

Receta: *Xinshu* (V.15) (moxibustión), *juque* (Ren.14), *danshu* (V.19) (moxibustión), *shanzhong* (Ren.17) (moxibustión), *neiguan* (Pc.6), *tongli* (C.5), *sanyinjiao* (B.6).

Explicación: *Xinshu* (V.15) más *juque* (Ren.14) son puntos del sistema *shumu* (dorsal y frontal), que nutren el *qi* del corazón. *Danshu* (V.19) es punto *shu* de la vesícula biliar. *Shanzhong* (Ren.17) es el punto de influencia que controla el *qi*. En coordinación con *xinshu* (V.15), *danshu* (V.19), *juque* (Ren.14) sirven para tonificar el *qi* del corazón y la vesícula biliar. *Neiguan* (Pc.6) es el punto *luo* (enlace) del meridiano del pericardio, *tonli* (C.5) es punto *luo* (enlace) del meridiano del corazón y al utilizarse los dos puntos juntos sirven para tranquilizar el corazón y la mente y calmar la palpitación. *Sanyinjiao* (B.6) es el punto de reunión de los 3 meridianos *yin* del pie, que sirve para fortalecer el bazo y tonificar el *qi*, nutrir el hígado y la vesícula biliar.

2). *Insuficiencia de sangre en el corazón.*

Síntomas principales: Palpitación, estupor, cara sin brillo, mareo y vértigo, cansancio y fatiga. Lengua pálida, saburra blanca y delgada, y pulso filiforme y débil.

Análisis: La insuficiencia de sangre en el corazón y la pérdida del sustento del mismo y del ánimo conducen a la palpitación y al estupor. El corazón administra la sangre y las funciones de las venas, y su estado se manifiesta en la cara: por la insuficiencia la sangre no puede subir, por eso la cara se ve pálida, sin brillo; como no puede ascender para nutrir a los ojos y la cabeza en su conjunto, se observan mareos y vértigo. Por la insuficiencia del suministro de la sangre, los músculos y los tendones no tienen suficiente sustento, lo que origina la fatiga y la falta de fuerza. La lengua es el brote del corazón, por la falta de sangre, el pulso no encuentra con qué llenarse, por eso la lengua aparece pálida y el pulso, débil y delgado.

Tratamiento: Tonificar el corazón y la sangre, calmar el corazón y tranquilizar el ánimo. Se escogen principalmente puntos del meridiano de la vejiga en la espalda, y los puntos de los meridianos *shaoyin* de la mano (corazón), *taiyin* del pie (bazo) y *yangming* del pie (estómago). Se aplica el método de tonificar, coordinando con la moxibustión.

Receta: *Xinshu* (V.15) (moxibustión), *geshu* (V.17), *pishu* (V.20), *zusanli* (E.36) (moxibustión) y *shenmen* (C.7).

Explicación: *Xinshu* (V.15) es punto *shu* del corazón, *geshu* (V.17) es punto de influencia que controla la sangre. El uso de los dos puntos tonifica y beneficia el corazón y la sangre. *Pishu* (V.20) más *zusanli* (E.36) fortalecen y benefician el estómago para sustentar la energía original alimenticia. *Shenmen* (C.7) es el punto *yuan* (fuente) del corazón y sirve para nutrir el corazón y calmar la mente.

3). *Debilidad del* yin *y exceso de fuego.*

Síntomas principales: Palpitación, ansiedad, insomnio, fiebre vespertina, rubor malar, sudoración nocturna, calor en la palma de la mano y la planta del pie, flojedad y agujetas en los riñones y las rodillas, lengua roja y poca saburra, el pulso delgado y rápido.

Análisis: Por su insuficiencia, el *yin* de los riñones no puede subir para sustentar al corazón, lo que causa el fuego que molesta al corazón y al ánimo, por lo tanto aparecen palpitación y ansiedad que no permiten dormir tranquilo; por la debilidad del *yin*, que no puede controlar el *yang*, se produce calor falso, por eso se presentan los demás síntomas descritos: fiebre vespertina, rubor malar, calor en la palma de la mano y la planta del pie, sudor nocturno. La región lumbar es donde están los riñones y éstos administran los huesos; por la deficiencia del *yin* de los riñones, como resultado, habrá flojedad en la cintura y las rodillas. La lengua roja y la escasez de saburra y el pulso delgado y rápido son síntomas de la debilidad *yin* y de fuego aumentado.

Tratamiento: Nutrir el *yin* renal, eliminar el fuego del corazón y tranquilizar el ánimo. Se escogen principalmente los puntos *shu* (dorsal) y los meridianos *shaoyin* del pie y *jueyin* de la mano. Se aplica método de tonificar y dispersar a la vez.

Receta: *Shenshu* (V.23), *taixi* (R.3), *fuliu* (R.7), *daling* (Pc.7), *quze* (Pc.3), *yinxi* (C.6), *sanyinjiao* (B.6).

Explicación: *Shenshu* (V.23) es punto circulatorio de los riñones; *taixi* (R.3), punto fuente (*yuan*) de los riñones; *fuliu* (R.7), punto río (*jing*) del meridiano de los riñones; punzando los tres se nutre el *yin* de los riñones. *Daling* (Pc.7) es punto fuente (*yuan*) del pericardio y *quze* (Pc.3), como punto mar (*he*) del pericardio, pueden eliminar el fuego y limpiar el corazón. *Yinxi* (C.6) es punto hendidura (*xi*) del meridiano del corazón, su función consiste en nutrir el *yin* del corazón, y drenar el fuego del corazón, por eso se utiliza este punto para casos de palpitación debida a debilidad *yin*. *Sanyinjiao* (B.6) es punto reunión de los tres meridianos *yin* del pie y no sólo nutre y tonifica el *yin* renal sino también fortalece el bazo y sostiene la sangre, sustentando la fuente de la transformación de la esencia.

4). *Insuficiencia del* yang *del corazón.*

Síntomas principales: Vacío y debilidad en el corazón, que late precipitadamente. Frío en el cuerpo y en extremidades, tics musculares, la tez pálida y opaca, lengua pálida con saburra blanca y resbaladiza, el pulso profundo y delgado.

Análisis: Una enfermedad prolongada perjudica el *yang* del corazón, el corazón pierde sustento y tibieza, se siente vacío y débil y late precipitadamente. Debido a la insuficiencia de *yang* del corazón la sangre circula lenta, y los tendones y los músculos no consiguen la necesaria temperatura y alimento, así pues se presentan frío, las extremidades frías, los músculos temblorosos y la cara blanca y opaca. La insuficiencia del *yang* del corazón trae como consecuencia la falta de fuerzas en el movimiento y el pulso, por eso se palpa profundo y delgado. La debilidad del *yang* no proporciona el calor para diluir la humedad, por eso la lengua se ve pálida y la saburra blanca y resbaladiza.

Tratamiento: Tonificar y calentar el *yang* del corazón, calmar la mente y tranquilizar la palpitación. Se escogen los puntos *shu* (dorsal), los del meridiano *ren* y *jueyin* de la mano como los principales. Se aplica el método de tonificación.

Se coordina con la moxibustión.

Receta: *Xinshu* (V.15) (moxibustión), *guanyuan* (Ren.4) (moxibustión), *shanzhong* (Ren.17) (moxibustión), *mingmen* (Du.4) (moxibustión) y *neiguan* (Pc.6).

Explicación: *Xinshu* (V.15) es el punto *shu* (dorsal) del corazón, *shanzhong* (Ren.17) como punto convergente del *qi*. Uniéndose los dos, se puede estimular el *qi* del *yang* del pecho. *Guanyuan* (Ren.4), entibiado, tonifica el *jiao* inferior, y en coordinación con *mingmen* (Du.4) puede fortalecer los riñones, nutriendo así la fuente del *yang* de todo el cuerpo. *Neiguan* (Pc.6) sirve para calmar el espíritu y tranquiliza la palpitación.

5). *Ascenso del agua acumulada.*

Síntomas principales: Palpitaciones, opresión en el pecho y en la región gástrica, sensación de ruido por debajo del corazón, frío en todo el cuerpo y en las extremidades, escasez de orina o edema en los miembros inferiores, sed pero sin deseo de tomar agua, abundancia de saliva en la boca tanta que a veces causa vómitos de esputo diluído, mareo, lengua pálida con saburra blanca y resbaladiza, pulso de cuerda y resbaladizo.

Análisis: El agua es un factor de naturaleza *yin*, que se transforma con el *yang*. Cuando sucede la deficiencia de *yang*, el agua no se transforma y se estanca convirtiéndose en un factor patógeno que, cuando asciende y ataca al corazón, produce palpitaciones y ruido por debajo del corazón; la acumulación del agua estorba el mecanismo de *qi* y lesiona el *yang*, de modo que éste no puede calentar suficientemente el cuerpo y se observa frío en todo él y en las extremidades. Cuando la acumulación del agua se estanca en el pecho, el *yang* claro no puede subir por lo que se siente obstruído el pecho y se sufren mareos. El agua acumulada ascendida a la parte superior causa abundancia en saliva e incluso vómito de esputo diluido. El agua se transforma y se retiene en la superficie causando edema y escasez de orina o edema en las piernas. Los líquidos corporales no suben por tanto, se presenta sed, pero sin ganas de beber agua. Mientras que la lengua pálida, con saburra blanca y resbaladiza, y el pulso de cuerda y resbaladizo son manifestaciones de la acumulación de agua en el interior del cuerpo.

Tratamiento: Calentar el *yang* para transformar el agua. Se escogen los puntos *shu* (dorsal) del meridiano *ren* y del *taiyin* del pie como puntos principales. Se aplica el método tonificante y se coordina con moxibustión.

Receta: *Pishu* (V.20) (moxibustión), *shenshu* (V.23) (moxibustión), *sanjiaoshu* (V.22) (moxibustión), *shuifen* (Ren.9) (moxibustión), *guanyuan* (Ren.4) (moxibustión), *sanyinjiao* (B.6), *Yinlingquan* (B.9), *fenglong* (E.40), *dazhui* (Du.14) (moxibustión) y *shenmen* (C.7).

Explicación: Los riñones constituyen la víscera del agua, y controla el metabolismo de los líquidos. El bazo se encarga del transporte y transformación del agua y la humedad. Al escoger *guanyuan* (Ren.4), *pishu* (V.20) y *shenshu* (V.23) se propone calentar el *yang* renal, y fortalecer el bazo con lo que se calienta el *yang* y se diluye el agua. El *sanjiao* es el conducto por donde pasa el líquido y se encarga del control y las funciones del *qi*, seleccionando el punto *sanjiaoshu* (V.22) se tiene como objetivo regularizar el mecanismo de *qi* y la conducción del agua. *Shuifen* (Ren.9) es un punto importante para tratar el estancamiento del agua. *Sanyinjiao* (B.6), *yinlingquan* (B.9) y *fenglong* (E.40) fortalecen el bazo y el estómago y facilitan la evacuación del agua. *Shenmen* (C.7) calma el corazón y tranquiliza la palpitación.

6). *Calor de flema que molesta al corazón.*

Síntomas principales: Palpitación, ansiedad, sensación de sofoco y nudo en el estómago, que se agrava con la presión, distensión abdominal, anorexia, regurgitación del ácido, estreñimiento, sed con deseo de beber. Lengua roja, saburra amarilla y pegajosa, pulso rápido y resbaladizo.

Análisis: El paciente tiene en general gusto por lo pesado, picante, lo fuerte, lo grasoso. Eso conduce a la acumulación de la flema y calor interno, que estorba el mecanismo *qi*, por lo que se observan sofoco y nudo en el estómago y estreñimiento. El estómago pierde la función de descender, por eso siente distensión abdominal, anorexia, regurgitación de ácido. El calor de la flema estorba el corazón, y ocasiona palpitación, ansiedad. El calor evapora el líquido y humedad, por lo tanto se siente sed con deseos de beber. La lengua roja, la saburra amarilla y pegajosa, el pulso rápido y resbaladizo son fenómenos de la obstrucción de la flema caliente en *jiao* medio.

Tratamiento: Eliminar el calor y diluir la flema, regular la función del estómago y calmar la mente. Se escogen los puntos de los meridianos *ren*, *yangming* (E) del pie y *jueyin* (Pc) de la mano como los principales. Se aplica el método dispersante.

Receta: *Zhongwan* (Ren.12), *tianshu* (E.25), *zusanli* (E.36), *fenglong* (E.40), *neiting* (E.44) y *neiguan* (Pc.6).

Explicación: *Zhongwan* (Ren.12) es el punto *mu* (frontal) del estómago, y punto de influencia que controla las vísceras; *tianshu* (E.25) es el punto *mu* (frontal) del intestino grueso, coordinándose los dos, sirven para normalizar la función del estómago y descender lo sucio. Eso significa que «para tratar enfermedades de *yang*, se estimula *yin*». *Zusanli* (E.36) es el punto *he* (mar) del meridiano del estómago, *neiting* (E.44) es el punto *ying* (manantial) del meridiano del estómago que es útil para limpiar el estómago y evacuar el fuego; *fenglong* (E.40) es útil para diluir la flema; usándose los tres puntos, se puede eliminar el calor gástrico y diluir la flema. *Neiguan* (Pc.6) es punto *luo* (enlace) del meridiano del pericardio, y también uno de los ocho puntos de reunión, por donde se comunica con el meridiano *yinwei*, que se comunica con el corazón, el pecho y el estómago, por lo que se escoge para confortar el pecho y armonizar el estómago, calmar el corazón y tranquilizar el ánimo.

7). *Obstrucción y estasis de sangre.*

Síntomas principales: Palpitación, sofoco y malestar, dolor cardíaco reincidente, verdes y violáceos los labios y las uñas, lengua púrpura y oscura o con manchitas oscuras, el pulso vacilante o intermitente.

Análisis: El corazón se encarga de la conducción de la sangre. Si se obstruyen los vasos sanguíneos, el corazón pierde la nutrición, por eso hay palpitación. Las convulsiones de los vasos causan el dolor. La estasis de sangre y el estancamiento de *qi* conducen a la obstrucción de *yang* en el pecho, por eso se siente sofoco y malestar. Se obstruyen los vasos sanguíneos, la sangre no circula fluidamente, por eso se ven los labios y las uñas morados, la lengua purpúrea y oscura, el pulso vacilante o intermitente.

Tratamiento: Animar la circulación de la sangre para eliminar la estasis, canalizar los vasos para calmar la palpitación, seleccionando los punto *shu* (dorsal) y los de los meridianos (*jueyin*) de la mano, y *shaoyin* de la mano. Se aplica un método tonificante y dispersante a la vez, coordinándolo con la moxibustión.

Receta: *Xinshu* (V.15), *jueyinshu* (V.14), *geshu* (V.17), *shenmen* (C.7), *neiguan* (Pc.6), *xinping* (Extra) (tres *cun* por debajo del punto *shaohai* (C.3)), *xuehai* (B.10).

Explicación: *Xinshu* (V.15), y *jueyinshu* (V.14) son respectivamente punto *shu* (dorsal) que conducen al corazón y al pericardio. En coordinación con *xinping* (Extra), *shenmen* (C.7), *neiguan* (Pc.6), se contribuye a la circulación del *qi* y la sangre y es útil para calmar la palpitación y la nerviosidad. *Geshu* (V.17) es punto de influencia que controla la sangre, y en coordinación con *xuehai* (B.10) anima la circulación sanguínea y elimina la estasis. Usándose estos puntos se puede eliminar la estasis de sangre y calmar la palpitación.

C. OTRO METODO TERAPEUTICO

Auriculopuntura:

Puntos principales: Corazón, *shenmen*, intestino delgado.

Puntos coordinadores: Deficiencia de *qi* en el corazón y la vesícula biliar:
hígado, vesícula biliar, riñón;
Insuficiencia de sangre del corazón:
bazo, estómago, punto de sangre, pulmón;
Exceso de fuego debido a la deficiencia de *yin*:
riñón, vejiga, próstata, endocrino;
Insuficiencia de *yang* en el corazón:
riñón, endocrino;
Ascenso de la humedad acumulada:
bazo, estómago, *sanjiao*;
Calor de flema que molesta al corazón:
Tingzhong (en el centro de la región de abdomen), bazo y sangría en la punta de la oreja;
Obstrucción y estasis de sangre:
hígado, nervio simpático.

D. EJEMPLOS DE CASOS CLINICOS

1). La paciente Ma, de 36 años, técnica, con registro 036859. Refiere que desde hace un mes sufre palpitación, ansiedad e insomnio. Acude al hospital el 5 de abril de 1980. Narra que cambia fácilmente el estado de ánimo, se enfada, se irrita con facilidad, siente calor en la palma de la mano y la planta del pie, sed en la boca pero sin deseo de beber, sufre menstruación no regular. Se observa la lengua roja oscura, con poca saburra, pulso filiforme y rápido, sobre todo en la parte *chi* de ambos lados.

Los síntomas indican que pertenece al tipo de la insuficiencia de *yin* renal e hiperactividad del fuego de corazón, que causan la desarmonía entre el corazón y los riñones.

Tratamiento: Nutrir el *yin* y eliminar el calor, calmar el corazón y tranquilizar la mente.

Puntos: *Shenshu* (V.23), *taixi* (R.3), *fuliu* (R.7), *sanyinjiao* (B.6), con método de tonificación; *daling* (Pc.7), *quze* (Pc.3), *yindu* (R.19), aplicándose el método tonificante y dispersante a la vez. *Taichong* (H.3) con método dispersante.

Tras recibir 3 sesiones de acupuntura, se recuperó notablemente de la palpitación, insomnio e irritabilidad. Suspendió el tratamiento porque debía viajar por motivo laboral.

2). Chu, paciente de 23 años, obrera, con registro número 100231. Refiere palpitación y sobresalto por haber sufrido un susto repentino hace cuatro meses. Ha sido tratada con medicamentos chinos y modernos sin resultado satisfactorio. El 26 de mayo de 1981 acude a la consulta.

Examen: Lengua de color rojo claro, saburra amarilla y delgada y pulso superficial y rápido.

Diferenciación: Debido a un susto repentino, las sustancias esenciales renales están dañadas, y hay desgaste del *qi* del corazón, mente descontrolada.

Tratamiento: Tonificar esencia renal, nutrir el *qui* del corazón, calmar el ánimo y anular los efectos del susto.

Puntos: *Xinshu* (V.15), *juque* (Ren.14), *danshu* (V.19), *sanyinjiao* (B.6), con el método tonificante; *neiguan* (Pc.6), *tongli* (C.5), *shanzhong* (Ren.17), *baihui* (Du.20), con el método de tonificación y drenaje a la vez; calentar *shenshu* (V.23) con 9 conos de artemisa, además de medicamentos herbáceos; después de 12 sesiones de acupuntura, desaparecieron todos los síntomas.

2. INSOMNIO

Por insomnio se entiende el fenómeno de no conseguir el sueño normal. Los síntomas en los pacientes son diferentes: No entran fácilmente en el sueño, duermen pero no tranquilamente, quedan dormidos pero despiertan a ratos, después de despertar ya no pueden volver a dormir y en casos graves, no duermen durante noches enteras.

En las alteraciones nerviosas y el síndrome de menopausia, cuyo síntoma principal en la clínica se presenta como insomnio, se puede aplicar la diferenciación y tratamiento que se explican a continuación.

A. ETIOLOGIA Y PATOGENESIS

1). *El estancamiento del hígado se convierte en fuego.*

Se debe en la mayoría de los casos a la no consecución de los deseos y la ira que originan la pérdida de la normalidad de función de drenaje, que conduce al estancamiento en el hígado, que se convierte en fuego, y éste sube para trastornar la mente. Lo cual produce la intranquilidad en el sueño.

2). *El calor de la flema molesta al corazón.*

Ordinariamente el paciente ha tenido gusto por alimentos fuertes y grasosos, una intemperancia de comida o de bebidas alcohólicas. Cuando el alimento se estanca durante mucho tiempo produce flema y calor que molestan la mente, de ello se origina el insomnio.

3). *Deficiencia en el corazón y el bazo.*

Debido a la no recuperación total de una enfermedad prolongada, una pérdida crónica de sangre, una intemperancia en la alimentación, o un excesivo cansancio intelectual, se dañan la sangre, *yin* del corazón y el *qi* del bazo, de modo que se pierde la fuente de producción de sangre y *qi*, y cuando el corazón y la mente no reciben el mantenimiento necesario, no se duerme tranquilamente durante la noche.

4). *Deficiencia del* yin *y fuego aumentado.*

Tras enfermedades graves o crónicas, cuando no se recupera debidamente, y se dañan el *yin* del corazón y del riñón, o debido al exceso en la vida sexual, a la masturbación que malgasta el *yin* renal, éste no puede ascender a sustentar el corazón por lo que se produce predominancia de *yang* en el corazón, el fuego falso que molesta la mente, por todo esto se observa intranquilidad e insomnio.

5). *Exceso del fuego en el corazón.*

La extralimitación en los siete factores emocionales, o un exceso de alimento fuerte, de naturaleza caliente y tonificante, conducen a la hiperactividad del fuego interno que molesta el corazón y la mente, por eso se presenta insomnio.

6). *Debilidad del* qi *del corazón y de la vesícula biliar.*

Constitucionalmente es poco decidido, vacilante, tímido al encontrarse con cualquier sobresalto, se mueve el corazón y el ánimo, se sobrecoge y se atemoriza fácilmente y por eso no puede entrar tranquilamente en el sueño. O al ser repentinamente asustado el ánimo no queda estable, fenómeno que no se alivia durante mucho tiempo, lo cual conduce poco a poco al insomnio.

B. TRATAMIENTO SEGUN LA DIFERENCIACION DE SINTOMAS

1). *El estancamiento en el hígado se convierte en fuego.*

Síntomas principales: No conciliar el sueño, fácil disforia y enojo, pesadillas extrañas, quemazón y dolor en el pecho y costillas, la cara y los ojos rojos, acúfenos, amargura en la boca y seca la garganta, sin deseo de beber ni comer, estreñimiento, orina escasa y roja, la lengua roja, sobre todo el borde de la lengua, con saburra amarilla y áspera, pulso tenso y rápido.

Análisis: El fuego del hígado molesta el corazón y el ánimo se extravía, por eso se presentan el insomnio y las pesadillas; debido al fuego del hígado ascendido se observan la cara roja y los ojos rojos, y acúfenos. El *qi* del hígado invade el estómago que no acepta el alimento por lo que sucede anorexia. Cuando el fuego se estanca en el meridiano del hígado aparece sensación de dolor y quemazón en el pecho e hipocondrio. Debido a la disfunción de la evacuación del hígado, el *qi* de la vesícula biliar asciende y causa gusto amargo en la boca. El calor del fuego consume excesivamente los líquidos corporales, por eso hay estreñimiento, orina escasa y roja, saburra amarillenta y áspera, sequedad en la boca y en la garganta y la lengua roja, el pulso tenso y rápido son síntomas del mucho calor y fuego del meridiano del hígado.

Tratamiento: Drenar el hígado y eliminar el fuego. Calmar el corazón y el ánimo, seleccionando los puntos *shu* (dorsal), de los meridianos *jueyin* del pie, *shaoyin* del pie y *jueyin* de la mano como los principales. Se usa el método dispersante.

Receta: *Taichong* (H.3), *xingjian* (H.2), *ganshu* (V.18), *danshu* (V.19), *qimen* (H.14), *yanglingquan* (VB.34), *daling* (Pc.7).

Explicación: *Ganshu* (V.18) más *qimen* (H.14) constituyen una combinación de puntos *shu* (dorsal) y *mu* (frontal), que tiene la función de suavizar el hígado y eliminar el estancamiento, y regular el mecanismo del *qi*. *Taichong* (H.3) es el punto fuente del hígado, *xingjian* (H.2), punto manantial del meridiano del hígado, asociados con *danshu* (V.19) y *yanglingquan* (VB.34) sirven para limpiar el calor del hígado y de la vesícula biliar. *Daling* (Pc.7) es punto fuente del meridiano del pericardio, que puede calmar el corazón y tranquilizar la mente.

2). *El calor de la flema molesta al corazón.*

Síntomas principales: Insomnio, irritabilidad, ansiedad, sofoco en el pecho y región gástrica, distensión abdominal, anorexia, hipo, regurgitación ácida, siente pesadez en la cabeza y mareo. Dificultad en evacuar el intestino, orina escasa y colorada, la lengua roja, con saburra amarilla y pegajosa, el pulso resbaladizo y rápido.

Análisis: La flema y el calor se acumulan internamente y suben para molestar el corazón y el ánimo, por eso se presenta insomnio, irritabilidad y ansiedad. Cuando el calor y la flema se estancan en el *jiao* medio, el *qi* no funciona fluidamente y el estómago pierde su función de descender, por lo que aparecen gases en el abdomen, sofoco y molestia en el abdomen, anorexia, acidez, estreñimiento. El *yang* claro no logra subir, por eso hay pesadez en la cabeza y mareos. La orina escasa y roja, la lengua roja y la saburra amarilla y pegajosa son síntomas de la abundancia de la flema y el calor internos.

Tratamiento: Eliminar el calor y la flema, armonizar el *jiao* medio y calmar el ánimo escogiéndose puntos de los meridianos *yangming* del pie, *jueyin* de la mano como puntos principales. Se usa método dispersante.

Receta: *Zhongwan* (Ren.12), *tianshu* (E.25), *zusanli* (E.36), *fenglong* (E.40), *neiguan* (Pc.6) y *shenmen* (C.7).

Explicación: *Zhongwan* es punto *mu* (frontal) del estómago y punto de influencia de las vísceras; *tianshu* (E.25), es punto *mu* (frontal) del intestino grueso, coordinándose los dos puntos canalizan el *qi* del estómago y los intestinos, eso es lo que significa estimular el *yin* para tratar enfermedad *yang*. *Zusanli* (E.36) asociado con *fenglong* (E.40), punto importante para eliminar la flema, sirven para eliminar el calor del estómago y diluir la flema. *Neiguan* (Pc.6) es punto *luo* (enlace) del meridiano *jueyin* de la mano, que comunica con el meridiano de *sanjiao*, *shaoyang* de la mano, que puede servir por una parte para liquidar el calor del pericardio, recuperar la función del estómago en descender, y por la otra, para regular el mecanismo de *qi* de *sanjiao*, desempeñando las funciones de eliminar la flema. *Shenmen* (C.7) es punto fuente del corazón, al que calma y tranquiliza el ánimo.

3). *Deficiencia en el corazón y el bazo.*

Síntomas principales: Dificultad en entrar en el sueño, o despertarse con facilidad, pesadillas y sobresaltos, palpitaciones, amnesia, fatiga y falta de fuerza, menos apetito, distensión abdominal, anorexia, cara opaca, labios de color pálido, lengua de color claro con saburra blanca y delgada, pulso delgado y débil.

Análisis: Debido a la insuficiencia de la sangre que no alimenta el corazón, el ánimo pierde su normal mantenimiento, por eso no cae fácilmente dormido, ora despierta ora duerme, sufre pesadillas y sobresaltos, palpitaciones y amnesia. La insuficiencia de la sangre y el *qi* conduce a la mal nutrición de los tendones y los músculos, por lo tanto, se presentan fatiga y falta de fuerza y palidez en los labios. La insuficiencia del *qi* del bazo y la pérdida de su función de transporte traen como consecuencia la distensión abdominal, anorexia, sin gusto al comer. La debilidad en la sangre impide que suba ésta para dar brillo a la cara, por lo que se observa opaca, la lengua pálida. La sangre insuficiente imposibilita alimentar los vasos y el *qi* débil no tiene fuerza para llevar la sangre, por eso el pulso se manifiesta fino y débil.

Tratamiento: Tonificar el corazón y el bazo, nutrir el corazón y tranquilizar la mente seleccionando los puntos *shu* (dorsal) y los de los meridianos *taiyin* del pie, *yangming* del pie, *shaoyin* de la mano como sitios principales. Se aplica el método tonificante. Se coordina con moxibustión.

Receta: *Xinshu* (V.15) (moxibustión), *pishu* (V.20) (moxibustión), *zhongwan* (Ren.12), *zusanli* (E.36) (moxibustión), *sanyinjiao* (B.6), *shenmen* (C.7), *baihui* (Du.20) (moxibustión) y *yinbai* (B.1) (sólo moxibustión sin aplicar la aguja).

Explicación: Al coordinarse *pishu* (V.20), con *xinshu* (V.15) tonifica y beneficia el corazón y el bazo. *Zusanli* (E.36), y *zhongwan* (Ren.12) fortalecen el bazo y estimulan el funcionamiento del estómago. *Sanyinjiao* (B.6) es punto de reunión de los tres meridianos *yin*, sirve para drenar el hígado y fortalece el bazo contribuyendo a la transformación y al transporte. *Baihui* (Du.20) es la confluencia de todos los *yang*; al aplicar la moxibustión en él se estimula el *qi* del *yang* haciendo subir el *qi* y la sangre para tonificar la mente. *Yinbai* (B.1) es punto pozo del meridiano del bazo, y al aplicar conitos de artemisa, se puede curar las pesadillas y sobresaltos. Es un punto de experiencias.

4). *Deficiencia de* yin *y fuego aumentado.*

Síntomas principales: Insomnio, ansiedad, palpitación, calor en la palma de la mano y en la planta del pie, sudoración nocturna, rubor malar, mareo, acúfenos, amnesia, flojedad y agujetas en los riñones y las rodillas, espermatorrea involuntaria nocturna, boca y garganta secas, lengua roja y pálida, con poca o sin saburra. El pulso se nota fino y rápido.

Análisis: Por la deficiencia de *yin* en el corazón y los riñones, se produce internamente el calor falso que disturba la mente, por eso aparecen insomnio, palpitación y amnesia. Por la insuficiencia del *yin* de los riñones, quedan vacías las médulas cerebrales, por eso se observan mareo y acúfenos. Los riñones determinan las condiciones de los huesos, y la región lumbar es donde están los riñones, por la debilidad del *yin* y la escasez de las médulas, hay agujetas y flojedad en la parte lumbar y las rodillas. El falso calor molesta la vesícula seminal, lo cual produce la espermatorrea nocturna. La sequedad en la boca y la garganta, el calor en las palmas y las plantas de los pies, la lengua roja y pálida, el pulso fino y rápido son síntomas de la deficiencia del *yin* y el fuego aumentado.

Tratamiento: Nutrir el *yin* y eliminar el fuego, calmar el corazón y tranquilizar la mente seleccionando los puntos *shu* (dorsales) y los de los *meridianos shaoyin* del pie y de la mano como los principales. Se aplica el método tonificante.

Recetas: *Shenshu* (V.23), *taixi* (R.3), *fuliu* (R.7), *sanyinjiao* (B.6), *yinxi* (C.6),*anmian* (Extra).*

Explicación: *Shenshu* (V.23) es punto *shu* de los riñones en la espalda; *taixi*, punto fuente de los riñones; *fuliu*, punto *jing* (río) del riñón, usándose los tres juntos, se puede sustentaar el *yin* renal. *Yinxi* (C.6) es punto *xi* (hendidura) del meridiano del corazón, y sirve para nutrir *yin* del corazón y elimina el fuego del corazón. *Sanyinjiao* (B.6) fortalece el bazo y beneficia los riñones, esto quiere decir alimentar la energía ancestral con la postnatal. *Anmian* es un punto nuevo para tratar el insomnio.

5). *Exceso del fuego en el corazón*

Síntomas principales: Insomnio, ansiedad, rubor, sed con deseo de beber, úlcera bucal, orina escasa y colorada y dolor y escozor al orinar, la punta de la lengua de color rojo vivo, el pulso rápido y fuerte, sobre todo el de la izquierda.

Análisis: Debido al fuego interno que perturba el corazón y la mente, se pre-

---

* *Anmian*: Punto descubierto hace poco, que sirve específicamente para el insomnio; son dos, que se denominan *anmian* 1 y *anmian* 2, y se encuentran, respectivamente, en la línea que liga los puntos *fengchi* (V.20) y *yifeng* (SJ.17), en los puntos de los cuartos. (N. del T.)

sentan insomnio y ansiedad. El corazón tiene su abertura en la lengua y sus manifestaciones en la cara, cuando el fuego del corazón sube y quema, la cara se ve roja y se forman forúnculos en la boca y la lengua y si el calor del corazón desciende hacia el intestino delgado, causa orina escasa y colorada, dolores y escozor al orinar. El calor del fuego consume excesivamente los líquidos corporales, por eso se observan sed con deseo de beber. La punta de la lengua roja, el pulso rápido y fuerte son síntomas del fuego y calor excesivos; el pulso izquierdo refleja el estado del corazón, por eso se manifiesta muy fuerte.

Tratamiento: Limpiar el corazón y eliminar el fuego, calmar el corazón y tranquilizar la mente seleccionándose los puntos *shu* (dorsal) y de los meridianos *ren*, *shaoyin* (C) de la mano y *jueyin* (Pc) de la mano, como principales. Se usa método dispersante.

Receta: *Xinshu* (V.15), *juque* (Ren.14), *shenmen* (C.7), *shaochong* (C.9), *laogong* (Pc.8), *yinbai* (B.1).

Explicación: *Xinshu* (V.15) asociado con *juque* (Ren.14), constituye una combinación de los puntos *shu* (dorsal) y *mu* (frontal), que sirve para eliminar el fuego del corazón. *Shaochong* (C.9) es punto pozo del meridiano del corazón, *laogong*, punto manantial del meridiano *jueyin* de la mano, estos dos puntos juntos, pueden conseguir el efecto de limpiar el calor del meridiano del corazón. *Yinbai* (B.1) es punto pozo del meridiano *taiyin* del pie, que pertenece a la tierra, el fuego crea tierra, y la tierra es hija del fuego; seleccionando a *yinbai* (B.1) se ayuda a purgar el fuego del corazón, eso significa «en caso de exceso se debe dispersar su hijo». *Shenmen* (C.7) sirve para calmar el corazón y tranquilizar la mente.

6). *Debilidad del* qi *del corazón y de la vesícula biliar.*

Síntomas principales: Insomnio, muchos sueños y pesadillas, fácil de despertar, sobresaltos, temor, palpitaciones, lengua pálida, el pulso tenso y fino.

Análisis: Por la insuficiencia del *qi* del corazón sucede la intranquilidad del corazón, por eso se presentan insomnio y palpitaciones. La deficiencia en la vesícula biliar causa el sobresalto y el temor. La lengua pálida y el pulso tenso y fino son síntomas de la deficiencia en el corazón y en la vesícula biliar.

Tratamiento: Nutrir el *qi* del corazón y fortalecer la vesícula biliar, tranquilizar el corazón y calmar la mente. Se escogen el punto *shu* del meridiano de vejiga y los de los meridianos *ren* y *shaoyin* (corazón) de la mano como los principales. Se aplica el método tonificante. Se coordina con moxibustión.

Receta: *Xinshu* (V.15) (moxibustión), *juque* (Ren.14), *danshu* (V.19) (moxibustión), *shanzhong* (Ren.17) (moxibustión), *tongli* (C.5), *sanyinjiao* (B.6).

Explicación: *Xinshu* (V.15) y *juque* (Ren.14) son respectivamente punto *shu* (dorsal) y *mu* (frontal) que sirven para nutrir el *qi* del corazón. *Danshu* (V.19) beneficia la vesícula biliar. *Shanzhong* (Ren.17) es punto *mu* (frontal) del meridiano del peridcardio y a la vez punto de influencia de *qi*, al aplicar la moxa en este punto se puede fortalecer el *qi* del corazón y la vesícula biliar. *Sanyinjiao* (B.6) punto de reunión de los tres meridianos *yin* del pie, fortalece el bazo y beneficia el *qi*, y nutre el hígado y la vesícula biliar. *Tongli* (C.5) tranquiliza al paciente del sobresalto y calma la mente.

C. OTRO METODO TERAPEUTICO

Auriculopuntura

Puntos principales: Corazón, *shenmen*, subcórtex, punto del cerebro, punto neurastenia, occipucio.

Puntos coordinadores: Para casos de estancamiento de hígado que se convierte en fuego, deficiencia de *qi* en el corazón y la vesícula biliar: hígado, vesícula biliar; para casos de deficiencia en el corazón y en el bazo, o calor de flema que molesta al corazón: puntos de bazo y estómago; deficiencia de *yin* y exceso de fuego: riñón, endocrino; exceso de fuego en el corazón: simpático.

D. EJEMPLOS DE CASOS CLINICOS

1). Paciente de origen checo, 62 años, refiere insomnio desde hace unos 40 años. El 6 de diciembre de 1960 acudió a la consulta. Cuando tenía 20 años de edad, comenzó a tener dificultades para conciliar el sueño por excesivo *stress* del trabajo, fatiga, fenómeno que venía agravándose. Cada noche sólo podía dormir dos ó tres horas y además sufría pesadillas; se sentía irritable, nervioso, con una recurrente sensación de carga de electricidad en la mejilla izquierda que duraba alrededor de 30 minutos, al mismo tiempo se le enrojecían la cara y los ojos, tenía acúfenos, calor incómodo en todo el cuerpo, de verdad intolerable, fenómeno que no desaparecía sino varios días después. En su país ha sido tratado con grandes dosis de calmantes sin resultado beneficioso alguno durante mucho tiempo. Llegó a China y pidió un tratamiento de la Medicina Tradicional China. Los exámenes no mostraban anormalidades y su caso diagnosticado como neurastenia. El anciano doctor Ye Xinquing, que fue invitado a una consulta médica conjunta, vio que el paciente tenía la saburra delgada pero amarilla, pulso profundo, filiforme y rápido. Cree que sufre deficiencia en el hígado y los riñones, y fuego falso; que debe tratarse nutriéndole el *yin* y calmarle la mente. Se escogieron los puntos *sanyinjiao* (B.6), *taixi* (R.3) y *fuliu* (R.7) de ambos lados, se aplicó el método tonificante introduciendo y sacando la aguja repetida y suavemente, y luego se dejó un rato retenida para esperar el *qi*; se aplicó un pinchazo rápido en *qimen* (H.14) de la derecha, como método dispersante, un pinchazo menos rápido, pero sin retener la aguja en *zhongwan* (Ren.12) y *yindu* (R.19) de ambos lados como método tonificante y dispersante. Se le aplicó la acupuntura una vez al día durante diez días seguidos. Como resultado pudo dormir bien ocho o nueve horas cada noche, incluso hasta dormía noches enteras sin despertar. El carácter del paciente se volvió alegre.

2). Paciente Li, de 44 años, obrera, con el registro número 161109. En julio de 1986 se le presentó insomnio, por excesiva preocupación, con pesadillas y mareo. Sufre dificultad para conciliar el sueño, lo que se agrava cuando tiene cambios emocionales; a veces se presentan palpitación y sofoco. El electrocardiograma es normal. Se le diagnostican alteraciones funcionales del sistema nervioso vegetativo. Ha sido tratada con calim, orizanol y otros medicamentos sin conseguir, sin embargo, resultados notables. El 12 de diciembre de 1986 acude al hospital para recibir tratamiento acupuntural.

Examen: Lengua pálida, pulso delgado y tenso.

Diagnóstico: Deficiencia en el corazón y el bazo, al mismo tiempo, estancamiento del *qi* del hígado.

Tratamiento: Tonificar y fortalecer el corazón y el bazo, drenar el hígado para eliminar el estancamiento, calmar y tranquilizar la mente. Se usa además auriculopuntura en los puntos corazón, bazo, riñón, *shenmen*, endocrino. Se aconseja a la paciente presionar con las manos los puntos donde se deja la semilla* durante tres minutos por la mañana y por la noche y se le cambia aquélla cada tres días. Después de recibir tres ciclos de tratamiento experimentó gran mejoría en el dormir. Sigue en el curso terapéutico.

---

* Hoy día, en China, no se aplican agujas de chinchetas en las orejas para evitar posibles infecciones, sino que se aplican una semillas pequeñas y se las sujeta con esparadrapo. (N. del T.)

3. SOMNOLENCIA

La somnolencia es denominada también letargo: se refiere a que el paciente duerme con sueño profundo por lo que incluso sucede que, de día, se duerme a menudo inconscientemente.

La somnolencia en la medicina moderna se puede tratar según el mismo método aplicado al presente distinguiéndose los síntomas.

A. ETIOLOGIA Y PATOGENESIS

1). *Estancamiento de flema-húmedad.*

Se observa más en pleno verano o en personas obesas. En esa temporada hay abundante lluvia, la humedad patógena invade el cuerpo humano, o uno suele comer cosas muy grasosas, se produce internamente humedad y flema que bloquean el *yang* del bazo, de modo que el *yang* claro no puede ascender. El carácter normal no encuentra lo que le nutra, y se presenta letargo.

2). *Insuficiencia de* qi *del bazo.*

La insuficiencia de *qi* del bazo sucede cuando hay excesivo trabajo intelectual que perjudica el *qi* del bazo; o el *qi* del bazo no se recupera debido a una enfermedad; o hay malas costumbres en la alimentación tanto por escasez de alimento como por exceso, que causan la disfunción del bazo en su función de transporte. Todo esto conduce a la insuficiencia del *qi* del *jiao* medio, el bazo queda débil en su funcionamiento, y cada vez después de comer siente fatiga y deseos de dormir.

3). *Deficiencia de* yang *en el corazón y los riñones.*

Después de una enfermedad o debido a la vejez, hay deficiencia del *yang* en el corazón y los riñones, y debido a la insuficiencia de *yang*, se fatiga y viene el deseo de dormir.

B. TRATAMIENTO SEGUN LA DIFERENCIACION DE SINTOMAS

1). *Estancamiento de flema-húmedad*

Síntomas principales: Deseo permanente de dormir, sofoco, pesadez en el cuerpo, fatiga en las cuatro extremidades, cabeza pesada como si estuviera vendada, cara sucia, legañosa, anorexia, pesadez abdominal, gusto pegajoso en la boca, sin sed, poca facilidad para evacuar materia fecal, la micción escasa y difícil, la lengua pálida y obesa, con saburra blanca y pegajosa, el pulso lento y blando.

Análisis: Por el estancamiento de flema-humedad, el *yang* claro no asciende, el cerebro pierde nutrición, por lo que se produce un frecuente deseo de dormir; la flema-humedad se estanca en el bazo, que no puede funcionar normalmente en el transporte, y se estorba el mecanismo de *qi*, por eso hay sofoco en el pecho y pesadez en el abdomen, anorexia, dificultad en la evacuación intestinal, orina escasa y difícil. Por ser la flema densa, pesada y pegajosa, cuando se acumula produce la pesadez física y el cansancio de las extremidades, la cabeza pesada, la cara polvorienta y enorme cantidad de legañas. La lengua pálida y gorda con saburra blanca y pegajosa, el pulso blando y débil son síntomas de la abundancia de flema y humedad en el interior del cuerpo.

Tratamiento: Calentar y diluir la flema-humedad, fortalecer el bazo y reforzar el *qi*. Se escogen los puntos de los meridianos *ren* y *yangming* del pie como bases principales. Se aplica el método dispersante. Se coordina con la moxibustión.

Receta: *Shanzhong* (Ren.17) (moxibustión), *zhongwan* (Ren.12) (moxibustión), *zusanli* (E.36) (moxibustión), *gongsun* (B.4), *fenglong* (E.40) (moxibustión), *baihui* (Du.20) (moxibustión).

Explicación: *Zhongwan* (Ren.12) asociado con *zusanli* (E.36) sirve para fortalecer el estómago y diluir la flema; *shanzhong* (Ren.17) es el punto de influencia *qi* y sirve para regular la circulación del *qi* y suavizar el pecho. *Baihui* (Du.20) es punto de reunión de todos los meridianos *yang*, y sirve para elevar lo claro y despierta el conocimiento. *Gongsun* (B.4) es punto *luo* (enlace) del meridiano del bazo, que sirve para fortalecer el bazo y eliminar la humedad. *Fenglong* (E.40) es un punto importante para eliminar la flema. Se pinchan estos puntos y junto con la moxibustión se fortalecen el bazo y el estómago y se eliminan calentando la flema y la humedad.

2). *Insuficiencia de* qi *del bazo.*

Síntomas principales: Constante sensación de cansancio y de necesidad de dormir, falta del *qi* (energía), pereza al hablar, fatiga, sin fuerza, sudoración fácil y espontánea, síntomas éstos que se agravan con cualquier esfuerzo. La lengua se ve pálida, con saburra blanca y delgada y el pulso fino y débil.

Análisis: Debido a deficiencia del *qi* del bazo, falta fuerza en el funcionamiento de transformación y transporte, lo que ocasiona que después de comer ya se siente fatiga y deseo de dormir. La insuficiencia de *qi* causa la pérdida de nutrición de los músculos, por lo que se carece de fuerza, y se debilitan las defensas, así que se siente una extrema debilidad, pereza al hablar y sudoración espontánea. Al hacer esfuerzos se gasta el *qi*, el *qi* del bazo queda malgastado, por eso incluso ante los más mínimos, los diversos síntomas se agravan y el paciente no resiste al cansancio.

Tratamiento: Fortalecer el bazo y nutrir el *qi*, escogiéndose los puntos *shu* (dorsal) y los de los meridianos *taiyin* del pie, *yangming* del pie, y se aplica el método tonificante. Se coordina con la moxibustión.

Receta: *Pishu* (V.20), *weishu* (V.12), *zhongwan* (Ren.12) (moxibustión), *zusanli* (E.36) (moxibustión), *sanyinjiao* (B.6).

Explicación: *Weishu* (V.21) asociado con *zhongwan* (Ren.12), constituye la combinación de los puntos *shu* (dorsal) y *mu* (frontal) y sirve para reforzar el estómago y armonizar el *jiao* medio. *Pishu* (V.20), fortalece el bazo y nutre el *qi*. *Zusanli* (E.36) es punto inferior del meridiano gástrico, y además punto importante para el fortalecimiento. *Sanyinjiao* (B.6) es punto de reunión de los tres meridianos *yin* del pie, y sirve para drenar el hígado y fortalecer el bazo, regularizando el mecanismo del *qi*.

3). *Deficiencia de* yang *en el corazón y los riñones.*

Síntomas principales: Cansancio y deseo de dormir, se concilia el sueño simplemente al cerrar los ojos, y se despierta de inmediato al ser llamado, o permanece medio dormido (parece dormido y despierto); falta de fuerza, pereza en hablar, miembros fríos y aversión al frío. Enuresis, u orina frecuentemente, los labios y las uñas violáceos, la lengua verdeviolácea, opaca y de color pálido, la saburra blanca resbaladiza, el pulso profundo, tardío y sin fuerza, sobre todo en la parte *chi*.

Análisis: Ante la debilidad del *yang*, predomina el *yin*, por eso se siente cansancio y se tiene deseo de dormir. El *yang*, por estar débil, no puede calentar el cuerpo, lo cual causa frío en las extremidades y genera la aversión al frío. Debido a la insuficiencia de *yang* renal, el *qi* renal no se asegura, la vejiga pierde el control, por eso sucede enuresis y la alta frecuencia urinaria. El *yang* débil no puede calentar los vasos y conducir la circulación sanguínea, produciéndose estasis de sangre, por eso los labios y las uñas se observan oscuros, violáceos, y la lengua pálida y opaca. La humedad que no se transforma se estanca, por eso la saburra aparece blanca y resbaladiza. La insuficiencia del *yang* renal conduce a la falta de fuerza en el transporte de la sangre, por eso el pulso se manifiesta tardío, profundo y sin fuerza, sobre todo en la parte *chi*.

Tratamiento: Calentar y tonificar el corazón y los riñones. Se escogen puntos de los meridianos *ren*, *shaoyin* del pie, y *du*. Se usa el método tonificante y se coordina con moxibustión.

Receta: *Guanyuan* (Ren.4) (moxibustión), *taixi* (R.3), *shenshu* (V.23) (moxibustión), *mingmen* (Du.4) (moxibustión), *baihui* (Du.20) (moxibustión), *zusanli* (E.36) (moxibustión).

Explicación: *Guanyuan* (Ren.4) es punto de reunión de los tres meridianos *yin* del pie y el *ren* es la base del *qi* original del cuerpo humano: calentándolo con la moxa, se pueden calentar los riñones y fortalecer el *yang*. *Shenshu* (V.23), *taixi* (R.3), *mingmen* (Du.4), ayudan a *guanyuan* (Ren.4) para tonificar el *qi* renal. *Baihui* (Du.20) es punto de reunión de los diversos meridianos *yang* por lo que sirve para estimular el *yang* de todo el cuerpo. *Zusanli* (E.36) fortalece el bazo y el estómago, beneficia el *qi* y la sangre fortaleciendo la fuente de la energía adquirida.

C. OTROS METODOS TERAPEUTICOS

1). *Auriculopuntura*

Puntos a escoger: Corazón, subcórtex, suprarrenal, cerebro, punto estimulante, bazo, frente.

2). *Inyecciones en los puntos acupunturales.*

Puntos a escoger: *shanzhong* (Ren.17), *shendao* (Du.11), *baihui* (Du.20), *shenmen* (C.7), *neiguan* (Pc.6), *sanyinjiao* (B.6), *zusanli* (E.36), *fenglong* (E.40).

Método: 7 ml de vitamina B1 se diluyen en 3 ml de suero fisiológico. Cada vez se escogen dos puntos de ambos lados, y se inyecta en cada punto entre 1 y 1,5 ml. aproximadamente, una vez al día. Diez días hacen un ciclo.

D. EJEMPLO DE CASO CLINICO

Paciente Wang, de 40 años. Por un susto repentino cayó de repente enfermo.

De día, sin darse cuenta se dormía y despertaba pasados alrededor de diez minutos. A medida que pasaba el tiempo, el proceso se repitió hasta agravarse. Meses después esto sucedía varias veces al día, y cada vez más tiempo. Después de tratarse durante un año y pico por medicamentos tanto tradicionales como modernos, no se notó mejoría. Sufría mareos, amnesia, dormía mal por la noche y tenía pesadillas.

El examen no da ninguna información positiva.

Se usa vitamina B1 (2ml), diluida en 3 mililitros de agua para inyección. Se escogen *shendao* (Du.11) y *shenmen* (C.7); *shanzhong* (Ren.17) y *sanyinjiao* (B.6); *baihui* (Du.20) y *neiguan* (Pc.6) como tres grupos de puntos, para uso alternativo. Cada vez se aplica en un grupo de puntos. Cada día una vez. Después de tres ciclos, no han vuelto a presentarse los síntomas y no volvió a recaer, para consolidar el efecto,se le sometió a un ciclo más. Desaparecieron todos los síntomas y se recuperó del todo.

Nota: Este caso ha sido extraído de la Colección de experiencias médicas de acupuntura.

4. AMNESIA

Por amnesia se entiende un conjunto de fenómenos de discriminación de la memoria; por ejemplo se olvida lo leído y lo hecho y lo dicho, fenómenos distintos según el caso.

Los pacientes de neurastenia, según diagnóstico de la medicina moderna, cuyo síntoma principal es la amnesia se pueden tratar de acuerdo con la diferenciación del síndrome.

A. ETIOLOGIA Y PATOGENESIS

1). *Excesiva meditación daña el bazo.*

La excesiva meditación o trabajo intelectual, perjudican el *qi* del bazo y malgasta la sangre del corazón, lo que causa la pérdida de nutrición del corazón y el cerebro, todo lo cual conduce a la amnesia.

2). *Malgaste y pérdida de esencia renal.*

Debido a la insuficiencia congénita, a la mala nutrición o a una enfermedad grave o prolongada, se malgasta la esencia renal; también por exceso sexual, sucede pérdida de esencia renal y vacío de médula cerebral, mente mal nutrida, todo lo cual conduce a la amnesia.

B. TRATAMIENTO SEGUN LA DIFERENCIACION DE SINTOMAS

1). *Deficiencia en el corazón y el bazo.*

Síntomas principales: Mala memoria, inapetente, cara amarillenta, fatiga, muchos sueños, distensión abdominal, palidez en la lengua, saburra delgada y blanca, el pulso lento y delgado.

Análisis: Por la insuficiencia del *qi* y la sangre, el corazón y la mente pierden nutrición, por lo que se presentan amnesia y sueños. Debido a la disfunción del bazo en la transformación y transporte, se presenta distensión abdominal, ausencia de deseo de comer, fatiga y cansancio. La sangre, por estar deficiente no consigue subir a la cara, que entonces aparecerá amarillenta. Por deficiencia del *qi* y de la sangre, la lengua se muestra pálida y el pulso lento y filiforme.

Tratamiento: Tonificar y reforzar el corazón y el bazo, con los puntos *shu* (dorsal), *taiyin* del pie, *shaoyin* (corazón) de la mano, se aplica método tonificante y la moxibustión.

Receta: *Xinshu* (V.15) (moxibustión), *pishu* (V.20) (moxibustión), *zhongwan* (Ren.12), *zusanli* (E.36) (moxibustión), *sanyinjiao* (B.6) y *shenmen* (C.7).

Explicación: *Xinshu* (V.15) más *shenmen* (C.7) benefician el corazón y el *qi* y sustentan el corazón y la mente. *Pishu* (V.20), *zhongwan* (Ren.12), *zusanli* (E.36), *sanyinjiao* (B.6) fortalecen el bazo y el estómago, benefician el *qi* y la sangre.

2). *Malgaste y pérdida de esencia renal.*

Síntomas principales: Amnesia, perturbación mental, mareos, vértigo, acúfenos frecuentes, agujetas y flojedad en los riñones y las rodillas, desarrollo tardío en los niños, vejez prematura, caída del cabello y flojedad de los dientes, atontamiento en la expresión y retardo en los movimientos.

Análisis: La insuficiencia de la esencia causa la falta de fuente de médulas y vacío en la cavidad cerebral, de modo que la mente pierde nutrición, con lo que se padece de amnesia, acúfenos y mareos. Por la disminución y la pérdida de esencia renal los huesos pierden nutrición, por lo que se presentan agujetas y debilidad en los riñones y las rodillas. Los riñones determinan el desarrollo y el crecimiento, la insuficiencia de esencia renal conduce al mal desarrollo en los niños y a la vejez prematura.

Tratamiento: Tonificar los riñones y nutrir la esencia vital, seleccionándose los puntos *shu* (dorsal) y los de los meridianos *shaoyin* del pie y *taiyin* del pie, se aplica método tonificante y se coordina con moxibustión.

Receta: *Shenshu* (V.23) (moxibustión), *pishu* (V.20) (moxibustión), *taixi* (R.3), *sanyinjiao* (B.6), *xuanzhong* (VB.39), *baihui* (Du.20) (moxibustión), *guanyuan* (Ren.4).

Explicación: Los puntos *shenshu* (V.23) y *taixi* (R.3) coordinados nutren los riñones y benefician la producción de esencias vitales. *Pishu* (V.20) más *sanyinjiao* (B.6) fortalecen el bazo y nutren la sangre. *Guanyuan* (Ren.4) contribuye a fortalecer los riñones y la producción de esencias vitales. *Xuanzhong* (VB.39) es un punto confluente de las médulas, que sirve para nutrir los riñones y las esencias vitales. *Baihui* (Du.20) es el punto de reunión de los meridianos *yang* que favorece el ascenso del *qi*, y la tonificación de la médula cerebral.

C. OTRO METODO TERAPEUTICO

Auriculopuntura.

Los puntos a escoger: Riñones, frente, corazón, bazo, subcórtex y endocrino.

D. EJEMPLOS DE CASOS CLINICOS

1). Paciente Liu, de 56 años, mujer, registro número 109213. Por el excesivo trabajo mental, presentó amnesia, distensión abdominal, falta de apetito y muchos sueños.

Examen: El pulso filiforme y débil, sobre todo en la parte *guan* derecha, lengua pálida, saburra blanca y delgada, cara amarillenta.

Diagnóstico: Deficiencia de corazón y bazo por exceso de trabajo intelectual.

Tratamiento: Tonificar y fortalecer el corazón y el bazo, nutrir el corazón y calmar la mente. Se seleccionan los puntos *xinshu* (V.15), *pishu* (V.20), *zhongwan* (Ren.12), *zusanli* (E.36), *shenmen* (C.7). Método tonificante. Después de diez sesiones aumentó su apetito y mejoró la memoria. Sobre esta base se agregaron los puntos *baihui* (Du.20) y *shenmen* (C.7) con método de tonificación, y se aplican conitos de moxa en los puntos *dazhui* (Du.14) y *zusanli* (E.36) durante quince minutos. Con doce sesiones de acupuntura y moxibustión la paciente mejoró mucho de la amnesia, y recuperó su apetito normal, con lo que se suspendió el tratamiento.

2). Paciente Yan, mujer de 34 años, registro número 129211. Hace 23 años recibió un gran susto, lo que le causó disminución de la memoria y falta de fuerza, irregularidad de la menstruación y dificultades en el sueño. Había sido tratada con medicamentos tanto tradicionales como occidentales, sin notar mucha mejoría. Acude a nuestra clínica el 5 de marzo de 1983.

Examen: Cara amarilla, canas, lengua delgada de color rojo claro, con saburra blanca y delgada, pulso filiforme y sobre todo débil en la parte *chi*.

Diferenciación: Debido al susto que daña el riñón, sucede pérdida de esencia renal, insuficiencia en el mar de médula, y mala nutrición de la mente.

Tratamiento: Tonificar el riñón y nutrir la esencia, calmar el corazón y la mente.

Los puntos a escoger: *Taixi* (R.3) (moxibustión con conitos de tamaño de un grano de trigo), *shenshu* (V.23), *sanyinjiao* (B.6), *zusanli* (E.36) (en estos tres puntos método de tonificación), *shenmen* (C.7), *neiguan* (Pc.6), *baihui* (Du.20) y *fengchi* (VB.20), aplicándose método de tonificación y dispersión a la vez. Después de doce sesiones de acupuntura aumenta su memoria y consigue conciliar con normalidad el sueño. Después de 20 sesiones más, la paciente refiere que han desaparecido todos los síntomas que tenía, y se siente enérgica, mejora la memoria notablemente por lo que se suspende el tratamiento.

5. BENTUN QI

Este síndrome da al paciente la sensación de ascenso repentino de gas desde el vientre hasta la garganta. En la mayoría de los casos, se debe al exceso extremo de los siete factores emocionales o el frío-agua que daña el corazón, el hígado, el riñón, o a veces al meridiano *chong*. Sintomáticamente, es similar a la neurosis gastrointestinal, por lo que pacientes que sufren de neurosis con similares síntomas pueden ser tratados de la misma manera según la diferenciación de síndromes.

A. ETIOLOGIA Y PATOGENESIS

1). *Lesión interna por factores emocionales.*
La lesión interna por factores emocionales se refiere, por ejemplo, un susto repentino, a un excesivo trabajo mental y a la excesiva tristeza, etc., esto puede perjudicar el *qi* del hígado y los riñones así como el corazón y la mente. El hígado y el riñón se encuentran en *jiao* inferior, y el meridiano *chong* nace en el útero; una de sus ramas que circula exteriormente se reúne en el punto *qichong* (E.30) con el meridiano *shaoyin* y sube hasta la garganta, y su *qi* tiene como característica ascender, por lo tanto, cuando ocurre alguna lesión interna por factores emocionales, el *qi* del hígado y del riñón, junto con el *qi* del meridiano *chong*, ascienden anormalmente y se estancan en el pecho y la garganta causando al paciente la sensación de la subida violenta de gas, o síndrome *bentun.*

2). *Ascenso del frío-agua.*
Debido a la deficiencia de *yang* renal, problema constitucional del paciente, el frío y el agua quedan estancados en el interior, y junto a una excesiva sudoración, que hace daño al *yang* del corazón, el frío-agua sube aprovechando el vacío, junto con el *qi* del meridiano *chong* hasta el pecho y la garganta, produciendo la enfermedad.

B. TRATAMIENTO SEGUN LA DIFERENCIACION DE SINTOMAS

1). *Ascenso del* qi *del hígado y del riñón.*
Síntomas principales: El paciente tiene la sensación de la subida de *qi* desde el vientre hacia la garganta. Cuando esto sucede, le domina la sensación de muerte inmediata. Manifiesta intranquilidad, sobresalto, aversión a la presencia de gente a su alrededor. Después del ataque se calma como si no hubiera pasado nada, síntoma que se repite con mucha frecuencia. Además tiene la saburra blanca y el pulso de cuerda.

Análisis: El meridiano *jueyin* del pie (hígado) pasa por el vientre y por ambos lados del estómago sube, penetra en el hígado y comunica con la vesícula biliar, y ascendiendo pasa por el diafragma y se distribuye en los hipocondrios, luego se dirige hacia la parte posterior de la laringe y entra en la mejilla. El meridiano *shaoyin* del pie avanza por encima de los riñones y atraviesa el diafragma, entra en los pulmones, pasa a lo largo de la garganta y entra en la raíz de la lengua. Si el paciente sufre de un susto repentino o del estancamiento debido a la preocupación o tristeza, el *qi* del hígado y del riñón suben, siguiendo el meridiano *chong*, al pecho y la garganta. El ascenso anormal del *qi* molesta al corazón, por lo que sucede intranquilidad del corazón y de la mente: el paciente sufre palpitaciones, agitación y aversión a la gente.

Tratamiento: Calmar el hígado y bajar lo ascendido. Se escogen los puntos del meridiano *ren* y del *jueyin* del pie, aplicándose el método dispersante.

Receta: *Qihai* (Ren.6), *Qichong* (E.30), *Taichong* (H.3), *Qimen* (H.14), *Gongsun* (B.4).

Explicación: *Qihai* (Ren.6) sirve para tratar todo síndrome de *qi*. *Qichong* (E.30) es el punto de reunión del meridiano *chong* y el del estómago, calma lo ascendido y reconduce la contracorriente. *Taichong* (H.3) sirve para drenar el hígado y regular su función. *Qimen* (H.14) es el punto *mu* (frontal) del hígado, punto importante para tratar el síndrome *bentun*. *Gongsun* (B.4) es uno de los ocho puntos de cruce que conduce al meridiano *chong* y es escogido para mejorar la eficacia de descender lo ascendido.

2). *Ascenso del frío-agua.*

Síntomas principales: Primero se siente movimiento infraumbilical, después se siente que el *qi* asciende violento y el paciente se pone nervioso e intranquilo, se siente frío y congeladas las extremidades, y sensación de frío y dolor en la región lumbar y en las rodillas, lengua gorda de color claro, saburra blanca y resbaladiza, o pulso tenso y de cuerda.

Análisis: Debido al ascenso del frío-agua, aparecen movimientos en el vientre. El *qi* a contracorriente sube y origina la intranquilidad. La debilidad *yang* del corazón y de los riñones origina la pérdida de calor en las extremidades y el cuerpo, siente frío y dolores en los riñones y las rodillas. La lengua pálida y gorda, saburra blanca y resbaladiza y el pulso tenso y de cuerda son síntomas de la acumulación del frío-agua.

Tratamiento: Calentar el *yang* renal y eliminar el frío-agua, regular la circulación del *qi* y corregir la contracorriente. Se escogen el punto *shu* (dorsal) y los puntos del meridiano *ren*. Se aplican métodos suaves de tonificación y dispersión. Se coordina con moxibustión.

Receta: *Guanyuan* (Ren.4) (moxibustión), *shenshu* (V.23) (moxibustión), *mingmen* (Du.4) (moxibustión), *yinjiao* (Ren.7) (moxibustión), *shuifen* (Ren.9) (moxibustión) y *sanyinjiao* (B.6)

Explicación: *Guanyuan* (Ren.4) más *shenshu* (V.23) y *mingmen* (Du.4) dan calor a los riñones y fortalecen el *yang*. *Yinjiao* (Ren.7) y *shuifen* (Ren.9) son puntos importantes para canalizar el agua. *Sanyinjiao* (B.6) normaliza el bazo y beneficia el *qi*, según la teoría de «fortalecer la tierra para controlar el agua».

C. OTRO METODO TERAPEUTICO

Auriculopuntura.

Puntos a escoger: Hígado, riñón, *sanjiao*, estómago, subcórtex, parte inferior del abdomen, garganta, corazón.

D. EJEMPLO DE CASO CLINICO

Paciente Guo, mujer de 50 años. Acude a la clínica el 16 de abril de 1982. Refiere que tiene una masa de gas que le sube desde el vientre hasta el pecho y la garganta; sufre sofocamiento torácico extremo. Cada vez, el síntoma dura de tres a cinco minutos y consigue eliminar esta sensación dándose masaje con la mano desde la garganta hacia el pecho y el abdomen, y le ocurre una vez por día. Cuando el médico le pregunta sobre el motivo, dice que comenzó después de un fuerte enojo.

Examen: La lengua ligeramente roja, la saburra delgada y blanca, el pulso delgado, de cuerda y vacilante.

Diferenciación: Estancamiento del hígado y la subida del *qi*.

Tratamiento: Suavizar el hígado y bajar lo ascendido.

Puntos: *Shanzhong* (Ren.17), *qihai* (Ren.6), *qimen* (H.14), *neiguan* (Pc.6), *gongsun* (B.4), *taichong* (H.3). Se aplica el método de tonificar y evacuar suavemente una vez por día. Después de 10 sesiones disminuyen los síntomas, quedando únicamente la sensación de obstrucción en la garganta. Se le añade el punto *tiantu* (Ren.22) y repitiendo el tratamiento durante 30 sesiones, se eliminan todos los síntomas. En el curso del tratamiento, se le dan consejos psicológicos.

6. DEPRESION

La depresión es un síndrome originado por la no conformidad en el ánimo y la pasión, y el estancamiento del mecanismo *qi*. Se manifiesta principalmente por depresión anímica, ansiedad, distensión y dolor de hipocondrios, tristeza y ganas de llorar, así como la sensación de obstrucción en la garganta.

Los pacientes de neurastenia, histeria y síndrome menopáusico o con manifestaciones similares, según la medicina moderna, pueden ser tratados según la diferenciación de síntomas.

A. ETIOLOGIA Y PATOGENESIS

El origen de la presente enfermedad se debe, en su totalidad, a heridas en la pasión y la voluntad, sobre todo a excesos de rabia, preocupación, ansiedad, angustia, tristeza que conducen a la falta de canalización del hígado, disfunción del bazo, mala nutrición del corazón, acumulación de flema y desequilibrio entre *yin* y *yang* de los órganos y vísceras.

B. TRATAMIENTO SEGUN LA DIFERENCIACION DE SINTOMAS

1). *Estancamiento de* qi *en el hígado.*

Síntomas principales: Depresión anímica, con inestabilidad, agobio torácico, tendencia al suspiro, plenitud, distensión y dolor en el pecho y en los hipocondrios, dolor no fijo, distensión abdominal, anorexia, acumulación de aire en la región gástrica, eructos, vómitos, pérdida de la normalidad en la evacuación de la materia fecal, lengua pálida, saburra delgada y pegajosa, pulso de cuerda.

Análisis: Por la disfunción de canalización drenadora del hígado y la depresión anímica, el estado de ánimo se manifiesta inestable. El meridiano del hígado se difunde en el pecho y en los hipocondrios: cuando se estanca el *qi* del hígado, ocurre disfunción en el mecanismo del *qi*, la sangre no circula con fluidez y los colaterales del hígado pierden armonía, por eso se presentan plenitud, distensión y dolor en los hipocondrios, que se alivian con suspiros. El *qi* del hígado agrede al estómago y al bazo, haciendo que éste pierda la normalidad funcional y el estómago carezca de armonía, por eso se presentan distensión en el abdomen y en el pecho, eructos, anorexia, vómitos, y la defecación anormal. La lengua pálida, la saburra delgada y pegajosa y el pulso de cuerda, son síntomas de pérdida de la armonía entre el estómago y el hígado.

Tratamiento: Canalizar el hígado y eliminar el estancamiento, regular el *qi* y recuperar la función del estómago. Se escogen los puntos de los meridianos *jueyin* del pie y de la mano, con método dispersante.

Receta: *Taichong* (H.3), *neiguan* (Pc.6), *shanzhong* (Ren.17), *qimen* (H.14), *zusanli* (E.36) (tonificar), *sanyinjiao* (B.6) (tonificar).

Explicación: *Taichong* (H.3) es el punto fuente del hígado, *qimen* (H.14) punto *mu* (frontal): los dos puntos juntos sirven para drenar el hígado y eliminar el estancamiento. *Neiguan* (Pc.6) es punto *luo* (enlace) del meridiano del pericardio, al mismo tiempo uno de los ocho puntos de cruce que reúne con el meridiano *yinwei* en el corazón, el pecho y el estómago; en coordinación con *shanzhong* (Ren.17), sirven para recuperar la función del estómago y corregir la contracorriente. *Sanyinjiao* (B.6) y *zusanli* (E.36) fortalecen el bazo y contribuyen al mejoramiento de las funciones del estómago.

2). *Estancamiento de* qi *que se convierte en fuego.*

Síntomas principales: Irritabilidad, distensión y dolor en el pecho y los hipocondrios, regurgitación ácida, amargura en la boca y sequedad en la garganta, estreñimiento, la orina escasa y roja, cefalea, ojos rojos, acúfenos, el borde de la lengua rojo, la saburra amarilla y áspera, pulso tenso y rápido.

Análisis: El *qi* del hígado se estanca y se convierte en fuego, que sube y molesta al corazón y la mente, por eso el paciente se pone irritable y nervioso; al subir el fuego por el meridiano del hígado, causa dolor de cabeza, ojos rojos y acúfenos. Si invade al estómago, éste pierde su función de descender, y como el calor consume los líquidos corporales, sucede estreñimiento, orina escasa y roja. El fuego junto con el *qi* del hígado, sube originando amargura y sequedad en la boca. La coloración rojiza del borde de la lengua, lo amarillo y áspero de la saburra, lo tenso y rápido del pulso son síntomas del exceso del fuego del hígado.

Tratamiento: Limpiar el hígado y eliminar el fuego. Se escogen puntos de los meridianos *jueyin* del pie y *shaoyang* del pie, aplicándose método dispersante.

Receta: *Taichong* (H.3), *xingjian* (H.2), *yanglingquan* (VB.34), *zusanli* (E.36), *tianshu* (E.25) y *qimen* (H.14).

Explicación: *Taichong* (H.3) es el punto fuente del hígado, *xingjian* (H.2), punto manantial del hígado y *qimen* (H.14), punto *mu* (frontal) del hígado, juntos los tres sirven para eliminar el fuego del hígado. *Yanglingquan* (VB.34) es el punto mar del meridiano de la vesícula biliar, sirve para ayudar a *taichong* (H.3) y a *xingjian* (H.2) en eliminar el fuego y calor del hígado y la vesícula biliar. *Zusanli* (E.36) es punto del meridiano del estómago; *tianshu* (E.25), el punto *mu* (frontal) del intestino grueso: los dos juntos contribuyen a regular las funciones del estómago y los intestinos.

3). *Acumulación de la flema.*

Síntomas principales: Sensación de obstrucción en la garganta, que no se elimina aunque se escupa y no baja aunque se intenta tragar, sofoco en el pecho, distensión abdominal, anorexia, saburra blanca y pegajosa, pulso tenso y resbaladizo. Síntomas que se agravan cuando hay cambios emocionales.

Análisis: Cuando el hígado falla su función de drenaje, se estanca el *qi* e invade al bazo, que pierde su función normal de transporte, de modo que se produce flema, acumulándose ésta en la garganta y en la zona del diafragma. Se presenta la sensación de algo que obstruye la garganta, el sofoco en el pecho, distensión abdominal, anorexia. Lo blanco y pegajoso de la saburra, lo tenso y resbaladizo del pulso son síntomas de la no canalización del *qi* de hígado y la abundancia de flema y humedad internas.

Tratamiento: Canalizar y evacuar el hígado, eliminar el estancamiento, fortalecer el bazo y diluir la flema. Se escoge el punto *shu* (dorsal) del hígado, los puntos del meridiano *ren* y los del *jueyin* del pie. Se aplica método dispersante. Se coordina con la moxibustión.

Receta: *Ganshu* (V.18), *qimen* (H.14), *shanzhong* (Ren.17) (moxibustión), *tiantu* (Ren.22), *neiguan* (Pc.6), *fenglong* (E.40) (moxibustión), *zusanli* (E.36) y *sanyinjiao* (B.6).

Explicación: *Ganshu* (V.18) y *qimen* (H.14), en combinación con puntos *shu* (dorsal) y *mu* (frontal) sirven para limpiar el hígado y eliminar el estancamiento. *Shanzhong* (Ren.17) punto mar de *qi* (energía), sirve para tratar todos los trastornos de *qi*, y en coordinación con *neiguan* (Pc.6) sirve para suavizar la cavidad torácica y regular la función del diafragma. *Tiantu* (Ren.22) tiene la función de eliminar la flema y suavizar la laringe. *Fenglong* (E.40) regula la función del estómago y elimina la flema. *Sanyinjiao* (B.6) y *zusanli* (E.36) fortalecen el bazo y el estómago, y ayudan a la eliminación de la flema y la humedad.

4). *Ansiedad que perjudica la mente.*

Síntomas principales: Intranquilidad, angustia, tristeza, ganas de llorar, sofoco en el pecho, suspiros y bostezos frecuentes, pereza casi constante, lengua pálida, saburra blanca y delgada, pulso delgado y tenso. Este cuadro se ve más en la mujer.

Análisis: Una depresión prolongada agota el *qi* del corazón y consume la sangre nutritiva, que no puede alimentar la mente, por eso aparecen perturbación, tristeza y ganas de llorar. El *qi* estancado causa sofoco en el pecho que se alivia sólo al extenderse, por eso el paciente suspira constantemente y bosteza. La lengua pálida, la saburra delgada y blanca, el pulso fino y tenso son síntomas del estancamiento del *qi* y la deficiencia de la sangre.

Tratamiento: Confortar el pecho y hacer fluir el *qi*, nutrir el corazón y tranquilizar la mente. Se escoge el punto *shu* del corazón, los puntos del meridiano *ren* y del meridiano *shaoyin* de la mano. Se aplica el método de tonificación y se coordina con la moxibustión.

Receta: *Xinshu* (V.15), *juque* (Ren.14), *shanzhong* (Ren.17) (moxibustión), *gaohuangshu* (V.43) (moxibustión), *shenmen* (C.7), *neiguan* (Pc.6).

Explicación: *Xinshu* (V.15) y *juque* (Ren.14), en combinación con puntos *shu* (dorsal) y *mu* (frontal), tienen la función de nutrir el *qi* del corazón y beneficiar la sangre. *Gaohuangshu* (V.43) es un punto importante para tratar todo tipo de deficiencia y es muy eficaz para enfermedades crónicas. *Shanzhong* (Ren.17) es el «mar del *qi*» que canaliza el *qi* y elimina la perturbación torácica. *Shenmen* (C.7) sustenta el corazón y calma la mente. *Neiguan* (Pc.6) suaviza el pecho y regula la función del diafragma, armoniza la función del estómago y desciende lo ascendido.

5). *Deficiencia en el corazón y el bazo.*

Síntomas principales: Excesiva meditación y preocupación, palpitación, insomnio, amnesia, cara opaca, distensión abdominal, anorexia, mareo y vértigo, lengua pálida, pulso filiforme y débil.

Análisis: Un desmesurado trabajo mental y la excesiva preocupación dañan el bazo, consumiendo la sangre del corazón, con lo que el corazón y el ánimo pierden su apoyo, por eso se observan palpitación, insomnio y amnesia. Por deficiencia la sangre no sube, por ello la cara no brilla y aparecen mareos y vértigo. La disfunción del bazo produce distensión abdominal y anorexia. La lengua pálida, el pulso delgado y débil son síntomas de la deficiencia del *qi* y la sangre.

Tratamiento: Fortalecer el bazo y beneficiar el *qi*, alimentar la sangre y calmar el ánimo, escogiéndose puntos *shu* (dorsal) y de los meridianos del bazo y del estómago. Se usa el método de tonificar y se coordina con la moxibustión.

Receta: *Xinshu* (V.15) (moxibustión), *pishu* (V.20) (moxibustión), *zhongwan* (Ren.12), *zusanli* (E.36) (moxibustión), *sanyinjiao* (B.6), *shenmen* (C.7) y *baihui* (Du.20) (moxibustión).

Explicación: Cuando se coordinan los puntos *xinshu* (V.15) y *shenmen* (C.7), se contribuye a sustentar el *qi* del corazón y a tranquilizar el corazón y el ánimo. Los puntos *pishu* (V.20), *zhongwan* (Ren.12) y *zusanli* (E.36) fortalecen el bazo y el estómago y benefician el *qi* y la sangre. *Sanyinjiao* (B.6) fortalece el bazo y seda el hígado. *Baihui* (Du.20) contribuye a la subida del *qi* y mantiene la energía ancestral.

6). *Deficiencia de* yin *y exceso de fuego.*

Síntomas principales: Angustia, irritabilidad, mareo y vértigo, palpitación, insomnio, sudoración nocturna, rubor malar, calor en las palmas de las manos y las plantas de los pies, agujetas en los riñones y las rodillas, espermatorrea, irregularidad en la menstruación, lengua tierna y roja y con poca saburra, el pulso delgado y rápido.

Análisis: La depresión y la ira dañan el hígado, de modo que el *qi* del hígado no se extiende debidamente, y el estancamiento por largo tiempo se convierte en fuego, que consume los líquidos *yin*, y por la insuficiencia de *yin* del hígado, el viento interno se agita: por lo tanto hay mareos y vértigo. Por la falta de canalización y fluidez en el hígado, el paciente se enoja fácilmente. La insuficiencia del *yin* en el hígado causa la pérdida de nutrición del corazón, con lo que sucede la angustia, el insomnio y la palpitación. Por la insuficiencia de líquidos *yin*, se produce fuego interno, por lo que se presenta sudoración nocturna, rubor malar, y calor en las palmas de las manos y en las plantas de los pies. El agotamiento en el hígado y los riñones producen la flojedad y agujetas en las rodillas y los riñones. La desarmonía de los meridianos *chong* y *ren* origina la irregularidad de la menstruación. El fuego agrede la vesícula seminal, por lo cual se produce espermatorrea. La lengua tierna, roja, con poca saburra, el pulso delgado y rápido son síntomas de la deficiencia en *yin* y la abundancia del fuego.

Tratamiento: Tonificar *yin* y eliminar el calor, calmar el corazón y tranquilizar el ánimo. Se escogen puntos *shu* (dorsal) y puntos de los meridianos *shaoyin* del pie y *shaoyin* de la mano como principales. Se aplica el método de tonificar.

Receta: *Xinshu* (V.15), *ganshu* (V.18), *shenshu* (V.23), *pishu* (V.20), *taichong* (H.3), *ligou* (H.5), *fuliu* (R.7) y *yinxi* (C.6).

Explicación: *Xinshu* (V.15) y *yinxi* (C.6) nutren el *yin* y limpian de calor el corazón. *Ganshu* (V.18) y *ligou* (H.5) sustentan el *yin* del hígado. *Shenshu* (V.23) y *taixi* (R.3) nutren el *yin* renal. *Pishu* (V.20) fortalece el bazo y sustenta la sangre con el fin de beneficiar la fuente de energía postnatal, *Taichong* (H.3) suaviza el hígado y reconduce hacia abajo la contracorriente y es aplicable a aquellos que sufren mareo y vértigo grave.

C. OTRO METODO TERAPEUTICO

Auriculopuntura:

Puntos principales: Corazón, subcórtex, punto cerebro y occipucio.

Puntos coordinadores: Para casos de distensión en el pecho e hipocondrios: los puntos de pecho, hígado, *sanjiao*, zona de distensión abdominal, intestino grueso; para casos de vómito: boca, esófago, estómago; para disforia e irritabilidad: *yang* del hígado; para casos de estreñimiento: intestino grueso, inferior del recto, subcórtex, punto de estreñimiento; para casos de la sensación de obstrucción en la garganta: laringe, boca, bazo, estómago, hígado, subcórtex; para casos de vértigo, acúfenos, sudor nocturno, lumbalgia: riñón, hígado, vesícula biliar, *sanjiao*, oído interno, *shenmen*, occipucio y el punto de lumbalgia.

Método de estimulación: En la crisis con agujas filiformes o agujas eléctricas, seleccionando tres o cuatro puntos, una sesión en días alternos, de cinco a diez sesiones forman un ciclo. En el período de recuperación se utiliza auriculopuntura, o implantación de agujas en la oreja.

D. EJEMPLOS DE CASOS CLINICOS

1). Paciènte Wang, de 32 años de edad, registro clínico número 123232. Refiere que ha padecido durante dos años la sensación de algo en la garganta, sensación que se agravaba cada vez que no se encontraba en buen estado de ánimo. El éxamen múltiple no indica ningún cambio patológico de carácter orgánico. Se han aplicado medicamentos tanto tradicionales como modernos, sin que surtieran efecto notable. El 16 de junio de 1983 acudió a la clínica. Cree que es de carácter introvertido y deprimido, nervioso, no duerme bien. Apetito normal, evacuación normal.

Examen: La lengua ligeramente roja, saburra delgada y amarillenta, pulso tenso, grande.

Diferenciación: Estancamiento de *qi* en el hígado.

Tratamiento: Sedar el hígado y canalizar el *qi*. Eliminar el estancamiento, regular la garganta.

Puntos: *Taichong* (H.3), *tiantu* (Ren.22), *shanzhong* (Ren.17), *dazhui* (Du.14), *ganshu* (V.18), con método dispersante; *sanyinjiao* (B.6), *neiguan* (Pc.6), para tonificar y drenar suavemente.

Después de dos sesiones de acupuntura se notó cierta mejoría. Continuó la terapia anterior durante seis sesiones, desaparecieron todos los síntomas, y abandona el tratamiento. Le aconsejó el médico que elevara su estado de ánimo y prestara atención al mantenimiento de un orden en la vida cotidiana. No se registró ninguna recaída en todo un año.

2). Un caso antiguo: En verano de 1571, el señor W.N.Y., del Ministerio de Justicia, sufría de la laringe. Tenía la sensación de que una nuez le obstruía., los medicamentos no surtían efectos. Se le recomendó que acudiera a un acupuntor. Se seleccionaron los puntos *shanzhong* (Ren.17), *qihai* (Ren.6) y los dos *zusanli* (E.36), y después del tratamiento con acupuntura, se le aplicaron los conitos de moxa. Poco a poco se fue curando. (Ejemplo sacado de la obra «Gran Compendio de la Acupuntura y Moxibustión».)

7. SINDROME DE SINCOPE

En el síncope las principales manifestaciones son la caída súbita, la pérdida de conciencia, las extremidades frías y la recuperación de conciencia en poco tiempo. No produce hemiplejía, afasia, ni desviación de la boca o los ojos u otras secuelas, por lo cual se diferencia de la apoplejía. En el curso del ataque, un número reducido de pacientes puede tener contracción de las manos y los pies, incontinencia de orina, sin opistótonos, por lo tanto es diferente del síndrome *jin* (convulsión).

El colapso, el síncope, la insolación y el desmayo de carácter histérico en la medicina moderna se pueden tratar con los métodos aplicados a estos cuadros según la diferenciación concreta (estirar la cabeza y el cuello y doblarse hacia atrás la cintura y la espalda).

A. ETIOLOGIA Y PATOGENESIS

1). *Síncope por trastornos energéticos.*

Debido a un enojo o susto el *qi* funciona en contra de lo normal y se presenta caótico, sube para acumularse en el pecho, bloquea el corazón y cubre la mente, lo cual conduce al desmayo repentino; también por la debilidad permanente del *qi* original, que al tropezar con la sensación de tristeza, susto y excesivo cansancio, hace que la energía se hunda y el *yang* claro no suba, lo que origina igualmente un desmayo repentino.

2). *Síncope por trastorno de la sangre.*

Constitucionalmente predomina el *yang* y si se presentan ira y enfado, el *qi* del hígado asciende con fuerza y la sangre sube a su compás, para acumularse en la parte superior del cuerpo, obstruyendo el cerebro, lo que conduce al desmayo repentino. También cuando hay excesiva pérdida de sangre después del parto u otras enfermedades, se produce el desmayo por falta de sangre.

3). *Síncope por trastorno de la flema.*

La persona con apariencia fuerte y *qi* débil, gusta de los alimentos muy grasientos, sabrosos y fuertes, cuya humedad interna produce flema, que obstaculiza el mecanismo de *qi*. El *qi* que circula mal si se encuentra con un fuerte enojo, daña el hígado, el *qi* del hígado sube y la flema asciende con él y obstruye el cerebro, y esto conduce al desmayo repentino.

4). *Síncope por trastorno alimenticio.*

Los niños pequeños tienen órganos y vísceras muy tiernos y débiles. Una intemperancia de alimentación daña al bazo haciéndolo funcionar anormalmente y causa estancamiento de alimentos, y obstrucción en el mecanismo del *qi*; en el caso de un adulto, si éste se enoja en seguida después de comer, el *qi* se estanca con los alimentos, en la parte gástrica, y no circula ni hacia arriba ni hacia abajo. El *qi* se obstruye y cubre el cerebro, y todo esto puede conducir al desmayo.

5). *Síncope por el calor del verano.*

En el estío, por el calor excesivo, o por haber estado bajo el sol fuerte durante largo tiempo, o en un sitio de alta temperatura, se daña el *qi* y se genera una excesiva sudoración, que agota el *qi* de corazón y los líquidos corporales; en este caso el calor del verano invade el interior, obstruye el mecanismo de *qi*, y cubre el cerebro por lo que se produce un desmayo repentino.

B. TRATAMIENTO SEGUN LA DIFERENCIACION DE SINTOMAS

1). *Trastorno del* qi.

a) Síndromes de exceso

Síntomas principales: Desmayo súbito, trismo, puños cerrados, respiración ruidosa, frío en las cuatro extremidades, saburra delgada y blanca, pulso escondido o profundo y tenso.

Análisis: El origen, en la mayoría de los casos, reside en el enojo y en los sentimientos de rabia, en los cuales el *qi* del hígado no circula con normalidad y ocurren anomalías: sube y se acumula en el tórax obstruyendo el cerebro, por eso se cae subitamente desmayado y con trismo, puños cerrados. El *qi* no fluye y es anormal, por lo que se respira con dificultad. Está impedida la llegada del *yang* a la punta de las cuatro extremidades, lo que produce el frío de las manos y los pies. El *qi* se encierra en el interior, por eso, se observa pulso profundo o escondido. Si el *qi* se estanca en el hígado el pulso se manifiesta tenso.

Tratamiento: Canalizar el *qi*, eliminar el estancamiento y despejar la mente. Se escogen puntos de los meridianos *ren*, *du* y *jueyin* (hígado) del pie como los puntos principales. Se aplica el método de dispersión.

Receta: *Renzhong* (Du.26), *shanzhong* (Ren.17), *hegu* (IG.4), *neiguan* (Pc.6), *taichong* (H.3), *qimen* (H.14).

Explicación: *Taichong* (H.3) más *qimen* (H.14) sirven para drenar el hígado y eliminar el estancamiento, suavizar el ascenso violento del *qi* y bajar la contracorriente. *Renzhong* (Du.26) y *hegu* (IG.4) sirven para despejar la mente. *Shanzhong* (Ren.17) y *neiguan* (Pc.6) confortan la cavidad pectoral y regulan la circulación del *qi*. El uso conjunto de estos puntos hace que el *qi* del hígado se extienda libremente y regula el mecanismo del *qi*.

b). Síndromes de deficiencia.

Síntomas principales: Caída súbita con desmayo, cara pálida, respiración débil, frías las manos y los pies sudorosos, lengua pálida y pulso profundo y lánguido.

Análisis: Constitucionalmente existe deficiencia de *qi* original, que además resulta lesionado por la tristeza, la depresión, la rabia o el excesivo cansancio, lo cual provoca en un momento que el *qi* circule en desorden, no se conecten el *yin* y el *yang*, se hunda el *qi* del *jiao* medio, y el *yang* claro no se eleve: de ahí el desmayo repentino, la cara pálida y la respiración débil. Por la deficiencia del *yang qi*, que no calienta las cuatro extremidades, aparece la sensación de frío; por la débil defensa externa, hay sudoración. La lengua pálida y el pulso profundo y lánguido son síntomas de la insuficiencia del *qi*.

Tratamiento: Beneficiar el *qi* para recuperar el *yang*, reanimar al desmayado y despejar el cerebro. Se escogen como principales los puntos de los meridianos *du* y *ren*. Se aplica método tonificante, coordinado con la moxibustión.

Receta: *Baihui* (Du.20) (moxibustión), *qihai* (Ren.6) (moxibustión), *yinbai* (B.1) y *renzhong* (Du.26).

Explicación: *Baihui* (Du.20) es el punto de reunión de todos los meridianos *yang*, la acupuntura más la moxibustión sirven para elevar el *yang* y ascender lo hundido, despertar al desmayado y despejar el cerebro. *Qihai* (Ren.6) beneficia el *qi* y recupera el *yang*. *Yinbai* (B.1) es el punto *jing*-pozo del meridiano *taiyin* del pie y al coordinarse con *baihui* (Du.20) eleva lo hundido. *Renzhong* (Du.26) despierta el conocimiento y despeja la mente, es un tratamiento sintomático.

2). *Trastorno de la sangre.*

a). Síndromes de exceso.

Síntomas principales: Desmayo súbito, pérdida de conocimiento, trismo, la cara roja y labios morados, lengua roja, pulso profundo y de cuerda.

Análisis: Una fuerte ira hace daño al hígado, el *qi* del hígado sube y la sangre asciende con él también y cubre el cerebro, por eso aparece el síncope, la cara roja y los labios morados.

Tratamiento: Sedar el hígado y bajar lo ascendido, canalizar el *qi* y despejar el cerebro. Se escogen como principales los puntos de los meridianos *jueyin* del pie y *du*, aplicándose el método de dispersión.

Receta: *Taichong* (H.3), *xingjian* (H.2), *renzhong* (Du.26), *hegu* (IG.4), *yong quan* (R.1)

Explicación: *Taichong* (H.3) y *xingjian* (H.2) evacúan el hígado y bajan lo ascendido, regulan la circulación del *qi*. *Renzhong* (Du.26) y *hegu* (IG.4) inducen la reanimación y despejan la mente.*Yongquan* (R.1) conduce el descenso de la sangre ascendida.

b). Síndromes de deficiencia.

Síntomas principales: Desmayo, cara pálida, labios y uñas pálidos, convulsiones en los miembros con ojos hundidos y boca abierta, los cuatro miembros fríos y sudorosos, la respiración débil. Lengua de color pálido, pulso filiforme y rápido.

Análisis: Por mucha pérdida de sangre, lo cual provoca que ésta no suba para nutrir la parte superior, la mente pierde nutrición, por lo que sucede el desmayo súbito, y se observa palidez en la cara, los labios y las uñas; debido a la insuficiencia de sangre, los músculos y tendones pierden sustento, se produce viento interno, por lo que se presentan convulsiones en los miembros. El *qi* se escapa junto con la sangre, por eso se pierden el calor y el control de la superficie del cuerpo, apareciendo los síntomas antes descritos: los ojos hundidos, la boca abierta, miembros fríos y sudorosos y la respiración débil. La lengua pálida y el pulso filiforme y rápido son síntomas de la deficiencia de *qi* y de sangre.

Tratamiento: Beneficiar el *qi* y nutrir la sangre, reanimar al desmayado y despejar el cerebro. Se escogen como principales los puntos en los meridianos *du*, *ren* y *yangming* del pie. Se aplica el método de tonificar, coordinando con moxibustión.

Recetas: *Baihui* (Du.20) (moxibustión), *guanyuan* (Ren.4) (moxibustión), *qihai* (Ren.6) (moxibustión), *zusanli* (E.36), *renzhong* (Du.26), *yinbai* (B.1).

Explicación: Con *Baihui* (Du.20) se eleva el *yang* y asciende lo hundido, se conduce la sangre hacia arriba para nutrir el cerebro. *Guanyuan* (Ren.4) y *qihai* (Ren.6) tonifican calentando el *qi* original, lo benefician y producen sangre. *Zusanli* (E.36) y *yinbai* (B.1) fortalecen el bazo y benefician el *qi*, lo canalizan y administran la sangre. *Renzhong* (Du.26) despierta del desmayo.

3). *Trastorno de la flema.*

Síntomas principales: Desmayo repentino con ruidos en la garganta, vómito de flemas y saliva, respiración ruidosa, saburra blanca y pegajosa, pulso profundo y resbaladizo.

Análisis: Este síndrome se presenta más en las personas obesas. En general esas personas suelen tener mucha humedad y flema, y cualquier arrebato de ira puede perjudicar el hígado, cuyo *qi* sube al igual que la flema para cubrir el cerebro. Por eso se produce el desmayo repentino. La flema obstruye la vía del *qi*, el *qi* y la flema se encuentran y se molestan, lo que origina el estertor en la garganta y la respiración ruidosa. El *qi* del hígado invade el estómago, que pierde por eso la armonía, y la función de descender; la flema sube con el *qi*, por eso se vomita flema y saliva. Por la acumulación de la humedad y flema se produce la saburra blanca y pegajosa y el pulso profundo y resbaladizo.

Tratamiento: Conducir el *qi* y sacar la flema, inducir la reanimación y despejar el cerebro. Se escogen como principales los puntos en los meridianos *ren*, *du* y *jueyin* del pie. Se aplica el método de dispersión.

Receta: *Renzhong* (Du.26), *zhongwan* (Ren.12), *tiantu* (Ren.22), *panglianquan* (nuevo*), *fenglong* (E.40), *neiguan* (Pc.6), *taichong* (H.3).

Manipulación: En caso de gran acumulación de la flema que obstruya la garganta y tape la vía respiratoria, es conveniente dejar urgentemente al paciente acostado de lado, e inmediatamente escoger los puntos *tiantu* (Ren.22) y *panglianquan* (nuevo) para provocar el vómito de la flema. Se hace de la siguiente manera: presionar con el dedo pulgar o índice de la mano izquierda la raíz de la lengua, si eso no surte efecto, presionar con el dedo índice el punto *tiantu* (Ren.22) hasta que el paciente vomite; inmediatamente se inserta la aguja en este punto para que la flema restante salga de una vez. Si ninguno de esos métodos surte efecto, apretar los puntos *panglianquan* con el dedo pulgar e índice en espera de que el paciente vomite, y luego insertar rápidamente la aguja apretando con la uña del dedo índice de la mano izquierda el *panglianquan* derecho; sacarla con igual rapidez. Cuando el paciente vuelve a vomitar, insertar la aguja con el mismo método en *panglianquan* izquierdo lo cual será suficiente para que toda la flema restante salga. Si el paciente tiene mucho deseo de vomitar, pero sólo escupe saliva espumosa y no la flema, hay que levantar en seguida al paciente. El médico sostendrá firmemente con las dos manos la parrilla costal y con los dedos pulgares presionará fuertemente *shenshu* (V.23) de ambos lados lo cual bastará para que toda la flema restante salga.

En caso de no ser abundantes la flema y la saliva, después de provocar el vómito de flema, se pincharán por el siguiente orden los puntos: *renzhong* (Du.26), *zhongwan* (Ren.12), *neiguan* (Pc.6), *fenglong* (E.40), *taichong* (H.3), para recuperar la circulación del *qi* y eliminar la flema, inducir la reanimación y despejar el cerebro.

---

* *Panglianquan:* Punto recién descubierto, que está al lado de *lianquan* (Ren.23), a un dedo transversal de la nuez de Adán. (N. del T.)

Explicación: *Zhongwan* (Ren.12), *fenglong* (E.40) armonizan la función del estómago y eliminan la flema. *Neiguan* (Pc.6) canaliza el *qi* y conforta el pecho. *Taichong* (H.3) drena el hígado y *renzhong* (Du.26) induce la reanimación y despeja el cerebro.

4). *Trastorno alimenticio.*

Síntomas principales: Después de beber y comer excesivamente se cae de repente desmayado con dificultad para respirar, abdomen hinchado, saburra gruesa y pegajosa, pulso de cuerda y resbaladizo.

Análisis: Si uno se enfada después de beber y comer en exceso, se daña el hígado, cuyo *qi* agrede al estómago haciéndolo perder la armonía, y la función de descender, de modo que el *qi* sube llevando lo bebido y comido a obstruir el cerebro, por lo cual se produce un desmayo repentino. El *qi* turbio sube y se acumula en el pecho; el pulmón pierde su función de ventilación, por eso se observa obstrucción en el pecho o asfixia. Los alimentos se estancan en la región gástrica y disturban el *qi*, razón por la cual el abdomen se hincha. La saburra gruesa y pegajosa y el pulso de cuerda y resbaladizo son síntomas del estancamiento de alimentos y de la imposibilidad de bajar del *qi* turbio.

Tratamiento: Apurar el vómito y armonizar el *jiao* medio, drenar el hígado y bajar lo ascendido, despejar el cerebro; se escogen como principales los puntos de los meridianos *du*, *ren*, *jueyin* (hígado) del pie y *yangming* del pie. Se aplica método de dispersión.

Receta: *Renzhong* (Du.26), *hegu* (IG.4), *zhongwan* (Ren.12), *zusanli* (E.36), *taichong* (H.3).

Manipulación: Tumbar en seguida al paciente de lado, presionar con el dedo índice la raíz de la lengua para obligarlo a vomitar. Si esto no surte efecto, pincharle *zhongwan* (Ren.12) y *youmen* (R.21) para provocarle el vómito: presionar con el dedo medio izquierdo el punto *zhongwan* (Ren.12), con la mano derecha introducir la aguja en el punto a una profundidad de 0,8 *cun*; al atraer el *qi*, colocar el dedo medio de la mano izquierda en la parte inferior de la aguja y los otros cuatro dedos a ambos lados, y empujar la aguja con la mano derecha 0,1 *cun* más hacia el pecho, al mismo tiempo que la mano izquierda aprieta con fuerza, a cada inspiración del paciente; mientras que a la expiración del paciente la mano izquierda afloja la presión y la mano derecha retira la aguja 0,1 *cun*; así sucesivamente se repite varias veces el proceso para que se adquiera una sensación que se conduce hacia arriba con el deseo de que el *qi* ascienda estimulando el reflejo interno y produzca el vómito; luego sacar rápidamente la aguja. En caso de que el paciente siga sin deseo de vomitar, apretar fuertemente con los dedos índice y medio de la mano izquierda los dos puntos *youmen* (R.21); al ver que el paciente empieza a vomitar, pinchar inmediatamente el *youmen* derecho, y luego el *youmen* izquierdo, de este modo se puede estimular que el paciente vomite.

Después de vomitar, se puede pinchar por el siguiente orden: *renzhong* (Du.26), *hegu* (IG.4), *zusanli* (E.36), *taichong* (H.3).

Explicación: *Renzhong* (Du.26), *hegu* (IG.4), sirven para inducir la reanimación y abrir lo cerrado. *Zhongwan* (Ren.12) y *zusanli* (E.36) regulan la función de descenso del estómago. *Taichong* (H.3) sirve para drenar el hígado y normalizar la circulación del *qi*.

5). *Trastorno por el calor del verano.*

Síntomas principales: Mareo y dolor de cabeza, sofoco y calor del cuerpo, cara colorada y seguidamente desmayo repentino, con pérdida del conocimiento, o con delirios. Lengua roja y seca, pulso rápido y grande. En casos graves se observa cara pálida con sudoración abundante, respiración débil, las cuatro extremidades frías, lengua pálida y pulso delgado como si fuera a detenerse.

Análisis: El calor del verano es un factor patógeno *yang* que se caracteriza por ser caliente y ascendente. Por eso cuando agrede causa mareo y dolor de cabeza, cara roja y húmeda. Si se encierra dentro, el paciente tiene la sensación de sofoco y calor en todo el cuerpo. Si el calor agrede al corazón, cubre el cerebro, el paciente se desmaya súbitamente, e incluso puede presentar delirios. Como el calor patógeno es fuerte el pulso se manifiesta grande y rápido. El excesivo calor perjudica los líquidos corporales y el *qi* se escapa junto con ellos, por eso se transpira abundantemente, la cara empalidece, la respiración se hace débil. Debido a la debilidad de *qi* y la pérdida del *yang*, no se calienta el cuerpo, y eso origina el frío en las cuatro extremidades. El *qi* y el *yin* se escapan, se debilita el *qi* de los órganos y las vísceras, por lo cual el pulso se manifiesta tan débil como si se detuviera.

Tratamiento: Evacuar el calor e inducir la reanimación. Se escogen como principales los puntos en los meridianos *du* y *yangming* de la mano. Se aplica el método de dispersión. En caso de escape de *qi* y de *yin*, es conveniente hacer retornar el *yang* para recuperar lo escapado, tonificando el *qi*, por lo que se escogen principalmente los puntos del meridiano *ren* y se aplica el método de tonificación coordinándolo con moxibustión.

Receta: *Renzhong* (Du.26), *shixuan* (extra) (o los doce puntos pozo), *dazhui* (Du.14), *hegu* (IG.4) y *quchi* (IG.11) (sangrar en todos).

Para casos de pérdida de *qi* y *yin*: *Renzhong* (Du.26), *shenque* (Ren.8) (moxibustión), *guanyuan* (Ren. 4) (moxibustión).

Explicación: *Renzhong* (Du.26), *shixuan* (extra) y los doce puntos pozo sirven para evacuar el calor y liberar lo encerrado, inducir la reanimación y despejar la mente. *Dazhui* (Du.14), *hegu* (IG.4), *quchi* (IG.11) evacuan el calor de verano. La moxibustión en *shenque* (Ren.8) y *guanyuan* (Ren.4) sirve para recuperar el *yang*, hacer retornar lo escapado y tonificar el *qi*.

Advertencias: Nada más producirse el desmayo, hay que trasladar inmediatamente al paciente a un lugar fresco y aireado; adoptar entonces medidas como aplicarle una compresa fría (toalla húmeda y fría) en la frente, frotar todo el cuerpo con alcohol o darle alguna bebida fría. Para el que padece pérdida de *qi* y *yin*, hay que apresurarse en aprovechar el tiempo, con métodos tanto tradicionales como modernos para el socorro. De no actuar así, el paciente puede correr el peligro de morir.

C. EJEMPLOS DE CASOS CLINICOS

1). Zhao, mujer de 38 años. Es una mujer solitaria e introvertida de carácter. El 13 de mayo de 1982, durante una discusión, cayó subitamente desmayada. Sus colegas la llevaron a la sección de acupuntura y moxibustión de la clínica.

Examen: Pérdida de conciencia, trismo, puños cerrados. TA 12/8. Presenta reacción a la luz, pulso filiforme y de cuerda. El cuadro corresponde al trastorno emocional y estancamiento del *qi* del hígado. Desmayo causado por la obstrucción del corazón.

Tratamiento: Drenar el hígado y eliminar el estancamiento, recuperar la conciencia y despejar la mente. Se escoge primero *renzhong* (Du.26), introduciendo la aguja un *cun* y en ángulo de 45 grados hacia arriba, con el método de dispersión (método adicional de dispersión haciendo girar la aguja). Al cabo de un minuto, la paciente se recuperó. Se aplicó luego la aguja a *taichong* (H.3), *shanzhong* (Ren.17), con método de dispersión, y *neiguan* (Pc.6), con método de tonificación y dispersión a la vez. Quince minutos después se saca la aguja. La paciente se recupera hasta la normalidad.

2). Antiguamente, se conoció un caso similar: una mujer que perdía desde hacía dos días a menudo el conocimiento. Los médicos la trataron como síndrome de viento sin obtener éxito. Luego se le aplicaron 50 conitos de moxa y la recuperaron.

(Un caso del libro de Bian Que.)

3). La segunda mujer del principe Hui Quan padecía una enfermedad grave y no ingirió alimento en medio mes habitualmente, permanecía con los ojos cerrados. El pulso era tan débil como si no lo tuviera. Los señores presentes recomendaron la acupuntura... Al pincharle en los dos *neiguan* (Pc.6) los ojos se abrieron y recuperó el deseo de beber y comer. Le recetaron una dieta con leche y comidas suaves y poco a poco se fue recuperando.

(«Compendio de Acupuntura y Moxibustión»)

4). Un verano, luego del parto, la señora de Li Jian 'an padeció un desmayo por pérdida de sangre. Sus pies estaban tan hinchados como los muslos. Corría peligro de morir. Los señores médicos Xu y He fueron convocados para visitarla. Descubrieron que tenía el pulso vacío e intermitente, lo que se interpretó como que la paciente había sido atacada por el viento antes de que acabara los loquios. El desmayo es una manifestación de la lucha entre los factores patógenos y los antipatógenos: Aunque perdía el conocimiento y tenía la parte inferior del cuerpo muy hinchada, se salvaría pinchando en puntos de los tres meridianos *yin* del pie; y en efecto, al aplicarle la acupuntura y después del tiempo de una comida recuperó la conciencia y empezaron a disminuir la hinchazón y el dolor.

(Caso registrado en «Compendio de Acupuntura y Moxibustión».)

8. SINDROME *DIAN** (ESQUIZOFRENIA TIPO DEPRESIVO)

El síndrome *dian* se refiere a la anormalidad mental y psicológica caracterizada por el silencio, la idiotez, frases incoherentes, la quietud o excesiva alegría, e incide más en los jóvenes y en la edad mediana. Se debe diferenciar del síndrome *kuang* (maníaco). En *Yixue Zhengzhuan* («Estudio Ortodoxo de Medicina») se dice: «La excesiva alegría equivale al síndrome *dian* y la excesiva furia, al hígado. Ambos están causados por exceso de calor en los dos órganos». *Yixue Siyao* («Los Cuatro Principios de la Medicina») señala con más énfasis: «El síndrome *dian* comienza por la no-alegría y avanza hacia la idiotez psicológica, con formas de hablar incoherentes, y cambios bruscos del comportamiento; es porque la afección está en el *yin*. El síndrome *kuang* comienza por una gran ira que no permite la quietud al paciente; y cuando el mal avanza, parece loco y tiene deseos de matar, insulta a cualquier persona sin distinguir familiares ni desconocidos, es porque el mal se encuentra en el *yang*». Por eso los cánones médicos dicen que quien tenga el *yin* gravemente dañado, padece de *dian* y si se daña el *yang* padecerá de *kuang*. *Dian* se presenta muchas veces en aquellos que no han podido satisfacer sus deseos, mientras que *kuang* se atribuye a la acumulación de la flema y fuego.

La esquizofrenia con manifestaciones de depresión se puede tratar con los métodos aplicados al presente síndrome.

A. ETIOLOGIA Y PATOGENESIS

Este síndrome, en la mayoría de los casos, proviene de la excesiva preocupación, la insatisfacción de los deseos y las esperanzas, el bloqueo del *qi* del hígado, y disfunción del bazo en su misión de transporte, de modo que se produce flema; y la melancolía acumulada obstruye la mente y causa el *dian*.

B. TRATAMIENTO SEGUN LA DIFERENCIACION DE SINTOMAS

1). *Acumulación y estancamiento de flema y* qi.

Síntomas principales: Depresión, indiferencia, estupor, el paciente habla con incoherencia o murmura, anormalidad en la manifestación de alegría o tristeza, ideas y pensamientos insólitos, desconfianza, asustadizo, sin deseo de comer, saburra es-pesa, pulso de cuerda y resbaladizo.

Análisis: La acumulación y estancamiento de flema y *qi* que obstruye y cubre la mente causan la depresión y la indiferencia de la expresión. La flema turbia obs-

---

* *Dian* y *kuang* son síndromes de la esquizofrenia. *Dian* se refiere al tipo depresivo, en el que el paciente se manifiesta propenso a quedarse silencioso, indiferente, o a decir palabras incoherentes, etc; *kuang*, es de tipo maníaco, que se manifiesta mediante una excesiva excitación, el paciente no se queda quieto, o grita, o canta, insulta e, incluso, agrede físicamente a la gente. (ã. del T.)

truye el *jiao* medio, por lo tanto el paciente no tiene deseos de comer; se presenta una saburra pegajosa y el pulso de cuerda y resbaladizo.

Tratamiento: Canalizar el *qi* para eliminar el estancamiento y liquidar la flema para despejar la mente. Se escogen puntos *shu* (dorsales) y los de los meridianos *du*, *ren*, *jueyin* de la mano y del pie, *taiyin* del pie, y se aplica el método de tonificación y dispersión a la vez.

Receta: Puntos principales: *xinshu* (V.15), *ganshu* (V.18), *pishu* (V.20), *shangxing* (Du.23), *shanzhong* (Ren.17), *zhongwan* (Ren.12), *taichong* (H.3), *sanyinjiao* (B.6), *fenglong* (E.40) y *neiguan* (Pc.6).

Puntos secundarios: *gaohuangshu* (V.43), *shenting* (Du.24), *fengfu* (Du.16), *daling* (Pc.7), *yinbai* (B.1) y de *jiuwei* (Ren.15), *shangwan* (Ren.13).

Explicación: Los puntos *ganshu* y *taichong* sirven para sedar el hígado y eliminar el estancamiento. *Shanzhong* (Ren.17) y *neiguan* (Pc.6) para canalizar el *qi* y dejar confortable la cavidad torácica. *Pishu* (V.20), *zhongwan* (Ren.12), *sanyinjiao* (B.6) y *fenglong* (E.40) sirven para sanear el bazo y beneficiar el *qi*, normalizar la función del estómago y liquidar la flema. *Xinshu* (V.15), *gaohuangshu* (V.43), *shenting* (Du.24), *fengfu* (Du.16), *jiuwei* (Ren.15), *daling* (Pc.7) y *yinbai* (B.1) despejan la mente, tranquilizan y sosiegan el estado psíquico.

2). *Deficiencia en el corazón y el bazo.*

Síntomas principales: Desconcierto en el ánimo, habla incoherente, anormalidad emocional, desconfiado y asustadizo, excesiva melancolía y deseos de llorar, fatiga física, respiración corta y pereza al hablar, amarillento y marchito en la cara, palidez en la lengua, pulso débil y filiforme.

Análisis: Por la duración prolongada de la depresión, el *qi* y la sangre se deterioran;por la insuficiencia de la sangre del corazón la mente pierde sustento, por eso se observa desconcierto psíquico, habla incoherente, anormalidad emocional, actitud asustadiza, melancolía permanente y deseos de llorar. La disfunción del bazo en el transporte conduce a la insuficiencia del *qi* en el *jiao* medio lo que motiva la fatiga de los miembros y la pereza en el hablar. La imposibilidad de ascenso de la sangre y el *qi* trae como consecuencia la cara amarillenta. La lengua pálida y el pulso delgado y fino son también síntomas de la insuficiencia de la sangre y el *qi*.

Tratamiento: Fortalecer el bazo y tonificar el *qi*. Nutrir el corazón y calmar la mente.

Puntos principales: puntos *shu* (dorsales) y de los meridianos *du*, *ren* y *taiyin* del pie y *shaoyin* de la mano. Método de tonificación asociado con moxa.

Receta: Puntos principales: *xinshu* (V.15), *pishu* (V.20), *shanzhong* (Ren.17), *baihui* (Du.20), *zusanli* (E.36), *sanyinjiao* (B.6), *shenmen* (C.7) y *yinbai* (B.1).

Puntos secundarios: *gaohuangshu* (V.43), *juque* (Ren.14), *gongsun* (B.4), *tongli* (C.5) y *neiguan* (Pc.6).

Explicación: Los puntos *xinshu* (V.15) y *juque* (Ren.14), nutren el *qi* del corazón y calman la mente. *Shanzhong* (Ren.17) y *neiguan* (Pc.6) tonifican el *qi*, suavizan el malestar torácico y regulan el mecanismo del *qi*. *Pishu* (V.20), *zusanli* (E.36), *sanyinjiao* (B.6) y *yinbai* (B.1) fortalecen el bazo y el estómago, beneficiando el *qi* y la sangre. *Baihui* (Du.20) favorece el ascenso del *qi* y en coordinación con *shenmen* (C.7) sustenta el corazón y calma la mente.

C. OTRO METODO TERAPEUTICO

Auriculopuntura:
Puntos principales: Corazón, *shenmen*, riñón, occipucio.
Puntos secundarios: subcórtex y nervio occipital menor.

D. EJEMPLOS DE CASOS CLINICOS

1). Wang, paciente de 17 años de edad, se presentó en la clínica el 3 de julio de 1979. Es introvertida y depresiva de carácter; por exceso de estímulos sentimentales aparecía con perturbaciones psicológicas, palpitaciones, tristeza marcada, retraimiento, deseo de estar en la oscuridad y aversión a la luz, expresión atontada, insomnio, y anorexia.

Examen: Lengua pálida y gorda, con saburra delgada y blanca, pulso profundo y filiforme. Los síntomas pertenecen a la deficiencia en el corazón y en el bazo.

Tratamiento: Fortalecer el bazo y tonificar el *qi*, nutrir el corazón y calmar la mente.

Puntos: *zusanli* (E.36), *sanyinjiao* (B.6) y *baihui* (Du.20) donde se aplica la moxibustión durante 15 minutos en cada uno; *xinshu* (V.15), *pishu* (V.20), *juque* (Ren.14), *gongsun* (B.4) y *neiguan* (Pc.6) donde se aplica la aguja con método tonificante. Se realizan las sesiones en días alternos. Después de cinco sesiones, los síntomas se reducen, pero continúa el insomnio. Se añaden los dos puntos *shenmen* (C.7) con método de tonificación. Con 12 sesiones más se encuentra recuperada.

2). Un caso histórico.

Desde hacía medio año, el enfermo se encontraba deprimido porque no lograba alcanzar su objetivo y, con él, la fama: así comía cada vez menos, estaba perturbado y permanecía callado día y noche. Los medicamentos no habían surtido efecto, parecía un mal incurable con medicamentos. Después de recibir moxibustión en los puntos *juque* (Ren.14) y *guanyuan* (Ren.4) mejoró mucho. Se le ordenó tomar bebidas alcohólicas, tres copas al día, y un mes más tarde estaba sano, debido a que con la borrachera el paciente olvidó lo que perseguía.

Nota: Este último caso proviene de El Libro de Bian Que (siglo IV).

9. SINDROME *KUANG* (ESQUIZOFRENIA TIPO MANIACO)

El síndrome *Kuang* es un tipo de esquizofrenia caracterizado porque el paciente da gritos y está permanentemente inquieto, desea pegar e injuriar, con movimientos frecuentes y ataques de ira. Es un mal frecuente en los jóvenes y gente de edad mediana.

La esquizofrenia tipo manía en la medicina moderna puede equivaler a este mal como referencia.

A. ETIOLOGIA Y PATOGENESIS

Este mal está motivado por la agresión interna de los siete factores emocionales. La excesiva preocupación conduce a la pérdida de la normalidad funcional del bazo. También cuando se da exceso de gula o glotonería, que interiormente produce flemas y humedad, si además es agredido por el exceso emocional, la flema se convierte en fuego. Por ejemplo, la extralimitación en los sentimientos de alegría y regocijo o furia y cólera dañan al hígado. Eso conduce al estancamiento de *qi* el cual se convierte en fuego; cuando la flema y el fuego molestan el corazón, viene el comportamiento de tipo «maníaco».

B. TRATAMIENTO SEGUN LA DIFERENCIACION DE SINTOMAS

1). *Caso en que la flema y el fuego molestan el corazón.*

Síntomas principales: Acceso repentino, se presentan primero la irritabilidad, dolor de cabeza, insomnio, mirada furiosa, cara y ojos rojos. De repente viene el comportamiento maniaco con repentino desorden mental y pérdida inmediata del conocimiento; el paciente puede subir al techo, insulta y grita a los otros, sin diferenciar a los familiares y parientes de los desconocidos, a veces se quita la ropa y grita, agrede a los demás y destruye objetos; cuenta con fuerza y energía extraordinarias, deja de comer, de dormir, tiene la lengua roja oscura, con saburra amarillenta y pegajosa, el pulso de cuerda, lleno, resbaladizo y rápido.

Análisis: El enojo y la furia excesivos dañan al hígado, por lo que crece, repentinamente, el fuego del hígado, por eso el paciente se presenta irritado y padece de dolor de cabeza e insomnio; el fuego del hígado junto con el *qi* y la sangre ascienden, de ahí la expresión de ira en los ojos, que enrojecen al igual que la cara. Cuando la flema y el fuego disturban el corazón y la mente, aparecen los comportamientos maniacos con trastornos mentales: injurias a los demás, subir a lo alto para cantar, quitarse la ropa, pegar a la gente o destruir los objetos. La lengua roja oscura, con saburra amarillenta y pegajosa, el pulso de cuerda, lleno, resbaladizo y rápido son síntomas de la acumulación excesiva de la flema y el fuego. El fuego es un factor patógeno de naturaleza *yang*, y el *yang* se caracteriza por constantes movimientos. Por esto la manía es de acceso repentino, y con movimientos fuertes.

Tratamiento: Evacuar el fuego del hígado, eliminar la flema, calmar el corazón y tranquilizar la mente. Se toman como principales los puntos de los meridianos *du*, *yangming* de la mano y del pie, *jueyin* de la mano y del pie. Se aplica el método de dispersión.

Receta: Puntos principales: *dazhui* (Du.14), *fengfu* (Du.16), *renzhong* (Du.26), *hegu* (IG.4), *zusanli* (E.36), fenglong (E.40), *taichong* (H.3), *daling* (Pc.7).

Puntos secundarios: *Taodao* (Du.13), *yamen* (Du.15), *baihui* (Du.20), *yinjiao* (Du.28), *quchi* (IG.11), *shangyang* (IG.1), *shaoshang* (P.11), *neiguan* (Pc.6), *dadun* (H.1) y *shenmen* (C.7).

Explicación: El meridiano *du* es el mar de los meridianos *yang*, y el *yangming* es meridiano que lleva mucho *qi* y sangre. Como la manía proviene del trastorno interno por la flema y el fuego y el desorden en la circulación del *qi* y la sangre, y tiene naturaleza *yang*, se seleccionan los puntos *dazhui* (Du.14), *taodao* (Du.13), *fengfu* (Du.16), *baihui* (Du.20), *renzhong* (Du.26), *yinjiao* (Du.28), *hegu* (IG.4), *quchi* (IG.11), *shangyang* (IG.1), *zusanli* (E.36) y *fenglong* (E.40) para eliminar el fuego y la flema, despertar la función del cerebro, regularizar la función del *qi* y la sangre. *Neiguan* (Pc.6) y *fenglong* (E.40) sirven para normalizar la función del estómago y eliminar la flema. *Dadun* (H.1) y *taichong* (H.3) limpian el hígado y evacúan el fuego, y en coordinación con *shaoshang* (P.11), regulan el mecanismo de *qi*. *Daling* (Pc.7) más *shenmen* (C.7) pueden limpiar el corazón y despejar la mente, calmar el corazón y tranquilizar el ánimo.

2). *El fuego excesivo perjudica el* yin.

Síntomas principales: Después de un tiempo, la manía pierde su fuerza, lo que se manifiesta por un parloteo incesante y asustadizo; en ocasiones se muestra irritable, el paciente adelgaza, tiene mejillas rojas, sudoración nocturna, lengua tierna y roja, sin saburra o con muy poca saburra, el pulso delgado y rápido.

Análisis: El fuego es un factor patógeno de naturaleza *yang*, que daña fácilmente los líquidos corporales. Por la deficiencia de *yin* el fuego asciende, y este fuego ficticio disturba el corazón, lo que explica que el paciente hable sin cesar, se asuste, o se muestre irritable. Por falta de líquidos *yin*, el cuerpo no encuentra con qué sustentarse y nutrirse, por eso se adelgaza. Las mejillas rojas, el sudor nocturno, la lengua roja, blanda, con escasa o nula saburra, el pulso delgado y rápido son síntomas de deficiencia de *yin* y exceso de fuego.

Tratamiento: Nutrir el *yin* y eliminar el fuego, calmar el ánimo y tranquilizar al paciente de los efectos del susto. Se toman como puntos principales los puntos *shu* (dorsales) y del meridiano *shaoyin* de la mano y del pie, *taiyin* (bazo) del pie. Se aplica el método de tonificación y dispersión a la vez.

Receta: *Xinshu* (V.15), *shenshu* (V.23), *taixi* (R.3), *fuliu* (R.7), *zhaohai* (R.6), *yinxi* (C.6), *shenmen* (C.7), *shenting* (Du.24), *sanyinjiao* (B.6), *zusanli* (E.36).

Explicación: *Xinshu* (V.15) más *yinxi* (C.6) nutren el *yin* y eliminan el fuego del corazón. *Shenshu* (V.23), *taixi* (R.3), *fuliu* (R.7), *zhaohai* (R.6) nutren el riñón. *Shenmen* (C.7), *shenting* (Du.24), más *xinshu* (V.15) calman el ánimo y tranquilizan los efectos del susto. *Sanyinjiao* (B.6) y *zusanli* (E.36) sirven para fortalecer el bazo y el estómago, beneficiando la fuente de los nutrientes.

C. OTRO METODO TERAPEUTICO

Auriculopuntura:

Puntos principales: Corazón, hígado, estómago, y *ganyang* (*yang* del hígado).
Puntos secundarios: subcórtex, occipucio, punto de cerebro.

D. EJEMPLOS DE CASOS CLINICOS

1). Wang, mujer de 23 años fue visitada por primera vez el 2 de noviembre de 1982. Es introvertida, callada. Por haber tenido un fracaso amoroso, sufría insomnio, y poco a poco se volvió nerviosa, irritable, por lo que discutía por cosas insignificantes e incluso desaparecía sin justificación de su casa. En un hospital le diagnosticaron «esquizofrenia tipo manía».

Examen: Mirada fija, murmuraba para sí misma, en voz muy baja y débil, no estaba tranquila en ningún momento, saburra amarilla y pegajosa, pulso de cuerda, resbaladizo y fuerte. Presenta un cuadro de fuego de la flema que agredió al corazón.

Tratamiento: Fortalecer el bazo, eliminar la flema, calmar el corazón y tranquilizar la mente. Se toman los puntos *dazhui* (Du.14), *renzhong* (Du.26), *baihui* (Du.20), *hegu* (IG.4), *neiguan* (Pc.6), *fenglong* (E.40), *daling* (Pc.7), *zusanli* (E.36) y *shenmen* (C.7), coordinándose con tratamiento por auriculopuntura en los puntos que tratan la neurosis, es decir, estómago, bazo, *shenmen*, hígado y subcórtex. Se aplica el método de dispersión. Según sus familiares, después de tres sesiones, pudo dormir cada noche dos o tres horas. Luego con 10 sesiones más, la paciente dejó de salir a vagabundear, se redujo la irritabilidad y el nerviosismo; se recuperó con tres meses de tratamiento.

2). Un caso histórico

Había un joven instruido que se mostraba anormalmente extraño desde hacía varios meses, hablaba sin sentido y pegaba a la gente. Se creyó que padecía del corazón, se le hizo moxibustión en *baihui* (Du.20), pues este punto es efectivo para los males del corazón, y se sospechaba al mismo tiempo que padecía del «diablo»*, se le aplicó la moxibustión con el método de Qin Cheng Zu para «espantarlo», atando con una cuerda de seda los dedos pulgares, y le aplicaron 7 conitos de moxa en la unión entre la carne y la uña del pulgar y el paciente se recuperó.

Nota: Este último caso se extrajo de la obra *Zhenjiu Zishengjing*.

* Antiguamente, se creía que se presentaba la esquizofrenia en los pacientes porque el espíritu del diablo residía en sus cuerpos. (N. del T.)

10. EPILEPSIA

Es una enfermedad mental con ataques en crisis, caracterizada por una aguda perturbación nerviosa, que incluye caer de repente desmayado, echando espuma por la boca, con la mirada fija, convulsiones de los miembros o dando chillidos similares a los de los cerdos u ovejas; el conocimiento se recupera al cabo de un rato.

En la medicina moderna, la epilepsia primaria y secundaria puede ser tratada de acuerdo con los síntomas del presente síndrome según sus diferencias.

A. ETIOLOGIA Y PATOGENESIS

En la mayoría de los casos, se origina por golpes emocionales, por causas congénitas, por intemperancia en la alimentación, excesivo cansancio, o como consecuencia de algunas enfermedades, que traen disfunción de *zhang-fu* (órganos internos), el estancamiento de la flema, desorden en el mecanismo de *qi* y el movimiento de viento interno; sobre todo la flema, como factor patógeno que cubre el corazón y que se desvía por los meridianos, es una causa fundamental.

1). *Golpe emocional.*

Se origina principalmente por sustos repentinos y graves.

Este tipo de conmoción causa desorden del mecanismo energético, que daña luego los órganos internos. La pérdida de *yin* del hígado y del riñón hace que el *yin* no alcance a reunirse con el *yang*, y se produce calor y viento; cuando el bazo y el estómago sufren daño, pierden su función normal de transporte y transformación de modo que se acumula la flema. Con los sustos, la flema o va junto con el *qi* que circula normalmente, o asciende con el fuego o se mueve junto con el viento, lo que cubre el cerebro y como consecuencia aparecen los ataques epiléticos.

Los niños tienen órganos internos muy tiernos, y no hay todavía suficiente *qi* original; y, como es débil de espíritu, si un niño que lleva la flema-viento en el interior, se asusta repentinamente, suele presentar la epilepsia.

2). *Por factores congénitos.*

Si la epilepsia se presenta en pacientes menores, es porque muchas veces la madre sufrió grandes sustos cuando estaba embarazada. El susto que sufre la madre puede causar irregularidad funcional del mecanismo energético del feto, lo que le causa deficiencia renal, vacío medular y mala nutrición del *shen* original. Después de nacer, como tiene los órganos deficientes, se produce con facilidad la flema y al sufrir un susto sucede la epilepsia.

3). *Otros factores.*

Por la agresión de los seis factores patógenos exógenos, por la intemperancia en la alimentación, o por otras enfermedades en los órganos dañados se estanca la flema, y además, si se sufre un excesivo cansancio, una anormalidad en la vida cotidiana, que causa la disfunción del mecanismo energético que mueve la flema, ésta sube y cubre la mente, o se va por los meridianos causando ataques epilépticos.

B. TRATAMIENTO SEGUN LA DIFERENCIACION DE LOS SINTOMAS

La epilepsia tiene síntomas relativamente típicos, sin embargo, no es igual en todos los casos. La duración de los ataques puede ser corta o larga, en algunos casos unos segundos, o unos minutos, pero en otros varias horas. El intervalo en que se presentan puede ser igualmente largo y corto, por ejemplo: ataques diarios, varios ataques en un día, pero también un ataque en varios días, o en varios meses, e incluso en varios años. La gravedad en cada paciente también es diferente: en casos ligeros, sólo se queda inmóvil, atontado, callado, sin oír ni ver, con la cara pálida, pero no sufre convulsiones, el paciente suspende súbitamente su actividad, los objetos caen de su mano, la cabeza se inclina hacia adelante, la gira hacia atrás, los ojos se dirigen hacia arriba brevemente y se recupera solo al cabo de segundos o minutos sin saber lo que le ha pasado. Cuando se trata de un caso grave, la crisis viene de repente, el paciente cae desmayado, sin conocimiento con convulsiones en las cuatro extremidades, echa espuma por la boca o emite sonidos como de animales (similares a los de un cerdo o una cabra); al recuperarse no sabe nada de lo que ha ocurrido y la única sensación que queda es la de debilidad en todo el cuerpo y mareo. Por regla general, la gravedad tiene que ver con la profundidad en que se ubica la flema, con las condiciones de los factores patógenos y antipatógenos. Si un paciente comienza con crisis ligeras pero repitiéndose éstas con frecuencia se irá dañando el *yin* del hígado y del riñón, o debilitando el bazo y el estómago, con lo que el proceso será cada vez más grave. Por eso hay que distinguir en el tratamiento lo original y lo secundario, lo urgente y lo que no lo es. En las crisis es conveniente tomar medidas encaminadas a eliminar la flema y calmar el viento, despejar la mente y sosegar las convulsiones; es decir, un tratamiento sintomático; y en el intervalo de las crisis hay que ver a qué pertenecen los síntomas: fortalecer el bazo y eliminar la flema, tonificar el *qi* y la sangre, en pacientes con debilidad del bazo y estómago; y nutrir el hígado y fortalecer el riñón en casos de pérdida de *yin* del hígado y riñón, eso es tratar lo fundamental.

1). *Viento del hígado y flema.*

Síntomas principales: Antes del ataque suele tener mareo, sensación de plenitud en el pecho, fatiga, etc. Pero hay casos que no presentan ningún síntoma preliminar. Cuando sucede la crisis, cae de repente, se convulsionan los cuatro miembros, echa espuma por la boca, dando chillidos, pierde el control de la orina y la materia fecal, etc. Se observa también breve confusión mental, confusión psíquica, pero sin convulsiones, la saburra es blanca y pegajosa y el pulso de cuerda y resbaladizo.

Análisis: El mareo, vértigo, opresión en el pecho y la fatiga son síntomas preliminares de la subida del viento y la flema. El viento del hígado se agita por dentro, la flema se mueve con él y los dos perturban el cerebro y lo cubren, por lo que viene la crisis epiléptica. El ascenso violento del viento y la flema explica la espuma en la boca, la saburra blanca y pegajosa y el pulso de cuerda y resbaladizo que son síntomas del viento del hígado asociado con la flema.

Tratamiento: Eliminar la flema y calmar el viento, despejar la mente y calmar la convulsión. Se escogen puntos de los meridianos *ren* y *du*, con el método dispersante.

Receta: Renzhong (Du.26), *dazhui* (Du.14), *fengchi* (VB.20), *jiuwei* (Ren.15), *yongquan* (R.1), *shenmen* (C.7), *fenglong* (E.40), *zhaohai* (R.6) (en caso de crisis nocturna) *shenmai* (V.62) (en caso diurno) *yaoqi* (extra) y *houxi* (ID.3).

Explicación: *Jiuwei* (Ren.15) es el punto de enlace (*luo*) del meridiano *ren* y *dazhui* (Du.14), punto de reunión de seis meridianos *yang*: usando los dos al mismo tiempo, se puede regular la circulación del *qi* de *yin* y *yang*. *Renzhong* (Du.26) y *fengchi* (VB.20) sirven para calmar el viento e inducen la reanimación. *Shenmen* (C.7) tranquiliza el corazón. *Houxi* (ID.3) se comunica con el meridiano *du* y sirve para regular la circulación de los meridianos *yang*. *Yongquan* (R.1) conduce el *qi* y la sangre hacia abajo y tiene a la vez el efecto de despertar la mente. *Fenglong* (E.40) sirve para eliminar la flema, *yaoqi* (Extra) es un punto de experiencia para la epilepsia. Los meridianos *yangqiao* y *yinqiao*, tienen la función de regular los movimientos de las articulaciones y la apertura y cierre de los párpados, en casos diurnos la afección está en *yangqiao*, por eso se pincha *shenmai* (V.62); en aquellos que padecen la crisis de noche, la afección recae en *yinqiao*, por eso se escoge el punto *zhaohai* (R.6).

2). *Fuego del hígado y calor de la flema.*

Síntomas principales: En general el paciente es nervioso, padece de insomnio, angustia, tiene mucho esputo pero no lo echa fácilmente, siente amargura en la boca y sequedad en la garganta, estreñido, presenta orina escasa y de color oscuro, la lengua roja, con saburra amarilla y pegajosa, pulso rápido, tenso y resbaladizo. En la crisis, cae desmayado, con convulsiones de las extremidades, echa espuma por la boca o grita y ruge.

Análisis: El excesivo fuego del hígado reseca los líquidos corporales, de modo que se condensan y se convierten en flema; cuando el fuego se mueve, se produce viento, y éste junto con la flema sube para disturbar y cubrir el cerebro, por eso cae de repente desmayado, se convulsiona y despide espuma por la boca. Por estar fluido el *qi* del hígado, se muestra nervioso e irritable. El fuego molesta el corazón y el espíritu, se siente agitado y angustiado y sufre insomnio. El excesivo fuego en el hígado consume demasiado líquido, por eso se presenta el gusto amargo en la boca, la sequedad de la garganta, el estreñimiento y la orina escasa y roja, la lengua roja, la saburra amarilla y pegajosa, el pulso tenso, resbaladizo y rápido que son síntomas de la abundancia del fuego en el hígado y acumulación del calor de flema.

Tratamiento: Eliminar la flema, inducir la reanimación, drenar el hígado y calmar el viento. Se escogen principalmente puntos de los meridianos *du*, *ren*, *jueyin* del pie y se usa el método dispersante.

Receta: *Renzhong* (Du.26), *dazhui* (Du.14), *fengchi* (VB.20), *jiuwei* (Ren.15), *yongquan* (R.1), *fenglong* (E.40), *zhaohai* (R.6) (en caso nocturno), *shenmai* (V.62) (en caso diurno), *yaoqi* (extra), *xingjian* (H.2).

Explicación: Los puntos *renzhong* (Du.26), *fengchi* (VB.20), *yongquan* (R.1) apagan el viento y despejan el cerebro. *Dazhui* (Du.14), *jiuwei* (Ren.15) regulan *yin* y *yang*. *Fenglong* (E.40) elimina la flema y despeja la mente. *Yaoqi* (extra), *zhaohai* (R.6) y *shenmai* (V.62) calman la epilepsia y tranquilizan el ánimo.

3). *Deficiencia de* yin *del hígado y los riñones.*

Síntomas principales: En un caso crónico y prolongado, se observan en el intervalo, insomnio, pesadillas, amnesia, angustia, mareo y vértigo, agujetas en la zona lumbar y en las rodillas, rubor malar, sudoración nocturna, calor en la palma de la mano y en la planta del pie, sequedad en la boca y la garganta, lengua roja y tierna, escasa saburra, pulso filiforme y rápido.

Análisis: Por la deficiencia del *yin* del hígado y los riñones se produce en el interior el calor ficticio, que perturba el corazón y el ánimo por lo que sufre insomnio y pesadillas; por el vacío medular, el *shen* pierde sustento, por eso se muestra olvidadizo y siente mareo y vértigo; por pérdida de esencia, se debilitan los huesos, por lo tanto siente dolor y flojedad en los riñones y las rodillas. Por la debilidad de *yin* se prepondera el fuego ficticio y se observa calor en las palmas y plantas del pie, las mejillas rojas, el sudor nocturno, la lengua roja, con escasa saburra, pulso fino y rápido.

Tratamiento: Nutrir y tonificar el hígado y los riñones, calmar el espíritu y tranquilizar el corazón. Se escogen los puntos *shu* (dorsales) y los de los meridianos *shaoyin* de la mano y del pie como los principales, con método de tonificación y dispersión a la vez.

Receta: *Ganshu* (V.18), *shenshu* (V.23), *pishu* (V.20), *ligou* (H.5), *taixi* (R.3), *fuliu* (R.7), *yinxi* (C.6), *neiguan* (Pc.6) y *sanyinjiao* (B.6).

Explicación: *Ganshu* (V.18) más *ligou* (H.5) benefician el *yin* del hígado. *Shenshu* (V.23), *taixi* (R.3), *fuliu* (R.7) nutren el *yin* renal. *Yinxi* (C.6) tonifica el *yin* y elimina el calor del corazón, añadiéndose *neiguan* (Pc.6), se tranquiliza el corazón y el ánimo. *Pishu* (V.20) más *sanyinjiao* (B.6) benefician la fuente de nutrientes.

4). *Debilidad del bazo y el estómago.*

Síntomas principales: En casos crónicos de epilepsia, entre los intervalos se observan cansancio y fatiga, falta de aliento y pereza en el habla, a ratos se presenta vértigo o mareo y la cara sin brillo, distensión abdominal, nausea, anorexia, materia fecal líquida, lengua pálida y pulso débil y blando.

Análisis: El bazo tiene la función de transporte y transformación y el estómago la de recibir el alimento. Con la debilidad del bazo y el estómago, los alimentos no se transportan ni se transforman, y la sangre y el *qi* no tienen de dónde producirse, los músculos se encuentran mal nutridos por lo que aparece cansancio, pereza y falta de fuerzas. El bazo no conserva su movimiento normal de transporte, la flema y la humedad obstruyen por dentro, lo cual impide la subida de *yang* claro, y así aparecen con frecuencia mareos o vértigo. Por la insuficiencia de *qi* y sangre, no puede haber brillo en la cara. El estómago pierde la armonía y la función de descender, aparecen la distensión abdominal, la anorexia y las náuseas; la lengua se observa pálida y el pulso débil y blando que son síntomas de la deficiencia del bazo y del estómago.

Tratamiento: Fortalecer el bazo y el estómago, beneficiar el *qi* y la sangre y eliminar la flema, escogiéndose los puntos *shu* dorsales, y los de los meridianos *taiyin* del pie y *yangming* del pie, y se aplica método tonificante, coordinándose con moxibustión.

Receta: *Pishu* (V.20) (moxibustión), *weishu* (V.21), *zhongwan* (Ren.12) (moxibustión), *zusanli* (E.36) (moxibustión), *sanyinjiao* (B.6), *neiguan* (Pc.6), *fenglong* (E.40) (moxibustión).

Explicación: Los puntos *pishu* (V.20), *weishu* (V.21), *zhongwan* (Ren.12), *zusanli* (E.36), *sanyinjiao* (B.6), sirven para fortalecer el bazo y el estómago y beneficiar el *qi* y la sangre. *Neiguan* (Pc.6) y *fenglong* (E.40) normalizan la función del estómago y eliminan la flema acumulada.

C. OTRO METODO TERAPEUTICO

La *auriculopuntura* se aplica en los intervalos de las crisis.
Puntos principales: *shenmen*, occipucio, corazón, bazo y estómago.
Puntos secundarios: Nervio occipital menor y tronco cerebral.

D. EJEMPLOS DE CASOS CLINICOS

1). Paciente Han, hombre de 35 años, registro número 126121. Acudió a consulta por primera vez el 26 de abril de 1980. El 15 de enero de 1975, sin ningún síntoma previo cayó de repente desmayado, con convulsiones y chillidos, lo que se repitió dos veces ese mismo día y las recaídas posteriores no presentaron un ciclo fijo; pero sucedían en general cuando se encontraba deprimido y cansado. Refiere que se siente habitualmente sofocado y presenta abundancia de flema, muchas pesadillas; es nervioso e irritable, tiene gusto amargo en la boca. La evacuación tanto de materia fecal como de orina es normal.

Examen: La saburra es amarilla y pegajosa, pulso filiforme y de cuerda. Es síndrome de fuego del hígado y flema.

Tratamiento: Drenar el hígado y calmar el viento, eliminar la flema y despejar la mente.

Selección de puntos y su manipulación: *Dazhui* (Du.14), *fengchi* (VB.20), *jiuwei* (Ren.15), *fenglong* (E.40), *taichong* (H.3), *xingjian* (H.2), *shenmen* (C.7), *zusanli* (E.36) y *shangxing* (Du.23), coordinándose con *changqiang* (Du.1) para aplicar un pinchazo en flor de ciruelo, o sea, teniendo el punto *changqiang* (Du.1) como centro, se seleccionan cuatro puntos más a un *cun* de distancia por arriba, abajo, a la izquierda y a la derecha del mismo para hacer sangría con una aguja de tres filos una sesión al día, y en un ciclo de doce sesiones. Después de tres ciclos se notó mucha mejoría, la duración de la crisis se redujo y el intervalo entre ataques se prolongó.

2). Un caso histórico, sacado de «*Bianque xinshu*»:

Había una mujer que padecía de epilepsia desde 10 años atrás, le aplicaron 50 conitos de moxa en el punto *zhongwan* (Ren.12), y la curaron. En casos de epilepsia, la moxibustión será el tratamiento más eficaz, eficacia que no se logra con medicamentos.

11. HISTERIA

La histeria se presenta más en mujeres que en hombres, y está motivada en la mayoría de los casos por factores emocionales; aparece de modo paroxismal. Los síntomas clínicos de la enfermedad son complicados. En la medicina moderna se dividen en dos tipos de acuerdo con sus características: trastornos psicológicos y trastornos funcionales y en la Medicina Tradicional China la incluyen en los síndromes *zangzao*, *meihe*, melancolía, depresión y síncope.

Esta enfermedad, en la mayoría de los casos, se debe a una excesiva preocupación, a los deseos no satisfechos o a excesos emocionales que causan la deficiencia y pérdida de la esencia renal o perturbación del corazón por el fuego de flema.

A. ETIOLOGIA Y PATOGENESIS

La excesiva preocupación deteriora el *qi* del corazón y la sangre nutriente no puede alimentar el corazón y el ánimo, por eso el paciente se muestra perturbado e intranquilo, triste y lloroso, con suspiros frecuentes. Por la inhibición emocional, se estanca el *qi* del hígado, que no circula con fluidez por lo que se muestra deprimido e intranquilo, con distensión o dolor hipocóndrico, dolor migratorio, y suspiros frecuentes. El estancamiento de *qi* se convierte en fuego, el fuego del hígado sube, lo que origina irritabilidad, dolor de cabeza, enrojecimiento de los ojos y acúfenos. El hígado preside la función del *qi*: cuando sucede una obstrucción en el mecanismo del *qi*, el *qi* como la sangre pierden su circulación normal, e incluso el *qi* de *yang* y *yin* no se conecta normalmente, lo que conduce a la asfixia y al hipo, provocando afasia, ceguera, sordera, paraplejia, hemiplejia, pérdida de conocimiento, etc. El estancamiento del hígado puede invadir al bazo, o si el bazo se daña por excesiva preocupación y angustia, pierde su función de transporte, así que la flema y la humedad se estanca en el interior, por eso se siente que algo queda retenido en la garganta, algo que no se echa ni se traga, y que asfixia. El *yang* del hígado agita el viento, o la humedad, la flema mueve el viento del hígado, lo que conduce a la convulsión. El estancamiento prolongado perjudica al bazo y al corazón, se malgastan el *qi* y la sangre, por lo que la esencia no tiene fuente y los riñones no tienen nada que almacenar y causa la insuficiencia de la esencia renal, lo cual motiva el dolor de cabeza, mareo, flojedad en los riñones y las rodillas, espermatorrea en sueños e irregularidad de la menstruación.

B. TRATAMIENTO SEGUN LA DIFERENCIACION DE SINTOMAS

El paciente suele ser de aquellos que actúan obedeciendo a su estado emocional, o que son fácilmente sugestionables y clínicamente suelen exagerar su comportamiento, sus actos. La enfermedad se presenta con acceso agudo y el paciente se recupera solo al cabo de un tiempo. Las manifestaciones clínicas son principalmente: depresión, angustia, agitación, opresión en el pecho, suspiros, dolor y distensión en el hipocondrio, dolor migratorio, o irritabilidad, nerviosismo, cefalea, ojos rojos, acúfenos, o sensación de obstrucción en la garganta, sofoco o perturbación mental, ansiedad, tristeza, deseos de llorar, de suspirar; o dolor de cabeza, mareo, agujetas en la zona lumbar y en las rodillas, emisión seminal, anormalidad menstrual o asfixia repentina, hipo, afasia, ceguera, sordera, convulsiones, hemiplejia, parálisis de un solo miembro, paraplejia, e incluso, caída con pérdida de conocimiento. Lengua rosada, o roja, en el borde y en la punta o lengua gorda con marca de dientes, con saburra delgada y blanca, o delgada y pegajosa, o gruesa y pegajosa, o amarilla y pegajosa, o pulso de cuerda, o tenso y rápido, o filiforme y rápido, o resbaladizo y rápido.

Tratamiento: Aliviar el hígado y regular la circulación del *qi*, fortalecer el bazo y eliminar la flema, calmar el corazón y tranquilizar el ánimo.

Receta: Se seleccionan principalmente los puntos *shu* (dorsal), *mu* (frontal), *yuan* (fuente) del meridiano del corazón y el punto *shu* (arroyo) del meridiano del hígado, y se aplica el método dispersante. *Xinshu* (V.15), *juque* (Ren.14), *taichong* (H.3), *shenmen* (C.7), *sanyinjiao* (B.6).

Debido a que son complicadísimas las manifestaciones del histerismo y cambian mucho, frecuentemente es necesario escoger puntos secundarios de acuerdo con los síntomas clínicos. Sólo de ese modo se pueden conseguir resultados satisfactorios. En caso de sofocamiento en el pecho se añaden al tratamiento los puntos *neiguan* (Pc.6) y *shanzhong* (Ren.17); para el hipo, los puntos *juegu* (VB.39), *tiantu* (Ren.22), *qimen* (H.14), *shanzhong* (Ren.17); para la afonía agregar *linquan* superior (extra), *zengyin** (Extra); en caso de convulsiones, *hegu* (IG.4), *taichong* (H.3), *yanglingquan* (VB.34), *ligou* (H.5); en caso de dolores de cabeza y mareo, *sishencong* (Extra), *baihui* (Du.20), *taiyang* (Extra); para la anormalidad de expresión emocional, *qimen* (H.14), *ganshu* (V.18); para los casos de la anorexia, *zusanli* (E.36), *zhongwan* (Ren.12); en caso de excesiva flema, *fenglong* (E.40); para las palpitaciones y el nerviosismo *jianshi* (Pc.5), *neiguan* (Pc.6); para el mareo causado por la deficiencia renal, flojedad y agujetas en los riñones, y las rodillas: *shenshu* (V.23), *sanyinjiao* (B.6); pára pérdida de la vista, *jingming* (V.1), *zanzhu* (V.2); para la sordera y acúfenos *tinggong* (ID.19), *yifeng* (SJ.17); para el desmayo repentino *renzhong* (Du.26), *yongquan* (R.1); para monoplejía y hemiplejía, *sizhukong* (S.J.23); en caso de paraplejía, *renzhong* (Du.26)

Explicación: *Juque* (Ren.14) es como el punto *mu* (frontal) del corazón; *xinshu* (V.15), punto *shu* (dorsal): la coordinación entre los puntos *mu* y *shu* puede tranquilizar el ánimo y calmar la mente. *Shenmen* (C.7) es el punto fuente del meridiano del corazón, y sirve para nutrir el corazón y tranquilizar el ánimo. *Taichong* (H.3) es punto arroyo del meridiano del hígado, sirve para drenar el hígado y elimina el estancamiento, baja el *yang* y calma el ánimo. *Sanyinjiao* (B.6) es el punto de confluencia de los tres meridianos *yin* del pie, sirve para fotalecer el bazo, nutrir el hígado y beneficiar los riñones. *Neiguan* (Pc.6) es punto *luo* (enlace) del meridiano del pericardio, y uno de los ocho puntos de cruce extraordinarios, que comunica con el meridiano *yinwei*, sirve para regular el *sanjiao* y el *qi* y la sangre de todo el cuerpo; *shanzhong* (Ren.17) constituye uno de los ocho puntos confluentes, la energía o *qi* se reúne en *shanzhong*, en coordinación

* *Zengyin*: Punto nuevo, que significa en chino «aumentar la voz», se encuentra a un *cun* por encima de la nuez de Adán. (N. del T.)

con *neiguan* (Pc.6) puede canalizar el *qi* y suavizar la cavidad torácica. *Juegu* (VB.39), *tiantu* (Ren.22), *qimen* (H.14) y *shanzhong* (Ren.17) pueden suavizar el hígado y canalizar el *qi*, bajar lo ascendido, calmar el hipo. *Shanglianquan* (Extra), *zengyin* (Extra) corrigen la contracirculación y abren la abertura, suavizan la garganta y aumentan la capacidad vocal. *Taichong* (H.3) es el punto fuente del meridiano del hígado, *ligou* (H.5) es punto *luo* del mismo meridiano; *yanglingquan* (VB.34) es el punto confluente del meridiano de la vesícula biliar y el punto de confluencia de los tendones. El *Suwen* (en el capítulo «Importantes tesis de la mayor verdad») decía: «Los diversos síndromes de viento con mareo se deben al hígado», y «todo tipo de rigidez pertenece al viento.» La selección de estos tres puntos juntos significa la coordinación del hígado y la vesícula biliar, beneficia al *yin* del hígado, normaliza el *yang* del mismo, apacigua el viento y calma la convulsión. *Hegu* (IG.4) es el punto fuente del meridiano *yangming* de la mano, el cual lleva mucho *qi* y mucha sangre, el meridiano «sube al cuello y atraviesa la mejilla, baja a los dientes y vuelve para salir por la boca.» (*Lingshu* capítulo «Meridianos y canales»). Su puntura tiene la función de regularizar la circulación del *qi* y la sangre, trata el trismo y las convulsiones de las extremidades superiores. *Taiyang* (Extra), *sishencong* (Extra) y *baihui* (Du.20) pueden aclarar el cerebro y la vista, apaciguar el viento y tratar también los mareos y el desmayo. Si es mareo debido a la deficiencia, se aplica moxibustión con 3 conitos del tamaño de un grano de trigo, en el punto *baihui* (Du.20) para ascender la sangre. *Qimen* (H.14) es el punto *mu* (frontal) del meridiano del hígado; *ganshu* (V.18) es punto dorsal del mismo, coordinando los dos puntos, confortan el hígado y canalizan el *qi*, despiertan el cerebro, eliminan el estancamiento, y tratan por eso la anormalidad de expresión emocional. *Zusanli* (E.36) es el punto *he* (correspondiente) del meridiano del estómago; con *zhongwan* (Ren.12), pueden fortalecer el bazo y benefician el estómago, aumentando el apetito. *Jianshi* (Pc.5) es el punto *jing* (río) del pericardio, junto con *neiguan* (Pc.6) pueden limpiar el corazón, calmar el ánimo y tratar la palpitación y la irritabilidad. *Shenmen* (C.7) como punto fuente del meridiano del corazón, más *neiguan* (Pc.6) pueden nutrir el corazón, calmar el ánimo y tratar por eso el insomnio. *Shenshu* (V.23) es el punto *shu* (dorsal) del riñón y con *sanyinjiao* (B.6) pueden beneficiar los riñones, llenarlos de la esencia y tonificar las médulas cerebrales. *Jingming* (V.1) y *zanzhu* (V.2) son puntos del meridiano de la vejiga, que «entra por el vértice para comunicar con el cerebro», seleccionándolos se despierta el cerebro y se clarifica la vista. *Renzhong* (Du.26), *yongquan* (R.1), son dos puntos imprescindibles para casos de emergencia, sirven para inducir la reanimación y despertar el cerebro, regularizar y canalizar el *qi* y la sangre. *Tinggong* (ID.19) y *yifeng* (S.J.17) contribuyen a agudizar el oído, se trata de una selección de puntos locales.

C. EJEMPLOS DE CASOS CLINICOS.

1). Liu, mujer de 27 años de edad, con el registro número 140251, se desmayó de repente por algún disgusto que tuvo el 13 de noviembre de 1986; se despertó al cabo de varios minutos con las piernas paralizadas, tenía sofoco pectoral, mareos, y deseo de suspirar. Sus familiares la condujeron a la clínica en una carreta.

Examen: debilidad física, palidez en la cara, color suavemente pálido en los labios y la lengua, y los pulsos débiles y finos.

El cuadro pertenece a la deficiencia del *qi* y la sangre y la no fluidez en la circulación del *qi* del hígado.

Tratamiento: tonificar el *qi* y nutrir la sangre, drenar el hígado y regular la circulación del *qi*.

Puntos seleccionados: *Shanzhong* (Ren.17), *neiguan* (Pc.6), *zusanli* (E.36), *taichong* (H.3) y *sizhukong* (SJ.23), moxando durante tres minutos en cada punto, y las piernas empezaron ya a moverse ligeramente. Al día siguiente al venir a hacer el tratamiento ya podía caminar libremente. Se aplicó la acupuntura en los puntos *shanzhong* (Ren.17), *neiguan* (Pc.6), *zusanli* (E.36) y *baihui* (Du.20) y se normalizó.

2). Liu, mujer de 22 años, registro número 022987, se quedó de repente con la base de la lengua rígida y sin poder hablar el día 15 de diciembre de 1979, luego de haber perdido una billetera. Dos días después no había mejorado y acudió a la clínica.

Examen: expresión deprimida, el pulso de cuerda y rápido, la saburra delgada y amarilla.

Los síntomas pertenecen al estancamiento del *qi* en el hígado y su ascenso disturba el corazón y la mente.

Tratamiento: se aplicó la aguja en *taichong* (H.3) y *yanglingquan* (VB.34), con método de dispersión; en *dazhui* (Du.14), *tongli* (C.5), método de tonificación y dispersión a la vez, con agujas mantenidas durante 30 minutos. Luego se insertó una aguja de 2 *cun* en punto *lianquan* (Ren.23), oblicuamente, dirigiendo la punta de la aguja hacia la base de la lengua y sacándola y retirándola varias veces. Con esto, la paciente sentía la raíz de la lengua entumecida, y al sacar rápidamente la aguja, la paciente pudo hablar aunque tenía dificultad para mover la lengua; se recuperó después de dos sesiones más.

Indice